J. König
W. Dorda
G. Erhart

Erfolgreiche Suche
in medizinischen
Datenbanken

Beispiele aus der
Medizin, Pharmakologie,
Toxikologie, Chemie,
Biologie, Psychiatrie,
Psychologie und
Soziologie

Springer Wien NewYork

Dr. med. Mag. Josef König
Krankenhaus der Elisabethinen, Linz, Österreich

Univ.-Doz. DI Dr. med. Wolfgang Dorda
Institut für Medizinische Computerwissenschaften, Universität Wien, Österreich

Dr. Gabriele Erhart
Informationsvermittlungsstelle, Universitätsbibliothek Salzburg, Österreich

Das Werk ist urheberrechtlich geschützt.
Die dadurch begründeten Rechte, insbesondere die der Übersetzung, des Nachdruckes, der Entnahme von Abbildungen, der Funksendung, der Wiedergabe auf photomechanischem oder ähnlichem Wege und der Speicherung in Datenverarbeitungsanlagen, bleiben, auch bei nur auszugsweiser Verwertung, vorbehalten.

© 1996 Springer-Verlag/Wien

Die Wiedergabe von Gebrauchsnamen, Handelsnamen, Warenbezeichnungen usw. in diesem Buch berechtigt auch ohne besondere Kennzeichnung nicht zu der Annahme, daß solche Namen im Sinne der Warenzeichen- und Markenschutz-Gesetzgebung als frei zu betrachten wären und daher von jedermann benutzt werden dürften.
Produkthaftung: Für Angaben über Dosierungsanweisungen und Applikationsformen kann vom Verlag keine Gewähr übernommen werden. Derartige Angaben müssen vom jeweiligen Anwender im Einzelfall anhand anderer Literaturstellen auf ihre Richtigkeit überprüft werden.

Satz: Reproduktionsfertige Vorlage des Autors

Graphisches Konzept: Ecke Bonk

Gedruckt auf säurefreiem, chlorfrei gebleichtem Papier – TCF

ISBN-13:978-3-211-82819-9   e-ISBN-13:978-3-7091-6891-2
DOI:10.1007/978-3-7091-6891-2

INHALTSVERZEICHNIS

1.	**EINLEITUNG**	*1*
2.	**ERFOLGREICHES SUCHEN IN DATENBANKEN**	
2.1.	Suchstrategien	*3*
2.2.	Suchbeispiele	*8*
2.2.1.	LITERATURDATENBANKEN	
2.2.1.1.	Medline	*9*
2.2.1.2.	Science Citation Index	*37*
2.2.1.3.	Spektrum der Wissenschaft	*42*
2.2.1.4.	VLB (=Verzeichnis lieferbarer Bücher)	*44*
2.2.2.	FAKTENDATENBANKEN	
2.2.2.1.	Drug Information Fulltext	*49*
2.2.2.2.	Meyler's Side Effects of Drugs	*61*
2.2.2.3.	Physician Data Query (PDQ)	*70*
2.2.2.4.	EMBL - Datenbanken	*87*
3.	**BIBLIOTHEKSKATALOGE**	
3.1.	Kataloge amerikanischer Bibliotheken	*97*
3.2.	Kataloge deutscher Bibliotheken	*102*
3.3.	Kataloge österreichischer Bibliotheken	*105*
4.	**GALE DIRECTORY OF DATABASES - DIE „DATENBANK DER DATENBANKEN"**	*110*
5.	**ORIGINALLITERATUR INNERHALB VON 24 STUNDEN**	
	Zentralbibliothek der Medizin (Köln)	*113*
6.	**MEDIZINISCHE DATENBANKEN**	
6.1.	Abledata	*115*
6.2.	Acubase	*115*
6.3.	Aesculapis Project - WHO	*115*
6.4.	Ageline	*115*
6.5.	AIDS - Database	*116*
6.6.	AIDS Information and Education Worldwide	*116*
6.7.	AIDSLINE	*116*
6.8.	AIDS-Newsletter-BHTD	*117*

6.9.	AIDS-Supplement	117
6.10.	Alcohol and Alcohol Problems Science Database	117
6.11.	Alcohol Information for Clinicians and Educators Database	118
6.12.	Allied & Alternative Medicine	118
6.13.	American Journal of Diseases of Children	118
6.14.	American Medical Association Journals Online	119
6.15.	AMIA Communications Network	119
6.16.	Anatomist	119
6.17.	Ärzte Zeitung	120
6.18.	Bacteriology Abstracts	120
6.19.	BGA-Pressedienst	120
6.20.	Biomedical Engineering Citation Index	121
6.21.	British Medical Assosciation's Press Cuttings Database	121
6.22.	Cancer-CD	121
6.23.	CANCERLIT	121
6.24.	Cancer Researcher Weekly	122
6.25.	CAB: Human Nutrition	122
6.26.	CAB: Medical Parasitology and Mycology	123
6.27.	CATLINE	123
6.28.	CD-Plus Health	123
6.29.	Combined Health Information Database	124
6.30.	Computer Retrieval of Information on Scientific Projects	124
6.31.	Conference Papers Index	124
6.32.	Dermal Absorption	125
6.33.	DHSS-Data	125
6.34.	Diagnosis	125
6.35.	EMBASE	126
6.36.	EMBASE Alert	126
6.37.	EMFORENSIC	126
6.38.	Emergindex System	127
6.39.	F-D-C-Reports	127
6.40.	Food, Science and Technology Abstracts (FSTA)	127
6.41.	Forensic Science Database	128
6.42.	GENTEC	128
6.43.	HEALTH	128
6.44.	Health Devices Alerts	129
6.45.	Health Devices Sourcebook	129
6.46.	Health News Daily	129
6.47.	Health Periodicals Database	129
6.48.	Health-Plan CD	130
6.49.	Health Planning & Administration	130
6.50.	Healthlawyer	130
6.51.	Health and Psychosocial Instruments	131
6.52.	Health Care Literature Information Network	131
6.53.	Helminthological Abstracts	131
6.54.	History of Medicine	131
6.55.	HSEline	132
6.56.	Human Nutrition	132
6.57.	International Nuclear Information System	133

6.58.	Japanese Information on Scientific and Technical Information	133
6.59.	Journal of the American Medical Association (JAMA)	133
6.60.	Journal of Trauma on Disc 1985-1989	133
6.61.	Kosmet	134
6.62.	Labor/Stats I	134
6.63.	Life Sciences Collection	134
6.64.	Lilacs	135
6.65.	MAXX-Maximum Access to Diagnosis and Therapy	135
6.66.	MediConf	136
6.67.	Medikat	136
6.68.	Meditec	137
6.69.	Medline	137
6.70.	MEDTEXT	137
6.71.	Mental Health Abstracts	137
6.72.	MERCK - Index Online	138
6.73.	Microbial Information Network Europe (MINE)	138
6.74.	Nursing and Allied Health	138
6.75.	Occupational Safety and Health	139
6.76.	Oncogenes & Growth Factors Abstracts	139
6.77.	Physician Data Query (PDQ)	139
6.78.	Pediatrics in Review and Report of the Committee on Infectious Diseases	139
6.79.	Phytomed	140
6.80.	Popline	140
6.81.	Protozoological Abstracts	140
6.82.	Public Health and Tropical Medicine / AIDS	141
6.83.	Rehabdata	141
6.84.	RUSSMED Medical Articles	141
6.85.	RUSSMED Medical Books	141
6.86.	Smoking and Health	142
6.87.	SOMED	142
6.88.	Sportwissenschaftliche Forschungsprojekte (SPOFOR)	142
6.89.	Sport Database	143
6.90.	Sport Discus	143
6.91.	The National Report on Computers & Health	143

7. DATENBANKEN DER PHARMAKOLOGIE UND TOXIKOLOGIE

7.1.	ABDA-Pharma	144
7.2.	Acid Rain	144
7.3.	ADIS Drug News	144
7.4.	Air Pollution Technical Information Center File	144
7.5.	Asbestos & Lead Abatement Report	145
7.6.	Betäubungsmittelrecht - Informationssystem (BIFOS)	145
7.7.	BMG - Pressemitteilungen	145

7.8.	Chemical Carcinogenesis Research Information System (CCRIS)	146
7.9.	21CFR-online	146
7.10.	Chem-Bank / Tosca	146
7.11.	Consumer Drug Information Fulltext	147
7.12.	Criminal Justice Periodical Index	147
7.13.	Developmental and Reproductive Toxicology	147
7.14.	DHSS-MEDTEH	147
7.15.	Diogenes	148
7.16.	Drug Information Fulltext	148
7.17.	EINECS plus CD	148
7.18.	Environline	149
7.19.	Environmental Bibliography	149
7.20.	Environmental Fate	149
7.21.	Gefahrengut CD-ROM	149
7.22.	Hazardous Substances Data Bank (HSDB)	150
7.23.	IDIS Drug File - IOWA	150
7.24.	IMSWorld Pharmaceutical Company Profiles	150
7.25.	IMSWorld News Product Launch Letter	151
7.26.	International Drug Library	151
7.27.	International Pharmaceutical Abstracts	151
7.28.	INTOX (Vergiftungsfälle)	152
7.29.	LMS Drug Alerts Online	152
7.30.	Martindale Online	152
7.31.	Pharmaceutical and Healthcare Industry News Database	153
7.32.	Pharmaceutical News Index	153
7.33.	Pharmacontacts	153
7.34.	Pharma Marketing Services	154
7.35.	Pharmaprojects	154
7.36.	Pharmaprojects Discontinued Drugs	154
7.37.	Pharmaprojects Launched Products	155
7.38.	Pharmline	155
7.39.	Poisindex	155
7.40.	Pollution Abstracts	155
7.41.	Registry of Toxic Effects of Chemical Substances	156
7.42.	Meyler's Side Effects of Drugs (SEDBASE)	156
7.43.	Siemens-Gefahrstoff - Datenbank (SIGEDA)	156
7.44.	The Carcinogenicity Predictor	157
7.45.	Toxicological Information from BIOSIS (TOXBIO)	157
7.46.	Toxicological Information from CAS (TOXCAS)	157
7.47.	TOXLINE	157
7.48.	TOXLINE plus	159
7.49.	TOXLIT	159
7.50.	Umweltforschungsdatenbank	160
7.51.	Umweltliteraturdatenbank	160

8. DATENBANKEN DER BIOLOGIE, IMMUNOLOGIE UND GENETIK

8.1.	Applied Genetics News	161
8.2.	Biotechnologie - Informationsknoten für Europa (BIKE)	161
8.3.	BioBusiness	161
8.4.	BioCommerce	162
8.5.	Biologische Literatur - Information Senckenberg (BIOLIS)	162
8.6.	BIOSIS Previews	162
8.7.	Biotechnology Abstracts	163
8.8.	Biotechnology Citation Index	163
8.9.	Current Biotechnology Abstracts	163
8.10.	Derwent Biotechnology Abstracts	164
8.11.	GenBank Nucleotide Sequence Database	164
8.12.	Genetics Abstracts	164
8.13.	ICDB-Immunoclone Database	164
8.14.	Lasergene System 2000	165
8.15.	PC/Gene Databanks	165

9. DATENBANKEN DER CHEMIE

9.1.	Analytical Abstracts	166
9.2.	Beilstein online	166
9.3.	Chapman and Hall Chemical Database	166
9.4.	Chemical Abstracts, CA Search	167
9.5.	Chemical Busines NewsBase	167
9.6.	Chemical Engineering & Biotechnology Abstracts	167
9.7.	Chemical Industry Notes	168
9.8.	Chemical Nomenclature	168
9.9.	Chemical Plants Worldwide	168
9.10.	Chemical Safety NewsBase	168
9.11.	Chemline	169
9.12.	Chemname	169
9.13.	Chemsearch	169
9.14.	Environmental Chemicals Data and Information Network (ECDIN)	170

10. ALLGEMEIN NATURWISSENSCHAFTLICHE DATENBANKEN

10.1.	Conference Papers Index	171
10.2.	Current Contents	171
10.3.	Index to Scientific and Technical Proceedings & Books (ISTP&B)	172
10.4.	Science Citation Index (SCISearch)	172

11. DATENBANKEN DER PSYCHOLOGIE, PSYCHIATRIE UND SOZIOLOGIE

11.1.	Applied Social Sciences Index & Abstracts (ASSIA)	173
11.2.	Bioethicsline	173
11.3.	Cross-Cultural CD	173
11.4.	Family Resources	174
11.5.	Forschungsinformationssystem Sozialwissenschaften (FORIS)	174
11.6.	Public Affairs Information Service (PAIS)	175
11.7.	Psychological Abstracts (PsycINFO)	175
11.8.	PSYNDEX	176
11.9.	PSYTKOM	176
11.10.	Social SciSearch	176
11.11.	Social Work Abstracts Plus	177
11.12.	Sociofile	177
11.13.	Sociological Abstracts	177
11.14.	Sozialwissenschaftliches Literaturinformationssystem (SOLIS)	178
11.15.	ZUMADOC	178

12. DATENBANKEN VON ALLGEMEINEM INTERESSE

12.1.	Verzeichnis lieferbarer Bücher (VLB)	179
12.2.	Books in Print	179
12.3.	British Books in Print	179
12.4	Gale Directory of Databases	179
12.5.	Research Centers and Services Directory	180
12.6.	Spektrum der Wissenschaft	180
12.7.	Mediconf	180
12.8.	Zugfahrpläne Europas	180
12.9.	Flugpläne	181

13. ONLINE - LITERATURVERMITTLUNGSSTELLEN IN DEUTSCHLAND, ÖSTERREICH UND IN DER SCHWEIZ

13.1.	ONLINE - Literaturvermittlungsstellen in Deutschland	182
13.2.	ONLINE - Literaturvermittlungsstellen in Österreich	199
13.3.	ONLINE - Literaturvermittlungsstellen in der Schweiz	201

14. GLOSSAR 204

15. LITERATURVERZEICHNIS 212

16. ANMERKUNGEN 214

17. FAX - BESTELLSCHEIN FÜR ORIGINALLITERATUR INNERHALB VON 24 STUNDEN. EIN SERVICE DER ZENTRALBIBLIOTHEK DER MEDIZIN / KÖLN 225

1. EINLEITUNG

In den letzten Jahren hat der immer einfacher gewordene Zugang zu elektronischen Datenbanken den Umgang mit Informationen revolutioniert. War es bis vor kurzem noch das Problem, irgendeine Fachinformation zu finden, so muß man heute lernen, mit der Fülle der Daten umzugehen.

So stellen auch medizinische Literaturdatenbanken dem Arzt bei seiner wissenschaftlichen, diagnostischen und therapeutischen Tätigkeit eine nahezu unbegrenzte Fülle von Informationen zur Verfügung. Durch den zunehmend vereinfachten Zugang zu Informationsnetzen wird es immer mehr der Endbenutzer selbst - und nicht ein Informationsvermittler - sein, der die Möglichkeiten des Informationsangebotes nutzen kann. Dieses steht rund um die Uhr zur Verfügung und kann praktisch von jedem Ort, oft auch direkt vom eigenen Schreibtisch aus, abgefragt werden. Der Umfang der abrufbaren Informationen bezieht sich beispielsweise alleine bei der Datenbank MEDLINE auf etwa 8 Millionen Fachartikel in 4000 medizinischen Zeitschriften.

Das vorliegende Buch soll einen Überblick über das bereits sehr umfangreich gewordene Gebiet medizinischer Datenbanken geben: Es gibt heute für fast jedes medizinische Teilgebiet eine oder mehrere Datenbanken. In diesem Buch werden neben dem Hauptthema der medizinischen Datenbanken auch die Fachgebiete der Pharmakologie und Toxikologie, der Biologie, Immunologie und Genetik, der Chemie, der Naturwissenschaften im allgemeinen sowie ferner die Psychologie, die Psychiatrie und die Soziologie besonders berücksichtigt. Außerdem werden zum Abschluß noch einige Datenbanken von allgemeinem Interesse vorgestellt, so beispielsweise eine Datenbank über medizinische Kongresse, ein Zugfahrplan von ganz Europa und der Flugplan aller Fluglinien der Welt. Am Schluß des Buches findet sich auch ein Glossar, in welchem die wichtigsten technischen Begriffe nachgeschlagen werden können. In Datenbanken finden sich zumeist nur die Zitation und das Abstract eines Artikels. Bereits heute ist es aber schon möglich innerhalb von nur 24 Stunden den Originalartikel per FAX zu erhalten. Dieses Service der Zentralbibliothek der Medizin, Köln, wird in Kapitel 5 beschrieben. Ein FAX - Bestellschein findet sich am Ende des Buches und kann für den eigenen Bedarf kopiert werden.

Auf Literaturdatenbanken läßt sich grundsätzlich auf zweierlei Arten zugreifen: Bei der Variante des Online - Zugriffes ist der Rechner des Benutzers mit dem Großrechner eines Datenbankanbieters verbunden. Auf diese Weise braucht man nur mit diesem Anbieter einen Vertrag zu schließen und kann so auf viele Datenbanken zugreifen. Das in der Öffentlichkeit sicherlich bekannteste Beispiel dafür ist CompuServe. Bei den meisten anderen Online - Anbietern ermöglicht die Online - Suche zwar auf Grund komplexer Suchsprachen ausgezeichnete Resultate, ist dafür aber nicht immer so leicht zu erlernen. Die einfache Nutzung ist eher die Domäne der zweiten Variante Literatursuchen durchzuführen: Die Abfrage von Datenbanken, welche auf verschiedenen Datenträgern (meist CD-ROM) direkt dem Endbenutzer am Personal Computer zur Verfügung stehen; diese ist meist einfach und kann rasch erlernt werden. Obwohl also die Suchsprachen vieler Datenbanken fast intuitiv erfaßt werden können, lohnt sich die Beschäftigung mit den Grundlagen des Suchens in

Datenbanken. Diese kleine Mühe wird mit einem qualitativ hochwertigen Suchergebnis belohnt. Beispielshaft wird im Kapitel MEDLINE, einer der bedeutendsten medizinischen Datenbanken, sehr genau erklärt, wie man Literaturdatenbanken abfragt.

Die Faszination, welche von Datenbanken ausgeht, ist groß. So stehen einem beispielsweise mit DIMDI, einem großen Datenbankanbieter in Köln, 50 Millionen Einträge zur Verfügung. Diese große Zahl zeigt aber zugleich folgendes: Sehr oft wird man zu einem bestimmten Thema soviel Literatur finden, daß es nicht mehr möglich ist, auch nur die wichtigsten Artikel durchzusehen. Hier soll das vorliegende Buch eine Hilfestellung bieten. Dies geschieht auf zweierlei Arten: Durch die Beschreibung der einzelnen Datenbanken wird eine wesentliche Unterstützung geboten, die richtige Datenbank für das jeweilige Problem zu finden. Aber auch innerhalb der gewählten Datenbank kann es zu einer Überfülle an angebotenen Literaturstellen kommen. Wie man dann möglichst geschickt diese Datenmenge sinnvoll einschränkt, wird in diesem Buch an Hand zahlreicher Beispiele erläutert.

Dabei soll man aber nie vergessen, daß man Material bewußt ausschließt und daß andere, vielleicht treffendere Antworten in einer Datenbank gespeichert sein könnten, auf welche man im Augenblick keinen Zugriff hat. Die Literaturdatenbanken enthalten weiters ja nur das veröffentlichte Wissen, während Firmen- oder Militärgeheimnisse selbstverständlich nicht publiziert werden. In anderen Fällen kann die Antwort auf die gewünschte Fragestellung noch nicht veröffentlicht sein, weil die Studie noch nicht abgeschlossen ist oder die Zeitschrift noch nicht erschienen ist. So stellen die Literaturdatenbanken zwar wie gesagt eine Revolution im Umgang mit Informationen dar, können den persönlichen Kontakt zwischen Ärzten und Forschern aber nicht ersetzen.

An dieser Stelle soll einigen Damen und Herren für die große Hilfe gedankt werden, die sie beim Erstellen dieses Buches gewährten. Dieses Buch ist zwar auf Initiative unseres Kollegen König entstanden, ohne der Mithilfe vieler weiterer Kollegen hätte es aber nicht entstehen können: Unser Dank gilt daher allen Damen und Herrn der Wiener Zentralbibliothek für Medizin, zahlreichen Kollegen aus dem Institut für Medizinische Computerwissenschaften der Universität Wien und Herrn Ass. Prof. Univ.-Doz. Dr. med. Ch. Dittrich. Besonders erfreulich war auch die effiziente, unkomplizierte Zusammenarbeit mit dem Springer-Verlag, besonders mit Herrn Petri-Wieder.

Das vorliegende Buch wurde mit größter Sorgfalt zusammengestellt. Falls trotzdem Korrekturen notwendig sind, nehmen wir entsprechende Informationen sehr dankbar entgegen.

2. ERFOLGREICHES SUCHEN IN DATENBANKEN

2.1. Suchstrategien

Online - Suche oder CD-ROM - Suche ?

Der Online-Zugriff auf Datenbanken bietet eine Reihe von Vorteilen, dazu gehört:

1. Die gewünschte Datenbank steht in einem Suchvorgang mit *allen* ihren *Jahrgängen* zur Verfügung. Erstreckt sich eine Suche über mehrere Jahrgänge, so nimmt das Wechseln der CD-ROMs sehr bald unzumutbar viel Zeit in Anspruch; außerdem sind nicht alle Datenbanken seit Beginn ihres Bestehens auch auf CD-ROM abgespeichert und erhältlich.

2. Die Online-Suchmöglichkeiten sind professioneller entwickelt als in den CD-ROM-Versionen. So ist es z.B. in GRIPS, der Suchsprache von DIMDI, möglich, mit dem Befehl **ex**(tract) aus den gefundenen Records die häufigsten *Controlled Terms* **automatisch** zu ermitteln. Auf diese Weise bekommt man in kürzester Zeit die relevantesten Suchbegriffe aufgelistet.

3. Es kann - und das ist wohl der größte Vorteil - **gleichzeitig in mehreren Datenbanken gesucht werden.** Um festzustellen, welche Datenbanken überhaupt in Frage kommen, kann man zu Beginn einer Recherche den Suchbegriff im Freitext über **alle** Datenbanken, die in einem Host angeboten werden, laufen lassen und bekommt dann eine Auflistung wie oft dieser Begriff in welcher Datenbank gefunden wurde. In einem zweiten Schritt wählt man dann die adäquatesten Datenbanken aus und führt die Suche in ihren Einzelheiten durch.

4. Ein **einmal entworfenes Suchprofil kann gespeichert werden.** Es ist auch möglich, dieses Suchprofil **automatisch**, z.B. wöchentlich oder monatlich, **ablaufen** zu lassen. So kann man sich über den neuesten Stand der Forschung auf einem sehr engen Fachgebiet ständig am laufenden halten.

5. Gefundene Literaturzitate können im **Volltext** online bestellt werden. Der Host gibt diese Bestellung dann sofort an Vertragsbibliotheken weiter. Dies kann auch als **Eilbestellung** erfolgen; die rascheste Art, zu der gewünschten Literatur zu gelangen, ist die Zusendung per **FAX**, eine Variante, die allerdings sehr teuer ist. (Ausführliche Informationen finden sich im Kapitel 5: *Originalliteratur innerhalb 24 Stunden - Zentralbibliothek der Medizin (Köln)*)

6. Die jährlichen Fixkosten, die für einen Anschluß an einen Host entstehen, sind gering; jedoch wird jede Suche einzeln verrechnet. Die tatsächlich entstehenden Kosten setzen sich aus vielen Teilbeträgen zusammen, die zwar alle für sich genau definiert sind, deren Höhe aber immer erst *nach* einem Suchvorgang exakt feststeht. Sollte man irrtümlich zu viel down-

loaden, so kann dies zu einer unangenehmen Überraschung, was die Summe der verursachten Kosten betrifft, führen!

Die genannten Teilbeträge der online-Suche setzen sich zusammen aus:

1. den Kosten der Datenleitung vom Computer des Endbenützers zum Host (DIMDI hat seinen Sitz in Köln, DataStar in Bern und DIALOG ist in den USA)
2. die Kosten für die Zeitdauer, die man mit dem Host in Verbindung steht ("Denkzeit")
3. die Summe für die effektive Rechenzeit des Host-Computers
4. das Entgelt für die Zeitdauer, in der tatsächlich in der Datenbank gesucht wird
5. die Kosten pro Zeile bzw. pro Seite

Es muß daher im Einzelfall entschieden werden, ob es billiger ist, **eine** oder **mehrere CD-ROM-Datenbanken** zu kaufen und die laufenden Fixkosten zu tragen, oder ob man sich für einen **Anschluß an einen Host** entscheidet, was u.U. dann billiger sein kann, wenn man häufig in *verschiedenen* Datenbanken sucht.

1. Schritt: DEFINITION DER FRAGESTELLUNG: "Was genau will ich wissen?"

Am Beginn einer Recherche steht die möglichst präzise Festlegung der eigenen Fragestellung: Einige Beispiele sollen dies verdeutlichen:

Bsp.: Ist die Polymerase Chain Reaction bereits für den Nachweis von Mycobacterium tuberculosis verfügbar?

Bsp.: Gibt es schon Veröffentlichungen über die Therapie des Ovarialkarzinoms mit dem neuen Zytostatikum Taxol?

Bsp.: Sind in den Jahren 1992-1993 Veröffentlichungen zur Therapie des Mamma-Carcinoms durch autologe Knochenmarkstransplantationen erschienen?

2. Schritt: Festlegung des UMFANGES und TIEFE der Fragestellung: "Wie genau will ich es wissen?"

Das Ziel meiner Datenbankabfrage bestimmt die Vollständigkeit und Genauigkeit der Recherche.
Bsp.: HOHES MASS AN VOLLSTÄNDIGKEIT erfordern...

- Habilitationsschriften
- geplante Anmeldung von Patenten
- Erhebung von Veröffentlichungen im Rahmen von Berufungsverfahren
- wissenschaftliche Fragestellungen, die einen sehr engen Bereich umfassen

Bsp.: EIN GERINGERES MASS AN VOLLSTÄNDIGKEIT erfordern...
- Suche nach Übersichtsartikeln über die Therapie einer Erkrankung

3. Schritt: Auswahl der richtigen Datenbank

In diesem Buch werden vor allem medizinische Datenbanken, aber auch die der Grenzbereiche der Medizin dargestellt. Im 3. Schritt muß nun eine Auswahl einer oder mehrerer Datenbanken erfolgen. Zugleich muß die Entscheidung fallen, ob man in einer Datenbank auf CD - ROM oder ONLINE sucht.

4. Schritt: Vertrautwerden mit den speziellen Suchmöglichkeiten einer Datenbank

Jede Datenbank hat ihre speziellen Suchmöglichkeiten. Zwar werden einerseits von Seiten der der Hosts und andererseits von den Herausgebern der CD-ROM-Datenbanken Bemühungen unternommen, die Suche in den verschiedenen Datenbanken möglichst einheitlich zu gestalten, doch gibt es aufgrund der Tatsache, daß die Datenbanken von ganz verschiedenen Herstellern stammen, nach wie vor große Unterschiede. Eine Suche ohne Kenntnis der speziellen Suchmöglichkeiten führt zu einem minderwertigen Suchergebnis!

5. Schritt: Erste Suche im FREITEXT, um die CONTROLLED TERMS zu finden.

Datenbanken verwenden zur Bezeichnung ihrer Inhalte ein kontrolliertes Vokabular, die CONTROLLED TERMS, bzw. die von der National Library of Medicin, USA, vergebenen MESH-Begriffe (Medical Subject Headings). Nur so können alle Artikel gefunden werden, die ein Thema betreffen, aber zur Bezeichnung des selben Gegenstandes, unterschiedliche Termini verwenden (z.B.: Hypernephrom, renal cancer, kidney neoplasms).

6. Schritt: Verknüpfung der Controlled Terms mit Boole'schen Operatoren

Mit Hilfe logischer Verknüfungen (=Boole'sche Operatoren), wie AND, OR, NEAR, WITH,... können die Suchbegriffe verknüpft werden. Auf diese Weise kann man sich dem gewünschten Suchergebnis sehr gut annähern. Eine ausführliche Erklärung, wie man diese paar einfachen Regeln anwendet, findet sich im Kapitel über MEDLINE.

7. Schritt: Modifikation der Suchbegriffe

Häufig ergeben sich erst während der Recherche die passendsten Suchbegriffe; diese findet man durch Blättern im INDEX oder im THESAURUS (siehe Kapitel über MEDLINE).

8. Schritt: Weitere Berarbeitung bei zu vielen Suchergebnissen

Sehr oft erhält man zu viele Suchergebnisse. Man kann diese dann einschränken, z.B. mit Hilfe der Sprache (nur englische, französische u. deutsche Artikel) oder mittels einer zeitlichen Einschränkung auf die letzten ein oder zwei Jahre.

9. Schritt: Ansehen der gefundenen Treffer

Hat man die Suche auf ein überschaubares Maß eingeschränkt, so kann man die gefundenen Treffer durchsehen, für einen ersten Überblick z.B. nur die Titel, danach die gesamte Zitation und die Abstracts. Sucht man online, so muß man immer bedenken, daß das Ansehen der Abstracts sehr teuer ist.
Die gefundenen Angaben kann man nun entweder auf einem Drucker ausdrucken oder auf eine Diskette überspielen.

10. Schritt: Abspeichern der Suchstruktur, Literaturbeschaffung

Eine komplizierte Suchstruktur, die man z.B. monatlich wiederholen möchte, um sich auf einem bestimmten Gebiet am laufenden zu halten, kann abgespeichert werden.
So kann dieser Vorgang ohne viel Mühe in regelmäßigen Abständen wiederholt werden.

Die als Zitate gefundenen Zeitschriftenartikel findet man in der Bibliothek oder fordert sie per Fernleihe an. Hosts ermöglichen über ihre Vertragsbibliotheken eine direkte Bestellung der Literatur in Volltextversion; die schnellste Art der Zustellung ist die per FAX, eine sehr komfortable aber auch teure Variante. (Vgl. dazu: Kapitel 5)

2.2. Suchbeispiele

Am Beispiel ausgewählter Literatur- und Faktendatenbanken sollen die eben theoretisch besprochenen Suchstrategien an praktischen Beispielen demonstriert werden. Dabei wurden bewußt Datenbanken ausgewählt, die weltweit zu den besten und umfangreichsten zählen.

MEDLINE ist die wohl bekannteste *medizinische* Datenbank. Von der U.S. National Library of Medicine erstellt, ermöglicht sie Zugriff auf rund 8 Millionen medizinischer Zeitschriftenartikel. Der SCIENCE CITATION INDEX umfaßt durch die Berücksichtigung von ca. 100 Teildisziplinen das Gesamtgebiet der *Naturwissenschaften*. Die Datenbestände beruhen auf der Auswertung von 4 200 Zeitschriften. Die Datenbank der Zeitschrift SPEKTRUM DER WISSENSCHAFT, der deutschsprachigen Ausgabe von SCIENTIFIC AMERICAN, erschließt die Bestände dieses von hervorragenden Wissenschaftlern in Zusammenarbeit mit erfahrenen Wissenschaftsjournalisten edierten Journals. Die eben genannten Datenbanken sind Beispiele für *Literaturdatenbanken*.

Folgende *Faktendatenbanken* werden eingehend besprochen: DRUG INFORMATION FULLTEXT, eine Datenbank, die im Volltext über alle pharmakologischen und pharmazeutischen Grunddaten eines Arzneimittels informiert. MEYLER'S SIDE EFFECTS OF DRUGS hat seinen Schwerpunkt auf Arzneimittelneben- und Wechselwirkungen. PHYSICIAN DATA QUERY (PDQ), eine Datenbank des National Cancer Institutes in Bethesda, gibt, ebenfalls im Volltext, Auskunft über die neueste Diagnose und Therapie der häufigsten 85 Krebsarten. Eine Vielzahl an Molekularbiologischen Datenbanken ist über den Rechner des EMBL, des European Molecular Biology Laboratory in Heidelberg erreichbar.

2.2.1.	LITERATURDATENBANKEN
2.2.1.1.	Medline
2.2.1.2.	Science Citation Index
2.2.1.3.	Spektrum der Wissenschaft
2.2.2.	FAKTENDATENBANKEN
2.2.2.1.	Drug Information Fulltext
2.2.2.2.	Meyler's Side Effects of Drugs
2.2.2.3.	Physician Data Query (PDQ)
2.2.2.4.	Molekularbiologische Datenbanken am EMBL

2.2.1.1. Medline

Medline ist eine Datenbank der US National Library of Medicine (NLM). Auf biomedizinischem Gebiet gehört sie zu den größten und bedeutendsten der Welt. Medline beinhaltet die Titel und Autoren sowie die Abstracts von mehr als 3000 Zeitschriften aus mehr als 70 Ländern.

Zu den durch Medline abgedeckten Forschungsgebieten gehören: **Medizin, Veterinärmedizin, Pharmakologie, Psychiatrie, Pathologie, Medizintechnik und Reproduktionsbiologie, Ernährungswissenschaften.**

Medline basiert auf der gedruckten Version dieser Datenbank, dem **Index Medicus.** Dieses Verzeichnis medizinischer Literatur wird von der NLM seit 1966 herausgegeben; es umfaßt derzeit ca. 8 Millionen Dokumente. Die Aktualisierung der Datenbank durch die NLM geschieht im Jänner und Februar monatlich, in den weiteren Monaten eines Jahres wöchentlich. Pro Jahr kommen ca. 370 000 Dokumente hinzu.

Die aufgenommenen Dokumente werden von der NLM mit einem kontrollierten Vokabular, den **Medical Subject Headings,** verschlagwortet; dies geschieht unabhängig von den vom Autor eines Artikels verwendeten Begriffen (damit wird selbst ein Beitrag gefunden, der den unüblichen Ausdruck "heart infarction", statt des üblichen "myocardial infarction" verwendet).

Am Beispiel von Medline, das sowohl online als auch auf CD-ROM zur Verfügung steht, soll nun die Suche auf CD-ROM demonstriert werden. Der Datenbestand wird dem Benützer von verschiedenen Hosts und von unterschiedlichen Herstellern von CD-ROMs angeboten. Im folgenden beziehe ich mich auf die CD-ROM-Version von SilverPlatter, des größten Anbieters von Datenbanken auf CD-ROM. Mit derselben Abfragesprache (SPIRS) können auch fast alle anderen Datenbanken dieses Anbieters bedient werden. Es wird zuerst die DOS-Version besprochen. Die Windows-Version, WinSPIRS, wird am Ende dieses Kapitels behandelt. Es wird jedoch empfohlen, das gesamte Kapitel durchzuarbeiten, da in der DOS-Version die Suchstrategien genau besprochen werden; WinSPIRS unterscheidet sich von diesen Strategien nur geringfügig.

In Medline wird jeder Artikel als **record** bezeichnet und weiterhin in **fields** unterteilt, diese Felder werden mit Abkürzungen von zwei oder vier Buchstaben bezeichnet und sollen nun im folgenden erklärt werden:

Fields

    AB   **ABSTRACT**
            Die Zusammenfassung des Artikels durch den Autor; sie ist je nach der Länge des Beitrags zwischen 250 bis 400 Wörter lang.
            Suchbeispiel: **cholesterol in ab**

    AD   **ADDRESS of the Author**

AN   MEDLINE ACCESSION NUMBER
Von der NLM jedem Artikel zugeteilte, 8-stellige Nummer; die ersten beiden Buchstaben codieren das Eingangsjahr.
Suchbeispiel: **91123456 in an**

AU   AUTHOR

CN   CONTRACT OR GRANT NUMBERS

CP   COUNTRY OF PUBLICATION
Erscheinungsland der *Zeitschrift (!)*
Suchbeispiel: **united-states in cp**

GS   GENE SYMBOL
Suchbeispiel: **p53 in gs**

ISSN INTERNATIONAL STANDARD SERIAL NUMBER
Jedem Journal wird eine 8-stellige Nummer zugeordnet.
Suchbeispiel: **0735-6757 in issn**

LA   LANGUAGE
Sprache, in der ein Artikel erschienen ist. Ist diese nicht Englisch, so erscheint der Vermerk "NON ENGLISH" und danach die Angabe der Originalsprache. Häufig kann man zu einer Reduktion der Treffer auf ein überschaubares Maß kommen, indem man sich auf die Sprachen Englisch, Deutsch und Französisch beschränkt. Man muß sich jedoch dabei bewußt bleiben, daß man unter Umständen hochqualitatives Wissen, z.B. aus Japan, ausschließt!

MESH MEDICAL SUBJECT HEADINGS
<u>Kontrolliertes Vokabular</u> das von den Indexern der NLM nach sehr strengen Richtlinien vergeben wird. Eine Suche mit MESH-Begriffen eliminiert falsche Treffer! Im Gegensatz zur Freitextsuche werden so nur Artikel gefunden, die den gesuchten MESH-Begriff zum Hauptinhalt haben; die Suche wird somit präziser und gewinnt an Qualität!
Suchbeispiel: **depressive-disorder in mesh**

NM   NAME OF SUBSTANCE
Name einer chemischen Substanz.
Suchbeispiel: **folic-acid in nm**

PS   PERSONAL NAME AS SUBJECT
Mit Hilfe dieses **fields** findet man z.B. jene Artikel, die über S. Freud handeln:
Suchbeispiel: **freud-s in ps**

PY   PUBLICATION YEAR
Suchbeispiel: **py=1994-1995**

RN CAS Registry Number
Bei der Suche nach einer chemischen Substanz sollte unbedingt diese 5- bis 9-stellige Nummer, die vom amerikanischen *Chemical Abstracts Service* vergeben wird, verwendet werden! Auch nach Enzymen kann in diesem Feld gesucht werden, dazu benützt man die internationale *EC-Nummer.*
Suchbeispiel: **59-30-3 in rn**

SO SOURCE (Bibliographic Citation)
Vollständige Zitation einer Zeitschrift: Abgekürzter Titel, Erscheinungsjahr, Bandnummer, Nummer der Ausgabe, Seitenangabe. Es kann nach dem abgekürzten Zeitschriftentitel gesucht werden.
Suchbeispiel: **br-dent-j in so**

TI TITLE
Die (immer in Englisch) angeführte Überschrift des Artikels.
Suchbeispiel: **alcoholism in ti**

TO ORIGINAL TITLE
Originaltitel, sofern der Artikel nicht in Englisch erschienen ist.
Suchbeispiel: **Alkoholismus in to**

UD UPDATE CODE
Jahr und Monat (yymm), in dem ein Artikel in Medline aufgenommen wurde.
Suchbeispiel: **9107 in ud**

Commands

[F1] = HELP   Hilfsinformationen über die Datenbank oder eine ihrer Funktionen.

[Ctrl] + [F1]   Durch Drücken dieser beiden Tasten gelangt man in den *Help Index.*

[F2] = FIND   Freitextsuche nach einem eingegebenen Begriff.
Da durch das Kommando *find* auch im Abstract gesucht wird, kommt man auf diese Weise in der Regel zu vielen Treffern, auch falschen! Dies deshalb, da ja der gesuchte Begriff auch zufällig genannt werden kann und mit dem Thema der Abhandlung nur wenig zu tun hat. Blättert man einige Artikel am Bildschirm durch, so kann man mit Hilfe von MESH-Begriffen die Suche präzisieren. In der Freitextsuche sind Groß- und Kleinschreibung gleichgültig; Tippfehler werden mit ⌫ (BACKSPACE) korrigiert, Abschließen mit ↵ (RETURN).

Suchbeispiele:

* nach einem einzelnen Wort, z.B.: **kidney**
* nach einem zusammengesetzten Begriff,
  z.B.: **kidney circulation**
  (führt zur Suche nach Texten, die beide Worte beinhalten)

* einem mit Bindestrich verbundenen Begriff,
  z.B.: **drug-abuse**
  (beide Wörter müssen nebeneinander stehen)

* Abkürzen des Suchbegriffes (=*Trunkieren*) mit *,
  z.B.: **Staphylococ***
  (leitet eine Suche nach allen Begriffen ein, die mit
  Staphylococ beginnen, also
  z.B.: **staphylococcus** oder **Staphylococci**)

Am Bildschirm erscheint nun als Ergebnis der Suche:
  #1, #2, #3, ... die laufende Nummer der Abfrage,
  die hier als *Search history* bezeichnet wird
  eine Zahl ... die Anzahl der gefundenen Datensätze
  der Name ... des gesuchten Begriffs

[F3] = **GUIDE** Weitere Informationen über die Datenbank.
Diese Funktion ist eine sehr gute Möglichkeit, sich mit der Datenbank vertraut zu machen. Es wird eine genaue Beschreibung der *Fields* gegeben, ferner eine allgemeine Einführung, Suchbeispiele, eine Erklärung der Terminologie der Datenbank sowie eine Auflistung der *Stopwords,* das sind jene Wörter, nach denen aufgrund ihres häufigen Vorkommens nicht gesucht werden kann.

[F4] = **SHOW** Zeigt die gefundenen Zeitschriftenartikel *(=Records).*
[⇟] = nächste, [⇞] = vorangegangene Bildschirmseite.
[Ctrl] + [⇟] = bringt den nächsten Zeitschriftenartikel so auf den Bildschirm, daß seine erste Textzeile auch in der ersten Bildschirmzeile steht. Mit ↵ (RETURN) markiert man jene Artikel, die später ausgedruckt (mit PRINT) oder auf Diskette abgespeichert (mit DOWNLOAD) werden sollen. Um einen Artikel zu markieren, muß sich der Curser irgendwo im Bereich des gewünschten Artikels befinden; als Bestätigung erscheinen am linken Bildrand gelbe Sternchen (ein nochmaliges ↵ (RETURN) macht die Markierung rückgängig). Den Curser bewegt man mit den vier Cursertasten [↑], [↓], [→], [←] über den Bildschirm. Mit der Möglichkeit *OPTIONS* kann man auswählen, ob man alle vorhandenen Angaben, die sich in einem *record* finden, am Bildschirm sehen will (Wahl: *all),* oder ob man zunächst nur eine Übersicht über alle Titel (Wahl: *ti,...*) sehen will.

[F5] = INDEX Auflistung aller Wörter und durch Bindestrich verbundener Begriffe, nach denen gesucht werden kann.
Der oder die gewünschten Begriffe werden mit RETURN markiert und durch das Auslösen des *FIND-Kommandos (hier durch das Drücken der Taste [F])* sofort gefunden. Ein großer Vorteil der Suche mit dem *INDEX* ist, daß man sich von Anfang an auf einen Teilaspekt beschränken kann, also z.B. auf die Therapie einer Erkrankung oder die Nebenwirkungen eines Medikaments. Auf einfache Weise läßt sich so auch die korrekte Schreibweise eines Autors feststellen. Auch Begriffe, die sich aus mehreren Wörtern zusammensetzen, lassen sich so am einfachsten ermitteln.

[F6] = PRINT Ausdruck.
Mit RETURN erfolgt der Ausdruck, der in SHOW markierten Records. Die *PRINT OPTIONS* ermöglichen entweder den ...
* Ausdruck der *CITN (=standard citation)*: Autor, Titel, genaue Zitation des Journals; oder
* mit *all* den Ausdruck des gesamten Datensatzes, also insbesondere mitsamt des Abstracts.

[F7] = RESTART Macht das System für einen neuen Benutzer bereit.

[F8] = XCHANGE Erlaubt den Wechsel der CD-ROM.

[F9] = THESAURUS Ermöglicht die Suche nach systematischen und hierarchischen Strukturen. Der Thesaurus (griech.; dt. = "Schatz") ist ein von der NLM zur Verfügung gestelltes Hilfsmittel, das die Suche effizienter und präziser macht. Exakt ist der Thesaurus so definiert: *The MESH-Thesaurus is the controlled vocabulary used by indexers to index biomedical information from medical journals around the world. It contains subject headings, qualifiers (subheadings), definitions, cross references, synonyms, and lists of closely related terms.*

Will man sich beispielsweise über die Durchblutung der Niere informieren und gibt in *FIND* das Begriffspaar **"kidney circulation"** ein, wird man enttäuscht fast keine oder gar keine Einträge finden. Sucht man daraufhin im *THESAURUS* Hilfe, so erfährt man dort, daß der gebräuchliche Ausdruck nicht "kidney circulation", sondern **"renal circulation"** ist - und sucht man nun danach, so wird man zu hunderten von Treffern gelangen.
Aufruf des *THESAURUS*: mit [F9] oder aus dem *COMMAND MENU* mit [T].

Nach dem Aufruf des Thesaurus kann man sofort den Suchbegriff eingeben - Abschluß mit [↵] (ENTER). Daraufhin erscheint die *LIST OF PERMUTED TERMS*; in dieser kann man sich nun umsehen und wenn nötig, einen geeigneteren Suchbegriff daraus wählen - Abschluß wieder mit ⏎ (ENTER). Nun erscheint der Bildschirm mit: *THE SELECTED TERM DETAIL*. Auf diesem findet man zunächst eine *DEFINITION OF TERM* und darunter eine hierarchisch gegliederte Auflistung weiterer und engerer Begriffe, sogenannter *TREES: HIERARCHICAL DISPLAY OF IMMEDIATELY BROADER & NARROWER TERMS*.

Um nach einem einzelnen Begriff zu suchen, wählt man aus dem Thesaurus-Menu: *SINGLE TERM SEARCH*, um die Suche auszuweiten: *EXPLODE TERM*, und um sich im hierarchisch gegliederten Baum zu bewegen: *TREE*. Anwahl eines Begriffs mit ⏎ (ENTER). Anschließend verwendet man wieder die Commands *SHOW, PRINT, bzw. DOWNLOAD*.

F10 =	F 10 H	HISTORY	
	F 10 C	CLEAR	Löschen einer vorangegangenen Suche (#1, #2, #3,...) aus der *"search history"*.
	F 10 D	DOWNLOAD	Kopiert die Daten von der CD-ROM auf eine Diskette.
	F 10 Q	QUIT	Zurück ins Betriebssystem MS-DOS.

OPTIONS   Veränderung einzelner Parameter in *FIND, SHOW, PRINT und DOWNLOAD*.

Esc = ESCAPE   führt ins **COMMAND MENU:**

Find History Index Thesaurus Show Clear Print Guide Xchange Restart Options Download Quit

Anmerkung: Das Command *OPTIONS* erreicht man nur aus diesem *COMMAND MENU*: die anderen Commands sind auch über diverse Funktionstasten aufrufbar.

OPERATORS

Operators ermöglichen eine *kombinierte* Suche.

AND   Suche nach Datensätzen, in denen zwei bestimmte Begriffe enthalten sind. Will man z.B. Informationen über *Lesestörungen bei Kindern* finden, so kann man die Suchwörter **"dyslexia"** und **"child"** verwenden und diese durch **AND** kombinieren: **dyslexia and child** - dabei ist es unerheblich, wie weit die gesuchten Wörter im Text voneinander entfernt stehen. Die Suche ist daher weiter als eine Abfrage mit den Operatoren *WITH oder NEAR*.

Graphisch läßt sich die Durchschnittsmenge AND so darstellen:

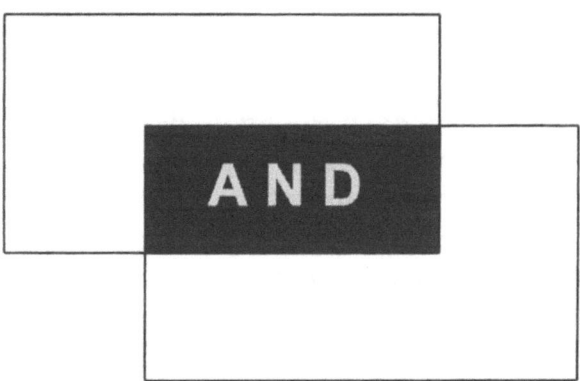

OR   Bildet die Gesamtmenge zweier Begriffe, z.B.: **child or adult**
In unserem Beispiel würde die kombinierte Suche dann so aussehen:
dyslexia and (child or adult)

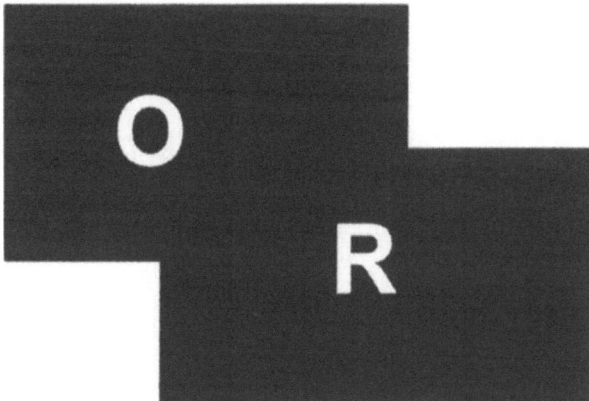

NOT   Schließt bei der Suche Records aus, die einen bestimmten Begriff enthalten.
Möchte man sich z.B. nur über Lesestörungen bei Jugendlichen oder Erwachsenen informieren, so kann man versuchen, dies durch Ausschluß jener Records zu erreichen, die den Begriff "child" enthalten: **dyslexia not child**

Man engt dadurch die Suche ein - aber Vorsicht! Denn es fallen auf diese Weise auch jene Artikel weg, die die Leseschwäche in allen genannten Lebensabschnitten behandeln!

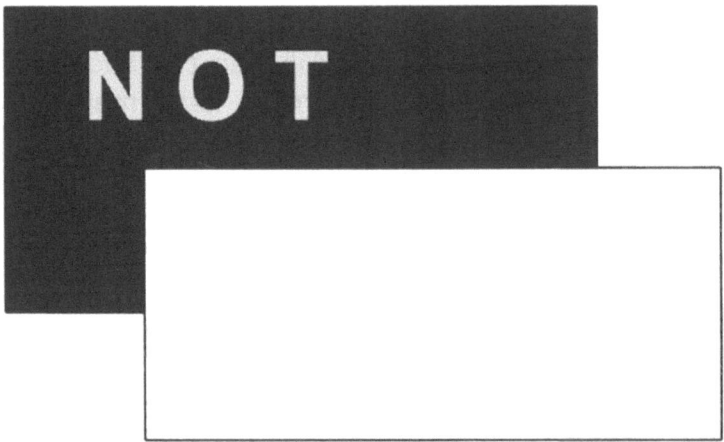

NEAR: Suche nach <u>Begriffen</u>, die <u>im selben Satz</u> stehen. Z.B.: **dyslexia near treatment**. Fügt man *NEAR* eine Zahl an, z.B.: **dyslexia near3 treatment**, so kann man damit genau angeben, wie eng die Suchbegriffe beieinander sein müssen, um als Ergebnis angezeigt zu werden.

Im folgenden soll nun eine Suche auf CD-ROM vorgeführt werden: Will man sich über die Blutzirkulation der Niere informieren, so könnte man als Freitextsuche **kidney circulation** eingeben, Abschließen mit ↵, was am Bildschirm so aussehen würde:

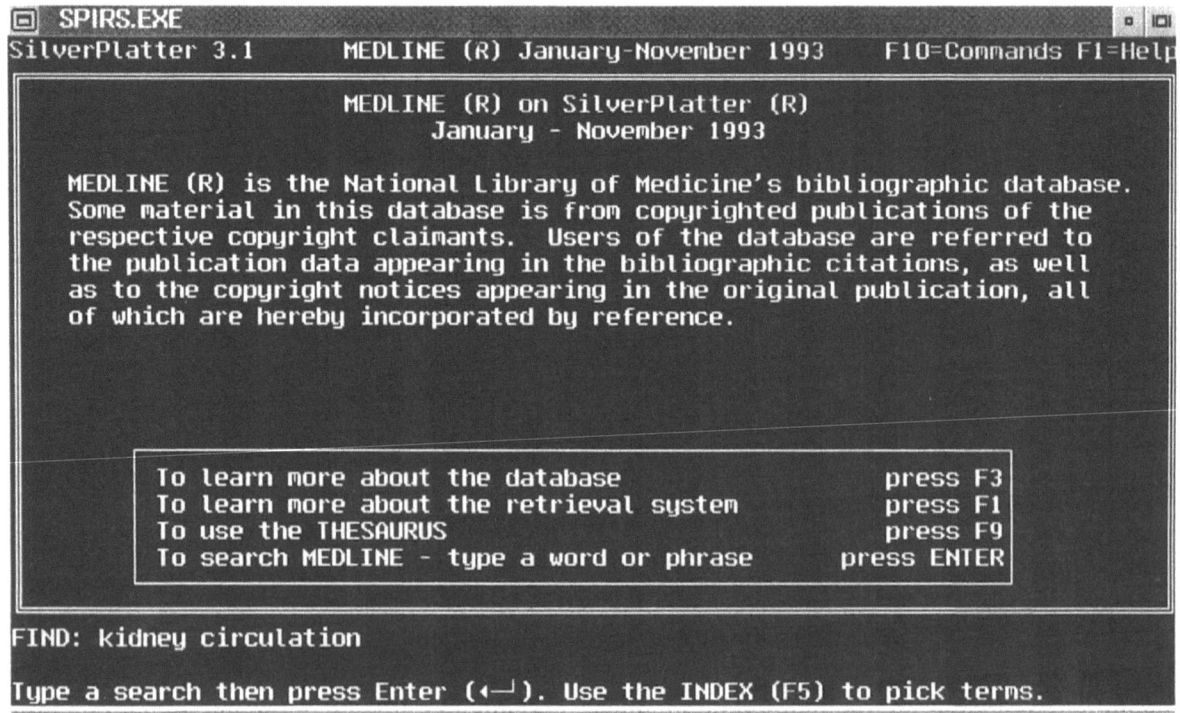

Überraschenderweise erhalten wir auf diese Weise nur 2 Einträge:

```
SPIRS.EXE
SilverPlatter 3.1        MEDLINE (R) January-November 1993    F10=Commands F1=Help

 No.     Records   Request

 #1:      11213    KIDNEY
 #2:       5249    CIRCULATION
 #3:          2    KIDNEY CIRCULATION











FIND:
Type search then Enter (←┘). To see records use Show (F4). To Print use (F6).
```

Um in diesem Fall weiterzukommen, rufen wir nun mit [F9] den *THESAURUS* auf und geben nochmals **kidney circulation** ein:

```
SPIRS.EXE
SilverPlatter 3.1        MEDLINE (R) January-November 1993    F10=Commands F1=Help

 No.     Records   Request

 #1:      11213    KIDNEY
 #2:       5249    CIRCULATION
 #3:          2    KIDNEY CIRCULATION











THESAURUS term to look up: kidney circulation_
Type word(s) to look up in the Thesaurus, then press Enter (←┘).
```

Der Thesaurus zeigt nun in seiner *LIST OF PERMUTED TERMS,* daß er den Begriff "kidney circulation" zwar kennt, daß aber der Ausdruck "renal circulation" der Gebräuchlichere ist.

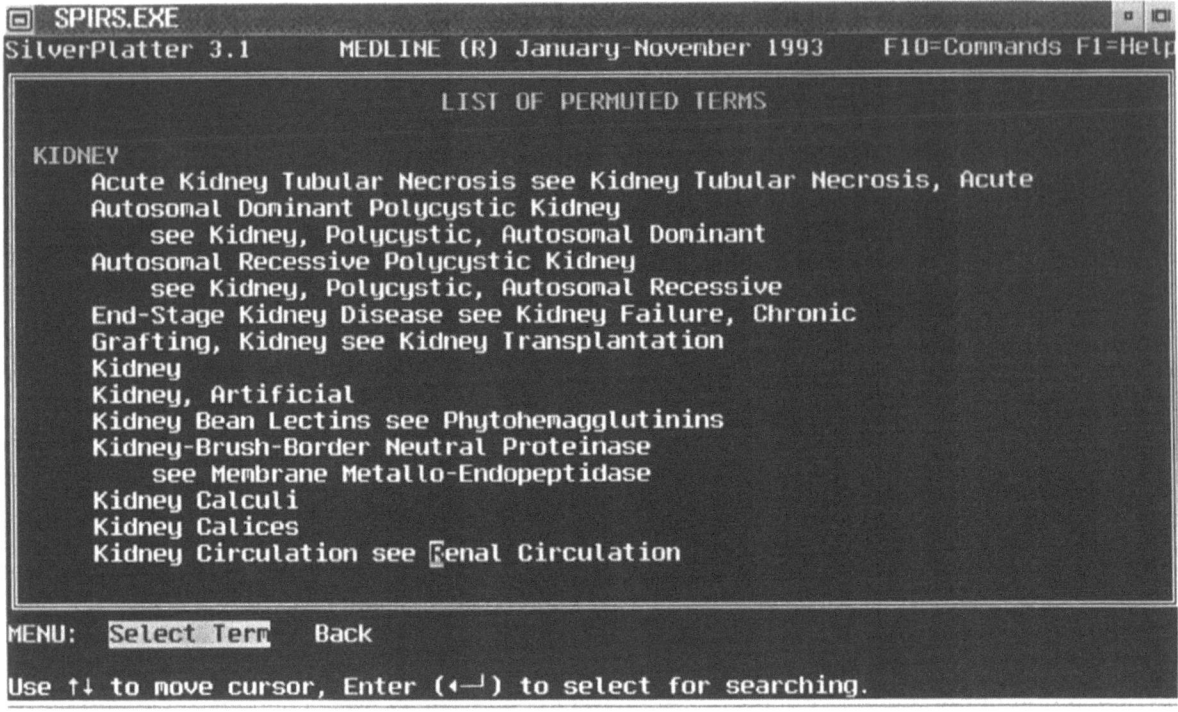

Mit *Select Term* kann man diesen Begriff markieren und erhält so den Bildschirm mit der Definition des gesuchten Begriffs sowie einem hierarchisch geordneten Baum mit weiteren und engeren Begriffen:

Mit *SINGLE TERM SEARCH* sucht man nun nach "renal circulation" ...

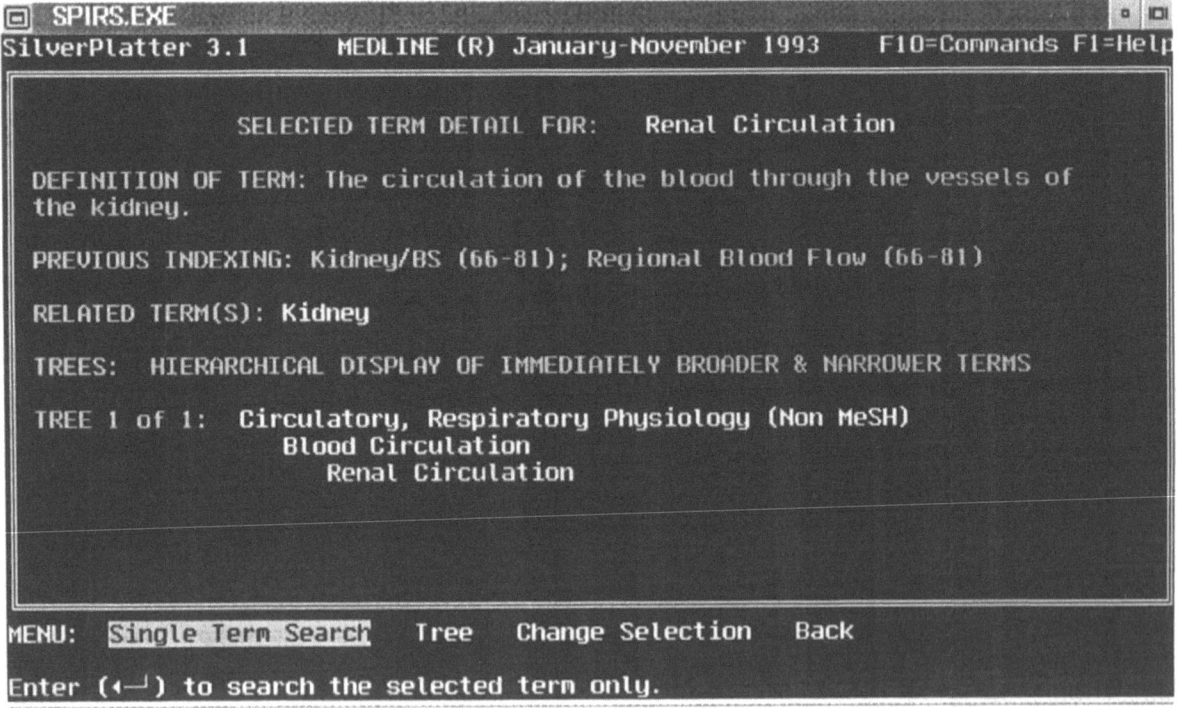

... und gelangt so zu 410 Treffern:

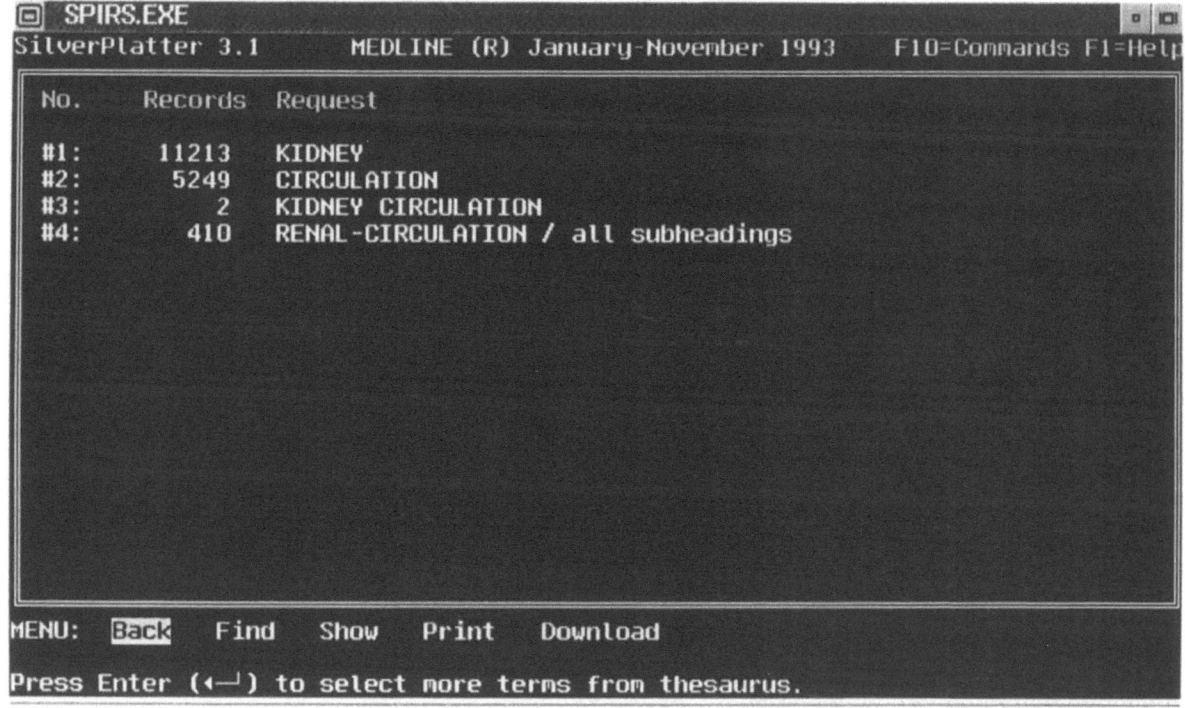

Mit ⏎ kann man sich nun die Treffer ansehen; je nachdem, welche Einstellung in den *OPTIONS* getroffen wurde, sieht man entweder nur einzelne Felder - im folgenden Beispiel nur der Titel ...

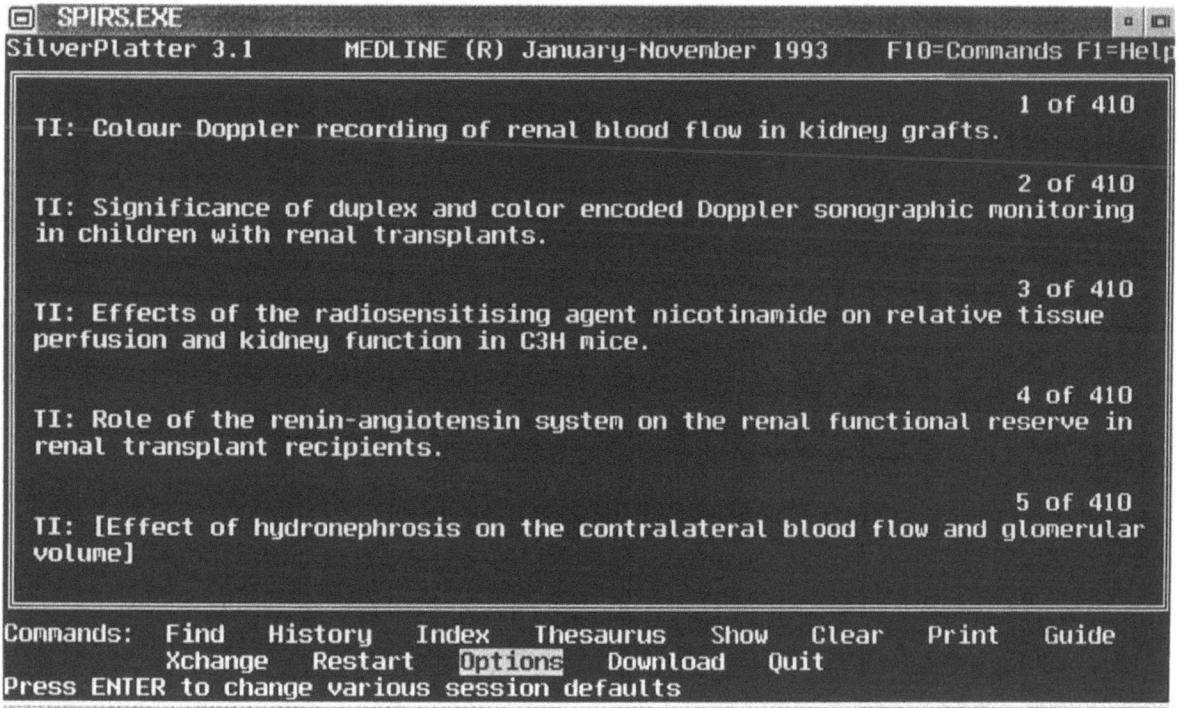

... oder man wählt in den *OPTIONS* unter *Fields to Display* **all,** dann wird die Information in ihrer vollen Länge angezeigt:

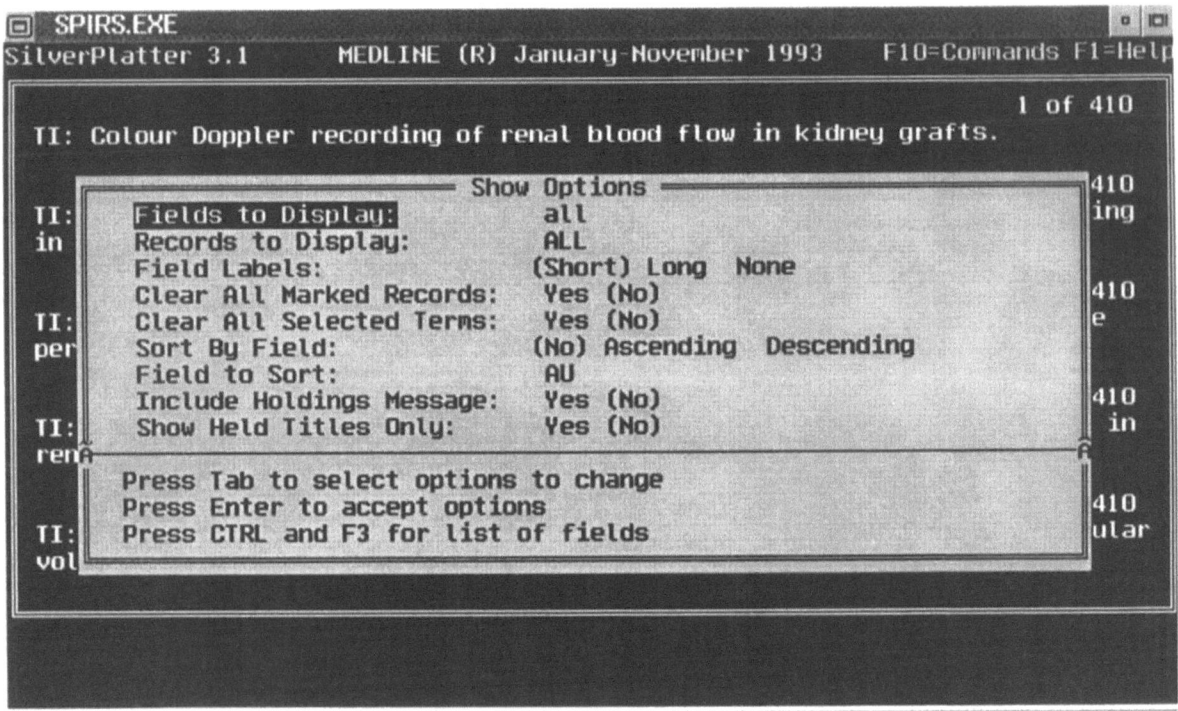

Dieser Bildschirm zeigt den Beginn eines Records, das in voller Länge dargestellt wird; mit ⬚ blättert man weiter, ⎈ + ⬚ springt gleich zum nächsten Artikel, wobei die erste Zeile des Titels in der ersten Bildschirmzeile steht.

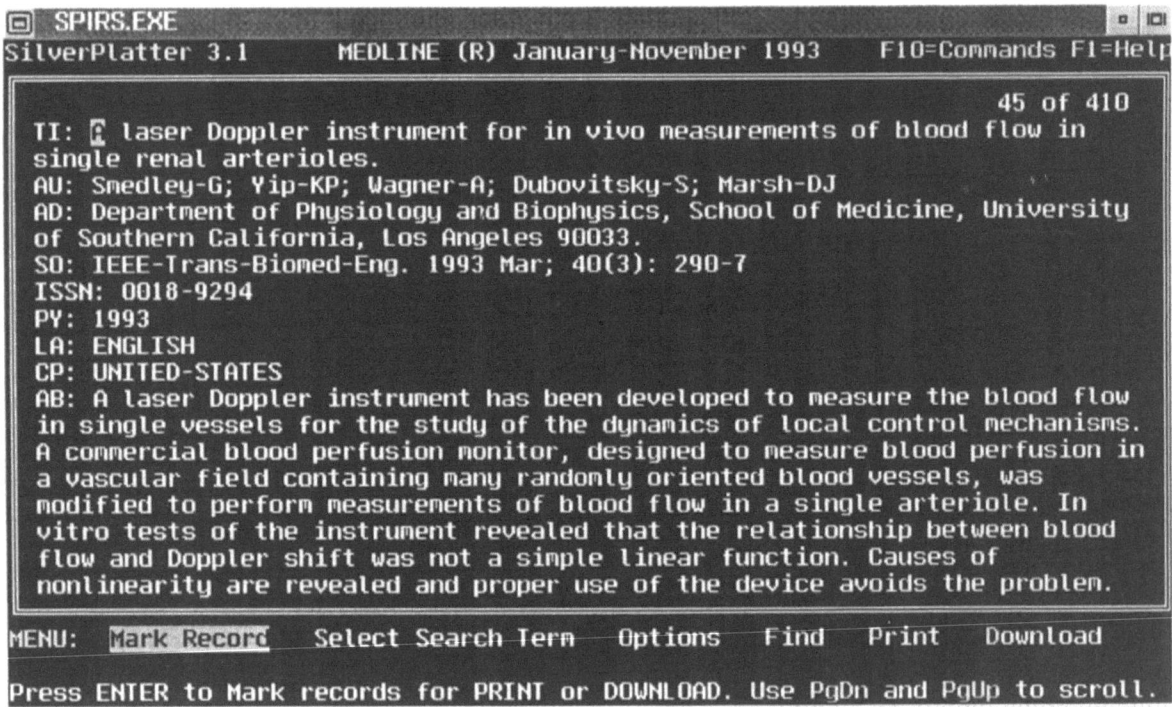

410 Treffer sind unter Umständen zu viel zum Durchlesen, daher versuchen wir nun weiter einzuschränken; dies soll zunächst mittels einer Reduktion auf jene Artikel geschehen, die in englischer Sprache geschrieben wurden. Dazu gibt man in FIND nochmals **#4** ein und kombiniert die bereits gefundenen 410 Records mit dem Operator **and** mit **english in la**

```
┌─ SPIRS.EXE                                                              □ ▫
│SilverPlatter 3.1      MEDLINE (R) January-November 1993   F10=Commands F1=Help
│┌────────────────────────────────────────────────────────────────────────────┐
││  No.    Records   Request                                                  │
││                                                                            │
││  #1:     11213    KIDNEY                                                   │
││  #2:      5249    CIRCULATION                                              │
││  #3:         2    KIDNEY CIRCULATION                                       │
││  #4:       410    RENAL-CIRCULATION / all subheadings                      │
││  #5:    262325    LA=ENGLISH                                               │
││  #6:       377    #4 and LA=ENGLISH                                        │
││                                                                            │
│└────────────────────────────────────────────────────────────────────────────┘
│ FIND: and cp=united-states_
│ Type search then Enter (↵). To see records use Show (F4). To Print use (F6).
```

Die gefundenen Treffer sind uns immer noch zu viele und so reduzieren wir weiter, indem wir uns auf das Erscheinungsland USA beschränken: **cp=united-states**

```
┌─ SPIRS.EXE                                                              □ ▫
│SilverPlatter 3.1      MEDLINE (R) January-November 1993   F10=Commands F1=Help
│┌────────────────────────────────────────────────────────────────────────────┐
││  No.    Records   Request                                                  │
││                                                                            │
││  #1:     11213    KIDNEY                                                   │
││  #2:      5249    CIRCULATION                                              │
││  #3:         2    KIDNEY CIRCULATION                                       │
││  #4:       410    RENAL-CIRCULATION / all subheadings                      │
││  #5:    262325    LA=ENGLISH                                               │
││  #6:       377    #4 and LA=ENGLISH                                        │
││  #7:    139782    CP=UNITED-STATES                                         │
││  #8:       234    #6 and CP=UNITED-STATES                                  │
││                                                                            │
│└────────────────────────────────────────────────────────────────────────────┘
│ FIND: _
│ Type search then Enter (↵). To see records use Show (F4). To Print use (F6).
```

Mit [F5] gelangt man in den **INDEX**. Dieser listet alle Begriffe, auch zusammengesetzte auf, die das System kennt (auch **MESH-Begriffe** sind **enthalten!**). So läßt sich eine Suche sehr effizient präzisieren, wie z.B. im folgenden Fall auf die Nebenwirkungen und die Toxizität des Immunsuppressivums Azathioprin.

```
 SPIRS.EXE
SilverPlatter 3.1        MEDLINE (R) January-November 1993       F10=Commands F1=Help

 Word                                          Occurrences        Records

 AZATHIOPRINE-ADMINISTRATION-AND-DOSAGE            63                63
 AZATHIOPRINE-ADVERSE-EFFECTS                      42                42
 AZATHIOPRINE-ANALYSIS                              1                 1
 AZATHIOPRINE-ASSOCIATED                            2                 1
 AZATHIOPRINE-BLOOD                                 2                 2
 AZATHIOPRINE-CHEMISTRY                             1                 1
 AZATHIOPRINE-IMMUNOLOGY                            1                 1
 AZATHIOPRINE-INDUCED                               3                 3
 AZATHIOPRINE-METABOLISM                            2                 2
 AZATHIOPRINE-PHARMACOLOGY                         23                23
 AZATHIOPRINE-PREDNISOLONE                          1                 1
 AZATHIOPRINE-PREDNISONE                            1                 1
 AZATHIOPRINE-RELATED                               1                 1
 AZATHIOPRINE-STANDARDS                             1                 1
 AZATHIOPRINE-THERAPEUTIC-USE                     204               204
 AZATHIOPRINE-TOXICITY                              4                 4
 AZATHIOPRINE-TREATED                               8                 4

MENU:  Select Terms   Find   Clear Terms   Display Terms
Press ENTER to include the selected term in your search.
```

Nach Aufruf des Index mit [F5] gibt man den gesuchten Term ein; dieser muß nur die ersten paar Anfangsbuchstaben enthalten und braucht *nicht* trunkiert zu werden. Abschluß mit [↵]. Im daraufhin erscheinenden Bildschirm kann man mit den Cursertasten bzw. mit [↑] und [↓] blättern. Man markiert mit *SELECT TERMS* die gewünschten Begriffe und startet die Suche mit [F] *für find*. Danach erscheint sofort die folgende *SEARCH HISTORY:*

```
 SPIRS.EXE
SilverPlatter 3.1        MEDLINE (R) January-November 1993       F10=Commands F1=Help

  No.     Records   Request

  #1:        42     AZATHIOPRINE-ADVERSE-EFFECTS
  #2:         4     AZATHIOPRINE-TOXICITY
  #3:        46     #1 or #2




FIND:
Type search then Enter (↵). To see records use Show (F4). To Print use (F6).
```

Die gefundenen Einträge kann man sich nun mit [F4] auf den Bildschirm aufrufen. Um sie später auszudrucken oder auf Diskette zu überspielen, muß man sie markieren; dies geschieht mit [↵], wobei sich der Curser irgendwo im Record befinden muß. Ein nochmaliges ⏎ (ENTER) macht die Markierung rückgängig. Die Sternchen am linken Bildschirmrand zeigen die Markierung an.

Möchte man nun Ausdrucken, so drückt man [P] für **print,** worauf das folgende Fenster im Bildschirm erscheint. Wenn man mit [S] für *Start print* die Vorgabe **CITN** akzeptiert, so werden nur die bibliographischen Angaben ausgedruckt. Es ist aber auch möglich, in die Zeile *Fields to Print* einzelne Felder einzugeben, z.B. **ti, au, so, la** oder mit **all** das gesamte Dokument ausdrucken zu lassen.

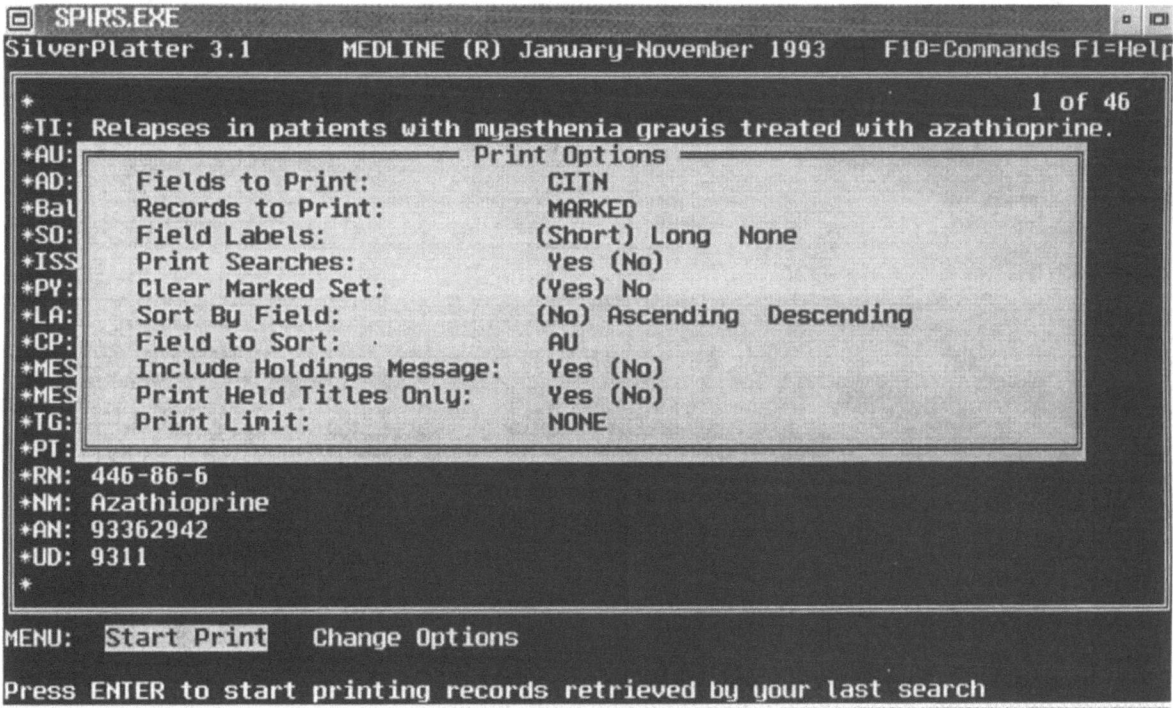

Sehr häufig wird auch diese praktische Funktion gebraucht: **das Trunkieren** von Begriffen: Im folgenden Beispiel wird nach *Multiresistenten Staphylokokken* gesucht. Dabei wurden beide Begriffe mit "*" trunkiert, d.h., es werden alle Wörter gefunden, die mit multiresist- bzw. staphyloco- *beginnen,* ganz gleich, wie diese Wörter enden. Zusätzlich wurde mit dem Command *near* nur nach solchen Records gesucht, in denen diese beiden Termini *im selben Satz* vorkommen.

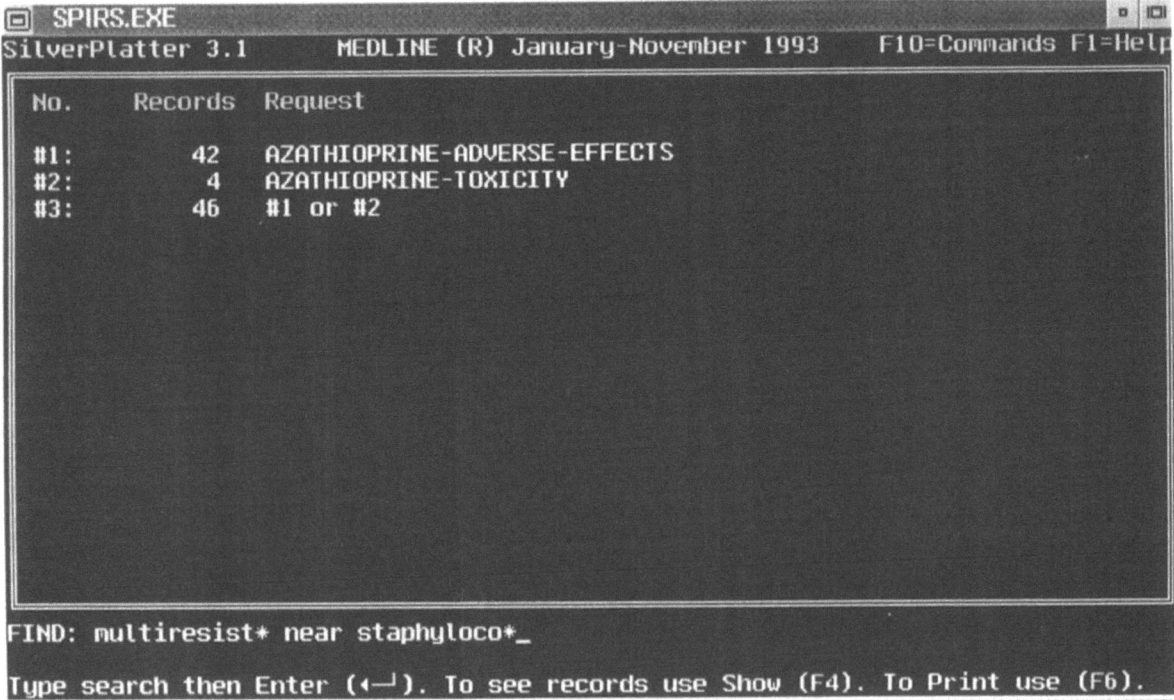

Gefunden wurden 4 Einträge:

Nochmals soll mit Hilfe eines Beispieles darauf hingewiesen werden, wie wichtig es ist, mit **MESH-Begriffen** zu **suchen**:

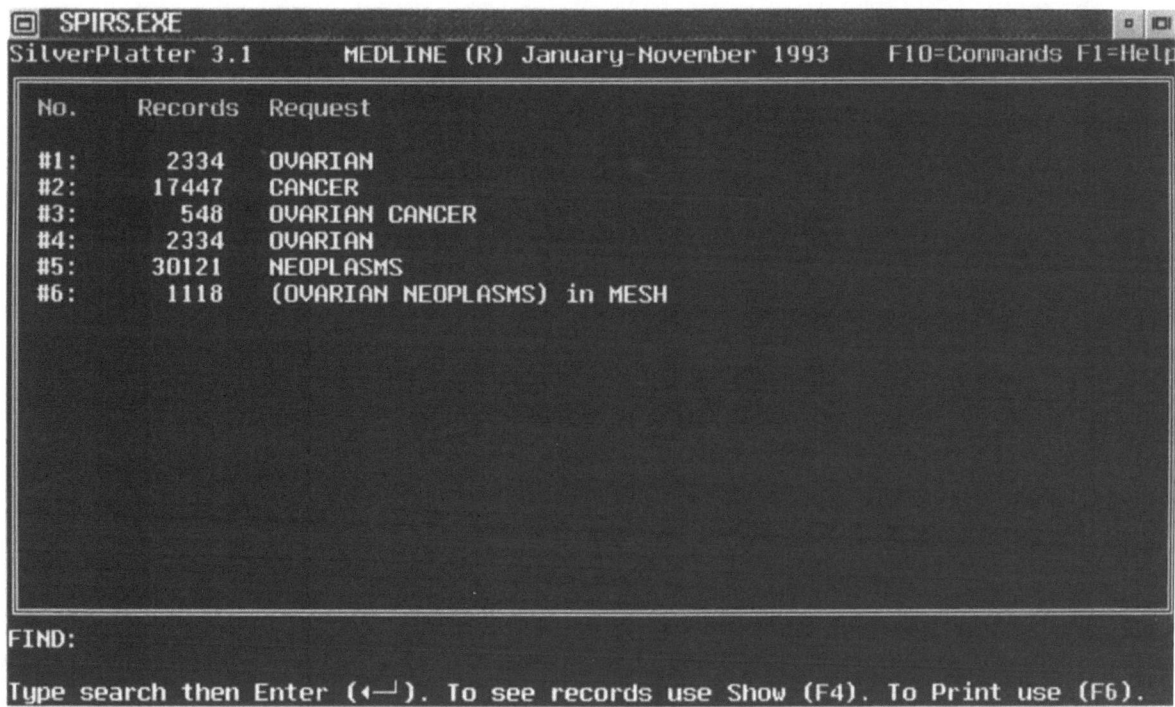

Die *Freitextsuche* im Eingabefeld *FIND:* des Begriffes **ovarian cancer** führte zu 548 Treffern. Sucht man hingegen mit dem kontrollierten Vokabular, der entsprechende **MESH-Begriff** ist hier **ovarian neoplasms**, so führt das Ergebnis zu **1118 Treffern,** was mehr als das Doppelte ist!

> Die Suche mit dem *kontrollierten Vokabular,* wie es von der NLM
> zur Verfügung gestellt wird, führt zu einem adäquateren Ergebnis der Suche. Die *MESH-Begriffe* findet man im *Thesaurus* und *nach den Abstracts* eines Artikels.

Auf dem darunter abgebildeten Bildschirm ist nochmals die *LIST OF PERMUTED TERMS* zu sehen, wie man sie erhält, wenn man **ovarian cancer** als Suchbegriff in den **Thesaurus** eingegeben hat.

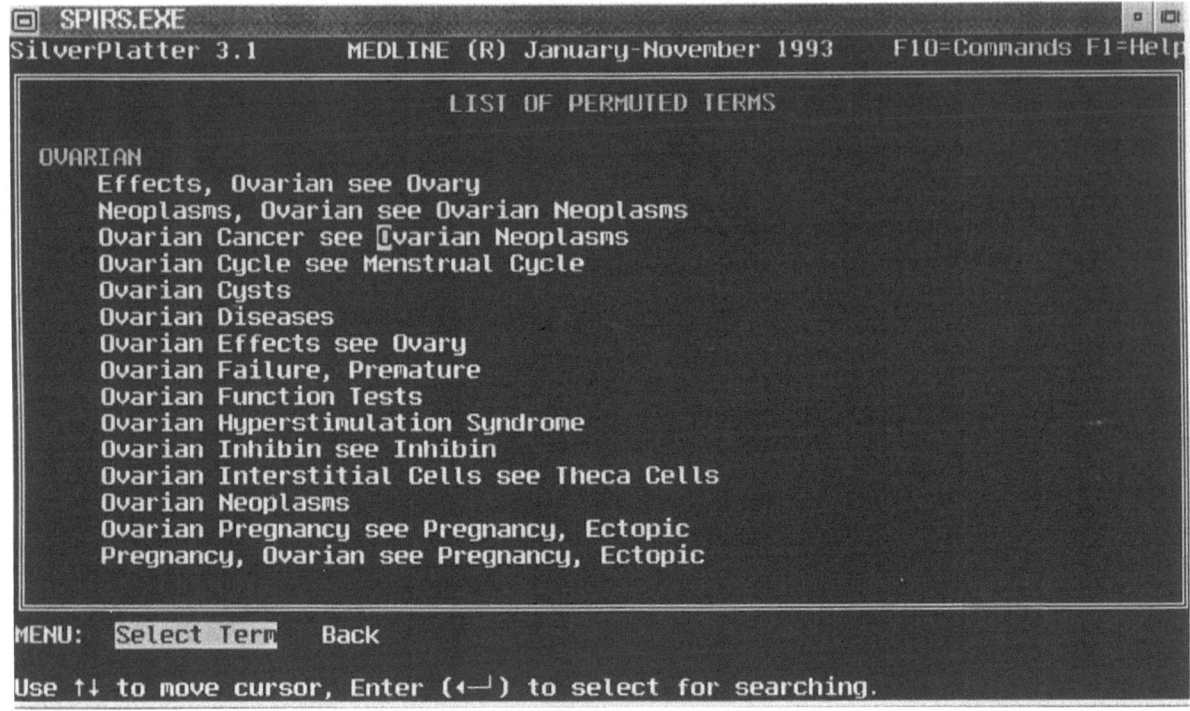

Nach Anwahl des Begriffs **ovarian neoplasms** erscheint der Bildschirm *SELECTED TERM DETAIL* mit den hierarchisch geordneten Suchbegriffen; aus diesen beiden Bildschirmen ist zu entnehmen, daß **ovarian neoplasms** der **MESH-Begriff** ist, nach dem nun in korrekter Weise gesucht werden kann. Nach Anwahl von *Single Term Search* aus dem Menü wird die Suche automatisch durchgeführt.

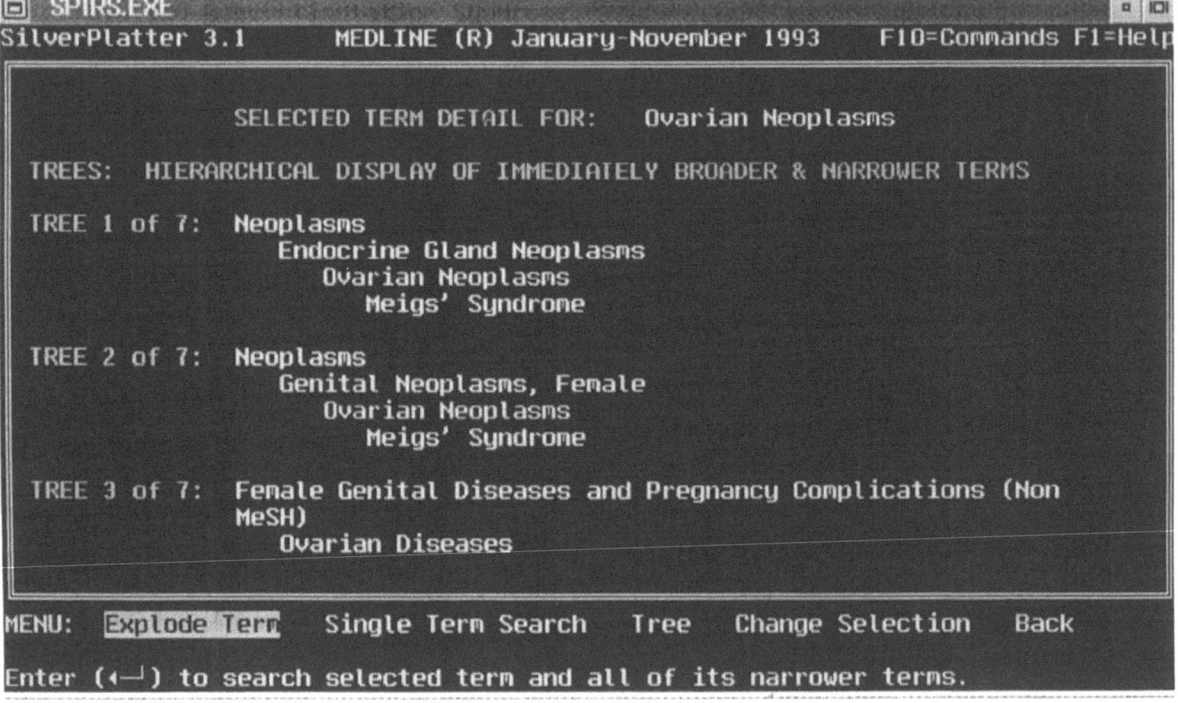

Wählt man die Option **explode,** so werden automatisch alle Einträge, die im Suchbaum *logisch untergeordnet* sind, mitgesucht. In diesem Fall ist dies nur ein Eintrag mehr, bei anderen Suchen kann das Ergebnis aber ein Vielfaches der Single term search sein!

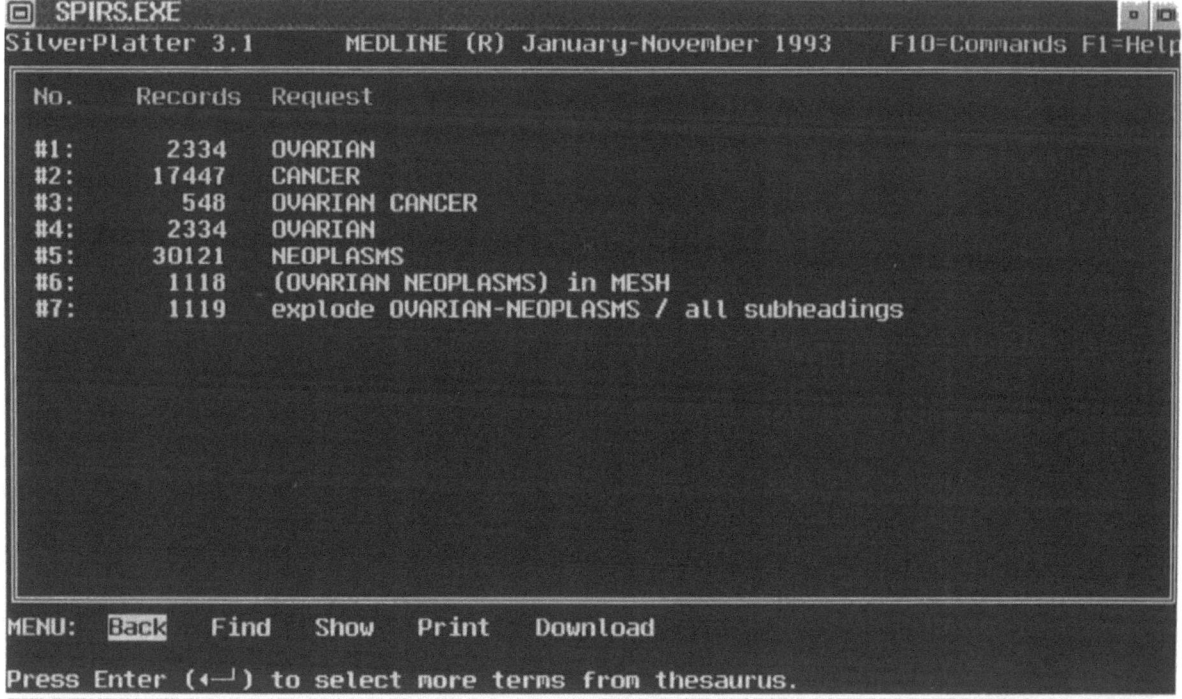

Ein gutes Beispiel für die Funktionsweise von **explode** wird an der Suche nach Interleukinen sichtbar: Wählt man aus dem Thesaurus *Interleukins / all subheadings,* so erhält man nur 183 Fundstellen, - es handelt sich hier wohl um Artikel, die Interleukine ganz allgemein zum Thema haben -, mit explode hingegen werden alle Interleukinarten miteinbezogen und die Trefferquote erhöht sich um mehr als das 20-fache!

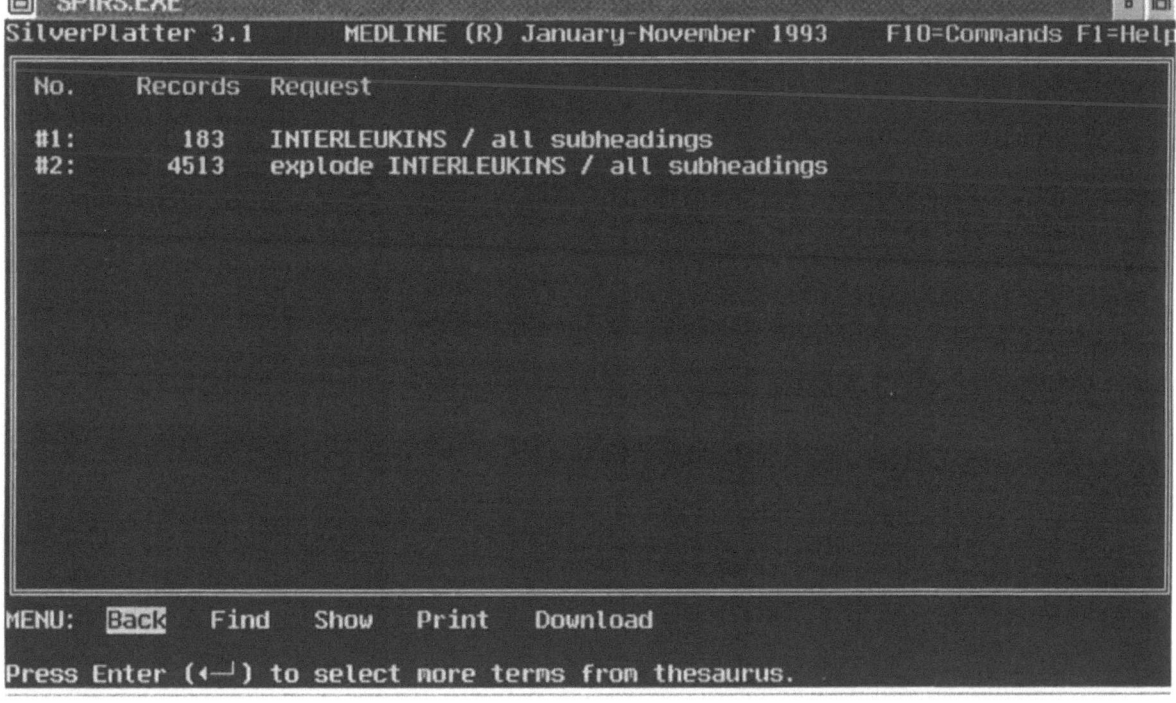

Im Feld **checktags** werden weitere Einschränkungsmöglichkeiten bei der Suche gegeben. Häufig will man *Tierversuche ausschließen:* Dies geschieht durch die Eingabe von **tg = human** sowie **not tg = animal**

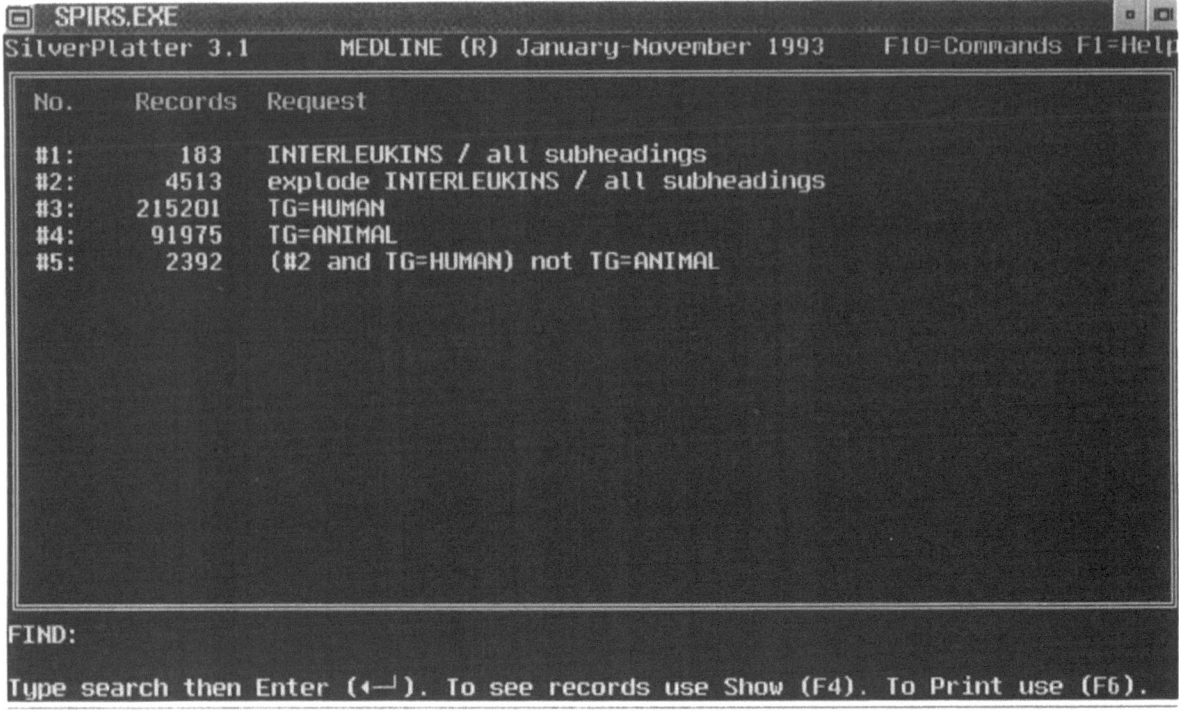

Weitere **checktag** - Möglichkeiten findet man im GUIDE, der mit F9 aufgerufen werden kann:

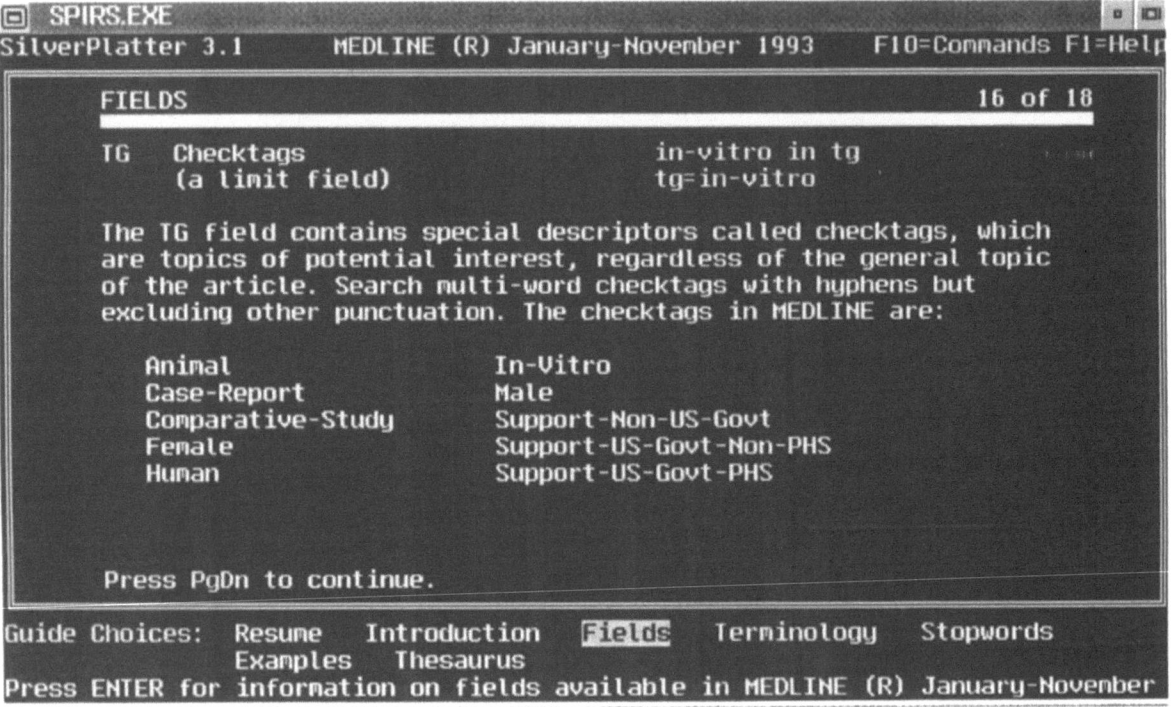

Ein spezifischeres Ergebnis bei der Suche nach Einträgen, deren Hauptinhalt ein spezielles Gen ist, erhält man durch **gs**, das für *Gene symbol* steht:

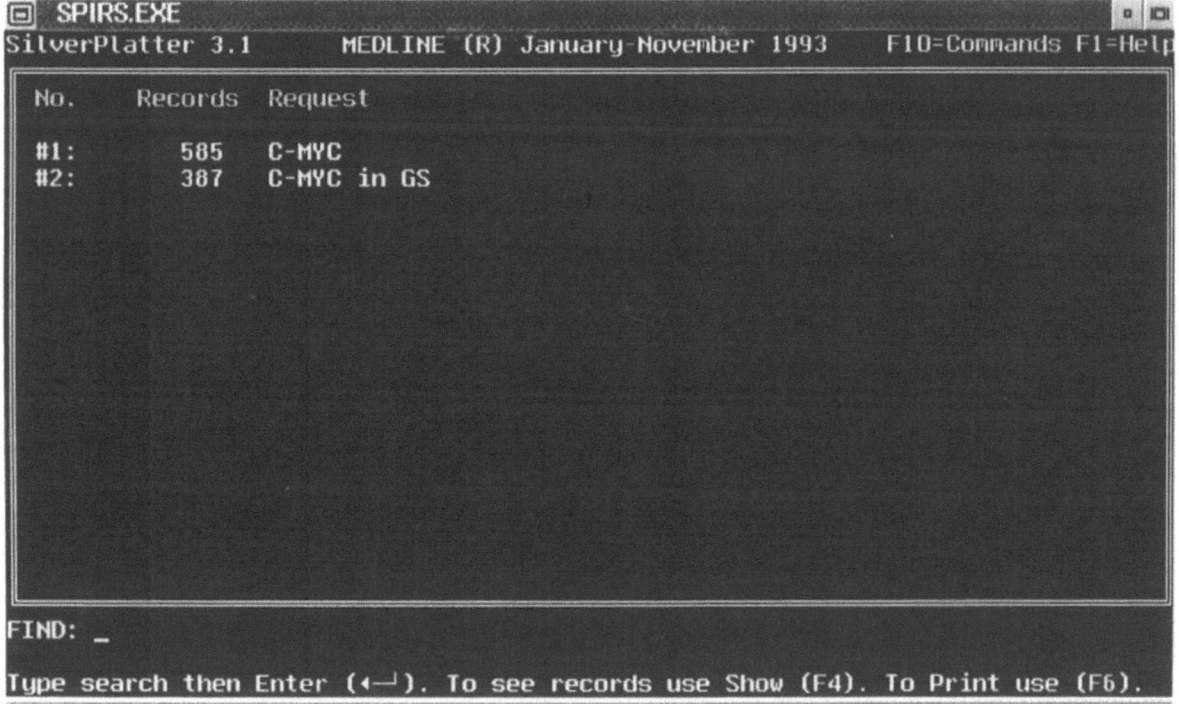

Namen von Personen eignen sich nicht für die Freitextsuche. Sucht man beispielsweise nach einem *Autor* namens *Hodgkin,* so wird man aufgrund der Tatsache, daß eine Krankheit nach seinem Entdecker ebenfalls mit *Hodgkin's disease* bezeichnet wird, fast nur falsche Treffer bekommen. Dies kann man durch die Eingabe **hodgkin in au** vermeiden; gesucht wird dabei nur im *Autorenfeld.* Will man hingegen nach medizinhistorischen Einträgen über den Arzt Hodgkin suchen, so kann man das mit **hodgkin in ps** tun; dabei steht **ps** für **personal name as subject**.

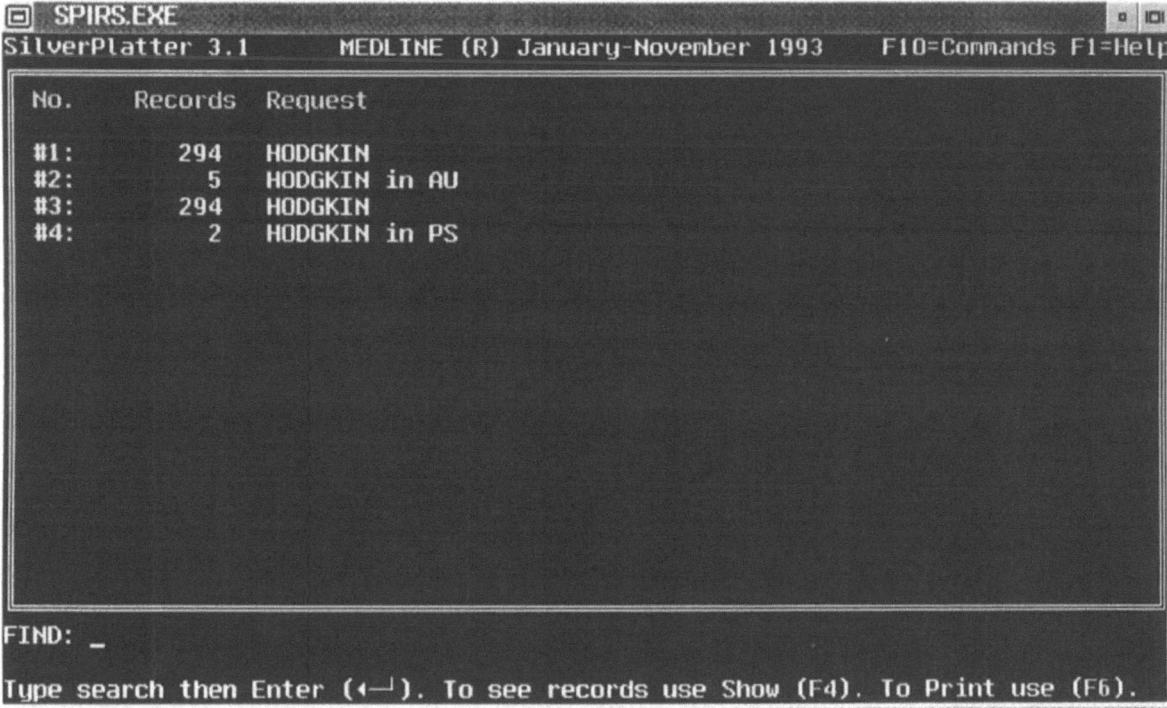

```
SPIRS.EXE
SilverPlatter 3.1          MEDLINE (R) January-November 1993     F10=Commands F1=Help

                                                                      1 of 2
  TI: Thomas Hodgkin (1798-1866): physician, Quaker, social activist, and
  pioneer English pathologist.
  AU: Bloch-H
  AD: Department of Pediatrics, Downstate Medical School, Kings County
  Hospital Medical Center, Brooklyn, NY.
  SO: South-Med-J. 1993 Aug; 86(8): 945-7
  ISSN: 0038-4348
  PY: 1993
  LA: ENGLISH
  CP: UNITED-STATES
  MESH: England-; History-of-Medicine,-19th-Cent.; Pathology-history;
  Portraits-
  TG: Human-
  PT: HISTORICAL-ARTICLE; HISTORICAL-BIOGRAPHY; JOURNAL-ARTICLE
  PS: Hodgkin-T
  AN: 93355329
  UD: 9311
  SB: AIM

MENU: Mark Record   Select Search Term   Options   Find   Print   Download
Press ENTER to Mark records for PRINT or DOWNLOAD. Use PgDn and PgUp to scroll.
```

Eine weitere Sonderform des Suchens ergibt sich bei der Recherche nach *chemischen Substanzen*. Aufgrund der Vielzahl chemischer Nomenklaturen ist es häufig von Vorteil nach der vom Chemical Abstract Service vergebenen **CAS-Nummer** zu suchen: z.B. kann man die Folsäure mit *find: folic-acid* suchen oder mit der CAS-Nummer: **59-30-3 in rn**

```
SPIRS.EXE
SilverPlatter 3.1          MEDLINE (R) January-November 1993     F10=Commands F1=Help

  No.     Records   Request

  #1:       193     59-30-3
  #2:       193     59-30-3 in RN
  #3:       193     FOLIC-ACID




















FIND:
Type search then Enter (↵). To see records use Show (F4). To Print use (F6).
```

Übersichtsartikel können mit **review in pt**, wobei **pt** für **publication type** steht, gefunden werden. Das nächste Beispiel zeigt eine komplexe Suche, wobei alle Einschränkungen aufeinmal eingegeben wurden:

```
┌─ SPIRS.EXE ─────────────────────────────────────────────────────────────┐
│ SilverPlatter 3.1       MEDLINE (R) January-November 1993    F10=Commands F1=Help│
├─────────────────────────────────────────────────────────────────────────┤
│ No.     Records    Request                                              │
│                                                                         │
│ #1:      >1655     explode INTERLEUKINS / all subheadings               │
│ #2:     183584     PY=1993                                              │
│ #3:      37880     REVIEW                                               │
│ #4:       7989     LA=GERMAN                                            │
│ #5:     262325     LA=ENGLISH                                           │
│ #6:     215201     TG=HUMAN                                             │
│ #7:      91975     TG=ANIMAL                                            │
│ #8:         50     (explode INTERLEUKINS / all subheadings in MESH) and PY=1993│
│                    and (REVIEW in PT) and (LA=GERMAN or LA=ENGLISH) and │
│                    (TG=HUMAN not TG=ANIMAL)                             │
│                                                                         │
└─────────────────────────────────────────────────────────────────────────┘
FIND:
Type search then Enter (←┘). To see records use Show (F4). To Print use (F6).
```

Beim **Ausdrucken** soll noch auf die Möglichkeit hingewiesen werden, nur **einen Eintrag pro Seite** zu drucken. Dies hat den Vorteil, daß man ihn für weitere Notizen verwenden kann oder ihn z.B. an die Fernleihe einer Bibliothek einzeln weitergeben kann.

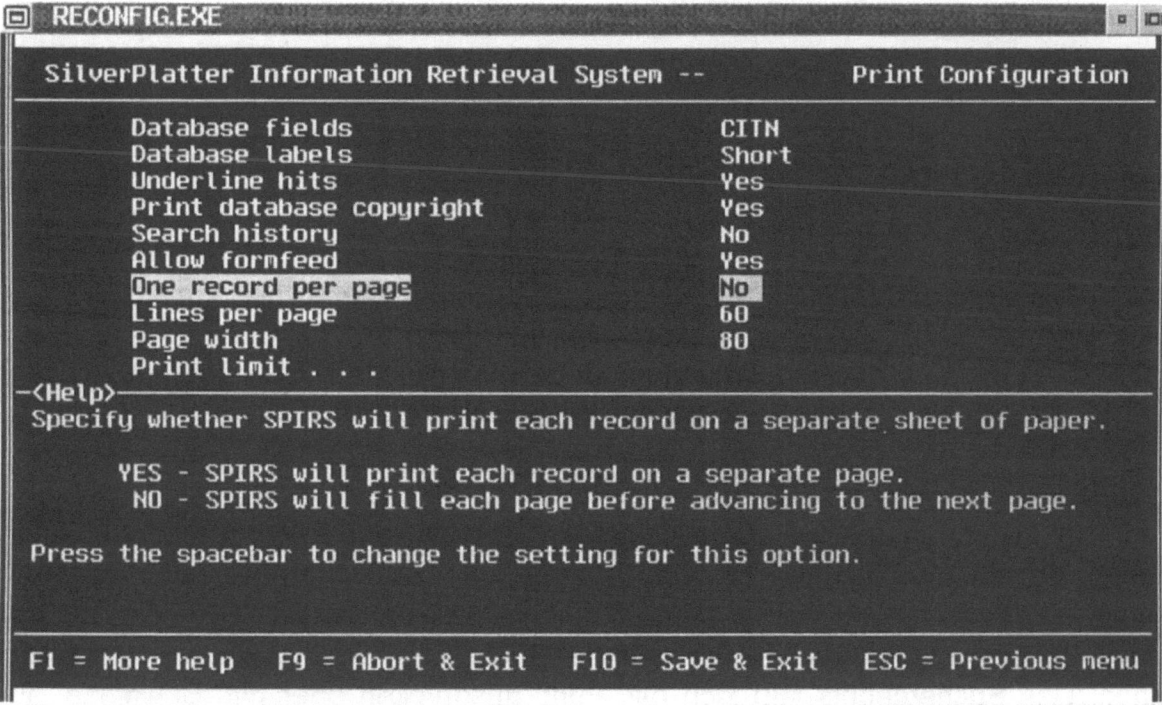

Zum Abschluß dieses Abschnittes über die Datenbank MEDLINE soll gezeigt werden, wie wichtig es ist, die jeweils richtige Datenbank zu wählen. Würde man sich bei einem speziell onkologischen Thema, in diesem Fall demonstriert am Beispiel der Suche nach *Brustkrebs,* nur auf Medline verlassen, so verzichtete man - nun im Vergleich zur *CANCER-CD,* auf 9 087 Treffer. Gesucht wurde mit kontrolliertem

Vokabular. In diesem Fall erklärt sich die stark divergierende Trefferzahl aus der Tatsache, daß *Medline* eine Datenbank ist, die breit das gesamte Gebiet der Medizin abdeckt, *Cancerlit,* eine Datenbank des *National Cancer Institutes (vgl. 1.28),* hingegen auf die Onkologie spezialisiert ist; die noch höhere Trefferzahl, die sich bei der Suche in der *CANCER-CD* ergibt, erklärt sich daraus, daß *Cancer-CD,* eine CD-ROM von SilverPlatter (vgl. 1.27), die Records mehrerer Datenbanken, die dieses Fachgebiet betreffen, auf einem Datenträger zusammenfaßt.

Gesuchter Begriff:	**breast cancer** bzw. **breast neoplasms**
Zeitraum:	1990 - 1992
Gefundene Einträge:	MEDLINE: 8 637
	CANCERLIT: 10 850
	CANCER-CD: 17 724

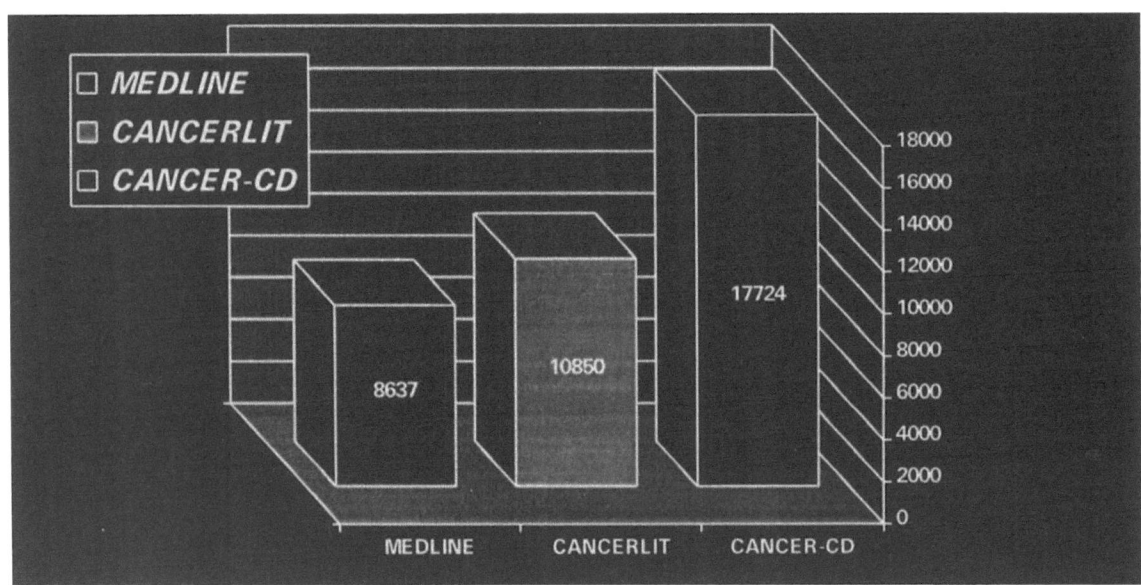

Abschließend soll noch die **Windows - Version der SPIRS - Software** von SilverPlatter besprochen werden; diese baut auf der DOS - Version auf und unterscheidet sich in den Suchmöglichkeiten nur unwesentlich. Alle Suchstrategien, die in SPIRS möglich sind, können auch in der Windows - Version verwendet werden. Die Befehlszeile lautet nun statt 'FIND:' 'SEARCH:'.

Im folgenden Beispiel wurde 'asthma in ti' für alle jene Records eingegeben, in denen der Begriff 'asthma' im Titel stehen soll. Zu sehen ist auch, wie ein gefundener Artikel markiert wird, nämlich durch Anklicken des 📖 - Symboles mit der Maus. Zur Bestätigung erscheint dann in diesem Symbol ein ✓ sowie ein | am linken Rand. Das Suchergebnis läßt sich mit 'Print' ausdrucken oder mit 'Download' auf Diskette oder Festplatte speichern.

In der 'SEARCH' - Befehlszeile können alle Einschränkungen und Verknüpfungen, wie sie eben für die DOS - Version erklärt wurden, verwendet werden (z.B. 'asthma in ti', 'Oberbauer in au', 'english in la'; 'asthma or bronchitis', 'corticosteroids and #1', usw.).

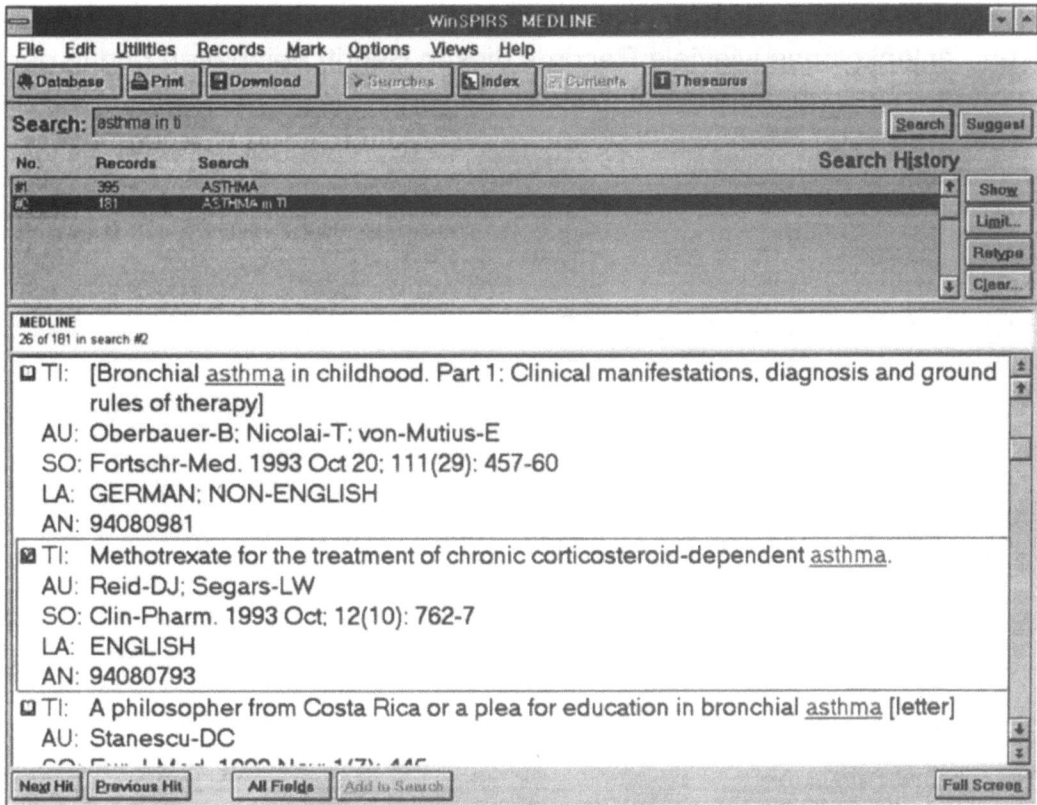

Durch Anklicken der Button 'All Fields' und 'Full Screen' erhält man den folgenden Bildschirm. Der gesuchte Begriff 'Asthma' ist im Titel farbig und unterstrichen hervorgehoben.

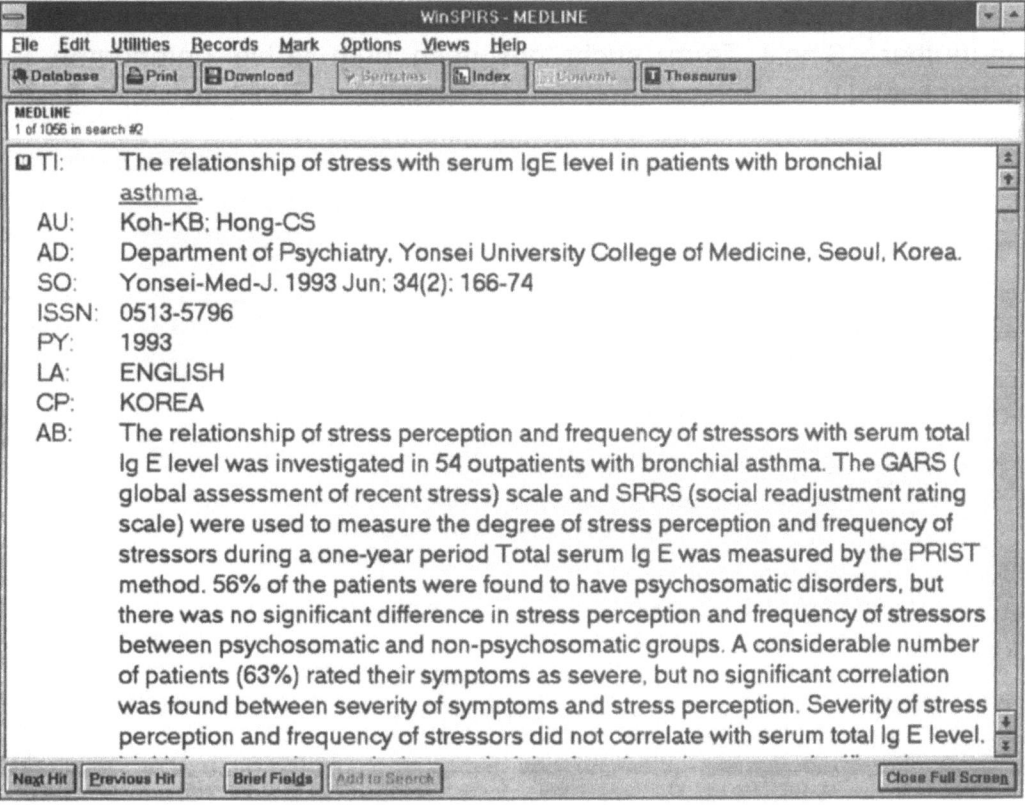

Der INDEX, die Auflistung aller in der Datenbank vorhandenen Wörter, zeigt in der linken Zahlenkolonne wieviele Records diesen Begriff beinhalten und in der rechten wie oft er insgesamt aufscheint. Neu im Vergleich zur DOS - Version von SPIRS ist, daß die Liste nach jedem eingegebenen Buchstaben sofort weiterspringt und sich so dem gesuchten Wort nähert.

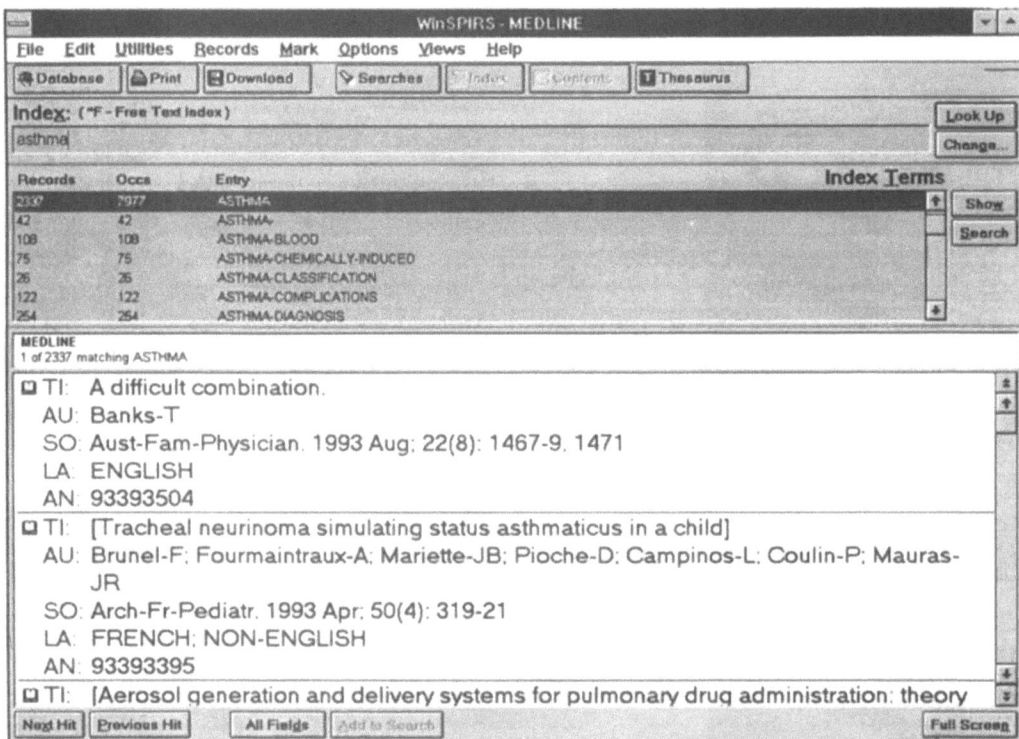

Der THESAURUS, die kontrollierten Suchbegriffe der National Library of Medicine (MESH - Begriffe, Medical Subject Headings), ist über den entsprechenden Button aufrufbar. 'Single Term' sucht nur nach dem farbig unterlegten Begriff, 'Explode' schließt die logisch untergeordneten Begriffe im Suchbaum mit ein.

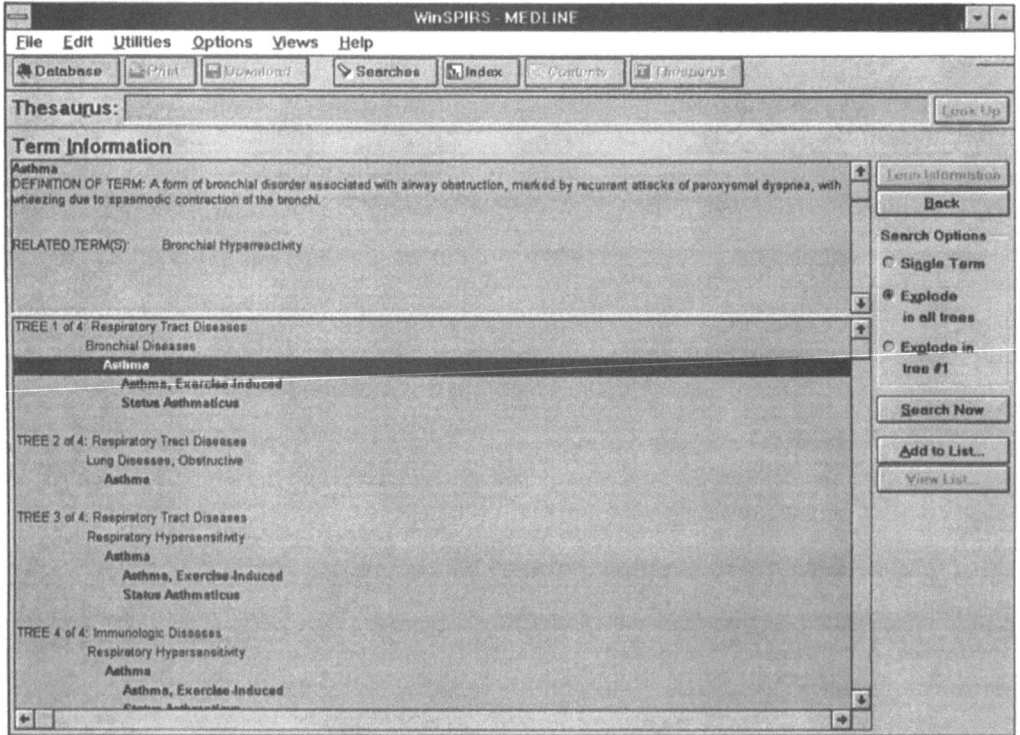

Neu ist die Möglichkeit, sich mit 'Suggest' Vorschläge aus den MESH-Begriffen machen zu lassen.

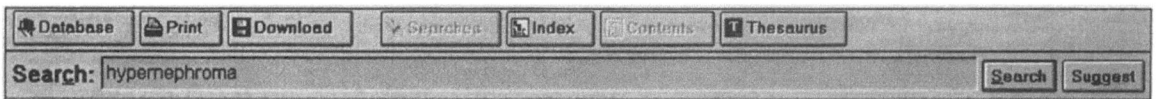

So führt beispielsweise die Eingabe von 'hypernephroma', einer von vielen Bezeichnungen für das Nierenkarzinom, zu der folgenden Liste von MESH-Begriffen:

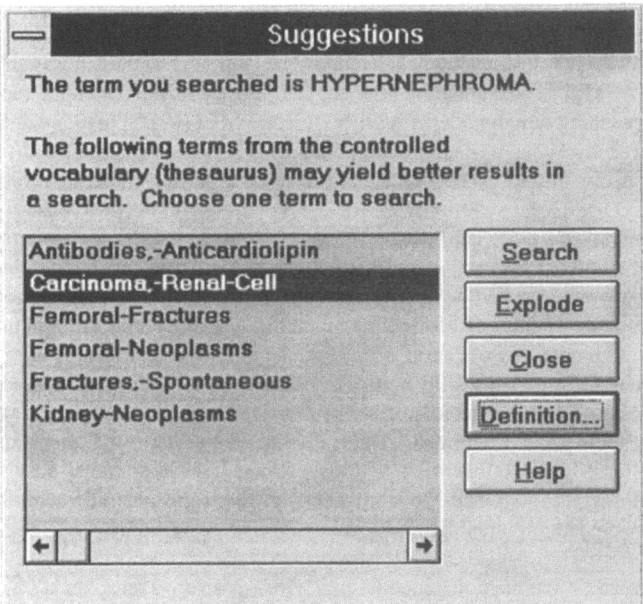

In unserem Beispiel ist 'Renal Cell Carcinoma' der adäquateste Suchbegriff; mit 'Definition' gelangt man zu einer kurzen Beschreibung und kann so überprüfen, ob der gefundene Begriff wirklich der ist, den man sucht.

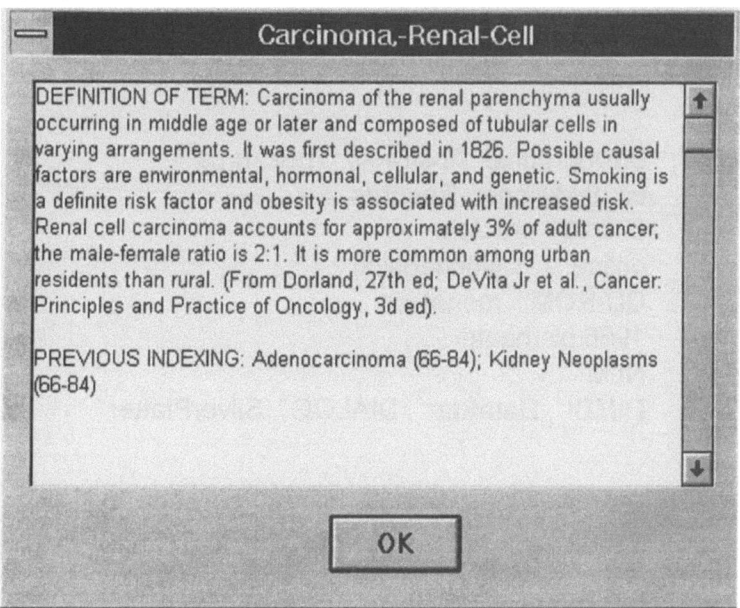

Ein kompletter Ausdruck eines Records aus MEDLINE sieht so aus:

TI:	High-dose chemotherapy and autologous bone marrow support as consolidation after standard-dose adjuvant therapy for high-risk primary breast cancer.
AU:	Peters-WP; Ross-M; Vredenburgh-JJ; Meisenberg-B; Marks-LB; Winer-E; Kurtzberg-J; Bast-RC Jr; Jones-R; Shpall-E; et-al
AD:	Department of Medicine, Duke University Medical Center, Durham, NC 27710.
SO:	J-Clin-Oncol. 1993 Jun; 11(6): 1132-43
ISSN:	0732-183X
PY:	1993
LA:	ENGLISH
CP:	UNITED-STATES
AB:	PURPOSE: We studied high-dose cyclophosphamide, cisplatin, and carmustine (CPA/cDDP/BCNU) with autologous bone marrow support (ABMS) as consolidation after standard-dose adjuvant chemotherapy treatment of primary breast cancer involving 10 or more axillary lymph nodes. PATIENTS AND METHODS: One hundred two women with stage IIA, IIB, IIIA, or IIIB breast cancer involving 10 or more lymph nodes at surgery were registered; 85 were eligible, treated, and assessable. Patients were treated with four cycles of standard-dose cyclophosphamide, doxorubicin, and fluorouracil (CAF), followed by high-dose CPA/cDDP/BCNU with ABMS. RESULTS: Actuarial event-free survival for the study patients at a median follow-up of 2.5 years is 72% (95% confidence interval, 56% to 82%). Comparison to three historical or concurrent Cancer and Leukemia Group B (CALGB) adjuvant chemotherapy trials selected for similar patients showed event-free survival at 2.5 years to be between 38% and 52%. Therapy-related mortality was 12%; pulmonary toxicity of variable severity occurred in 31% of patients. Quality-of-life evaluations indicate that patients are functioning well without major impairments. CONCLUSION: High-dose consolidation with CPA/cDDP/BCNU and ABMS after standard-dose CAF results in a decreased frequency of relapse in patients with high-risk primary breast cancer compared with historical series at the median follow-up of 2.5 years. Evaluation in a prospective, randomized trial is warranted and currently underway.
MESH:	Adult-; Antineoplastic-Agents,-Combined-adverse-effects; Bone-Marrow-Transplantation-adverse-effects; Breast-Neoplasms-drug-therapy; Breast-Neoplasms-mortality; Carmustine-administration-and-dosage; Chemotherapy,-Adjuvant; Cisplatin-administration-and-dosage; Combined-Modality-Therapy; Cyclophosphamide-administration-and-dosage; Doxorubicin-administration-and-dosage; Fluorouracil-administration-and-dosage; Middle-Age; Survival-Rate; Transplantation,-Autologous
MESH:	*Antineoplastic-Agents,-Combined-therapeutic-use; *Bone-Marrow-Transplantation; *Breast-Neoplasms-therapy
TG:	Female-; Human-; Support,-U.S.-Gov't,-P.H.S.
PT:	CLINICAL-TRIAL; JOURNAL-ARTICLE
CN:	PO147741A4; CA47577CANCI
RN:	0; 0; 154-93-8; 15663-27-1; 23214-92-8; 50-18-0; 51-21-8
NM:	Antineoplastic-Agents,-Combined; CAF-protocol; Carmustine; Cisplatin; Doxorubicin; Cyclophosphamide; Fluorouracil
AN:	93274340
UD:	9309

Art der Datenbank:	Bibliographie, Abstracts, Thesaurus
Bestand:	ca. 8 Millionen Records
Zuwachs:	370 000 pro Jahr
Updating:	online: wöchentlich
	CD-ROM: monatlich
Berichtszeitraum:	1966 bis heute
Information provider:	NLM[1]
Publisher:	DIMDI[2], DataStar[3], DIALOG[4], SilverPlatter[5]

2.2.1.2. Science Citation Index (SciSearch)

SciSearch ist eine Datenbank, die in umfassendster Weise über die naturwissenschaftliche Literatur von mehr als 100 Fachdisziplinen berichtet. Es kommen rund 4 500 wissenschaftliche und technische Zeitschriften sowie Konferenzberichte zur Auswertung.

Der SCI soll in seiner CD-ROM-Version hier vorgestellt werden, weil er sich in seinen Suchmöglichkeiten, aber auch in seiner Suchsprache von allen anderen Datenbanken unterscheidet. Der folgende Bildschirm zeigt die suchbaren Felder.

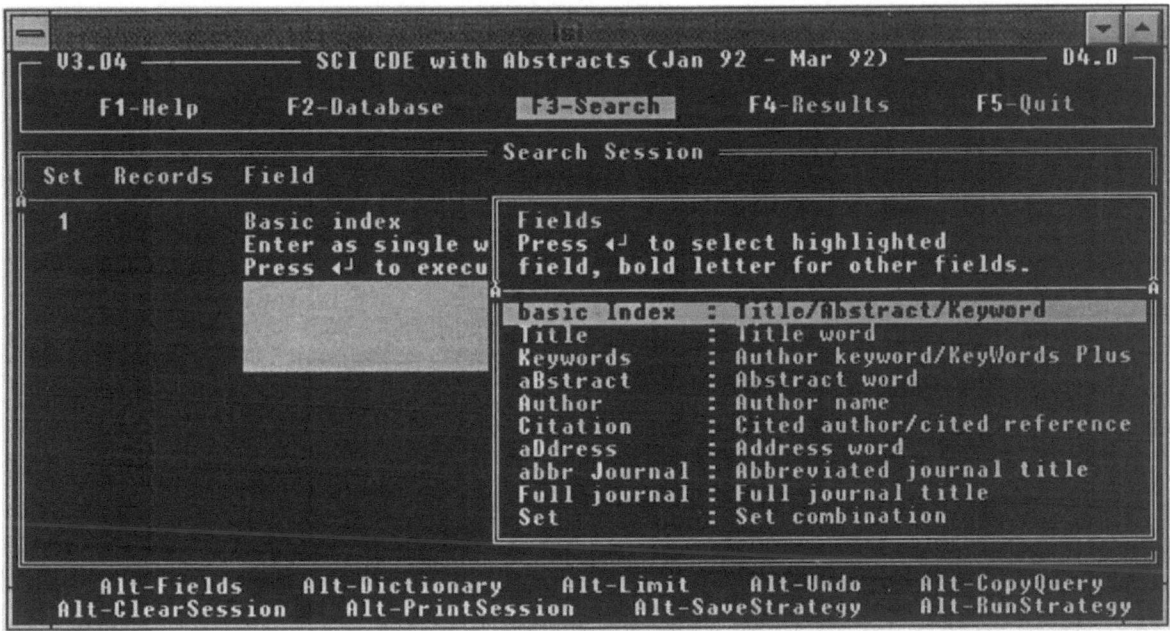

Neben den bekannten Suchmöglichkeiten nach Stichworten im Titel, nach dem Namen des Autors, der Zeitschrift, usw., kann hier auch nach den **Zitationen,** die der Autor eines Artikels angibt, gesucht werden. Im folgenden Beispiel wird erst nach dem Autor *Griesser Henrik* gesucht und u.a. der folgende Artikel gefunden:

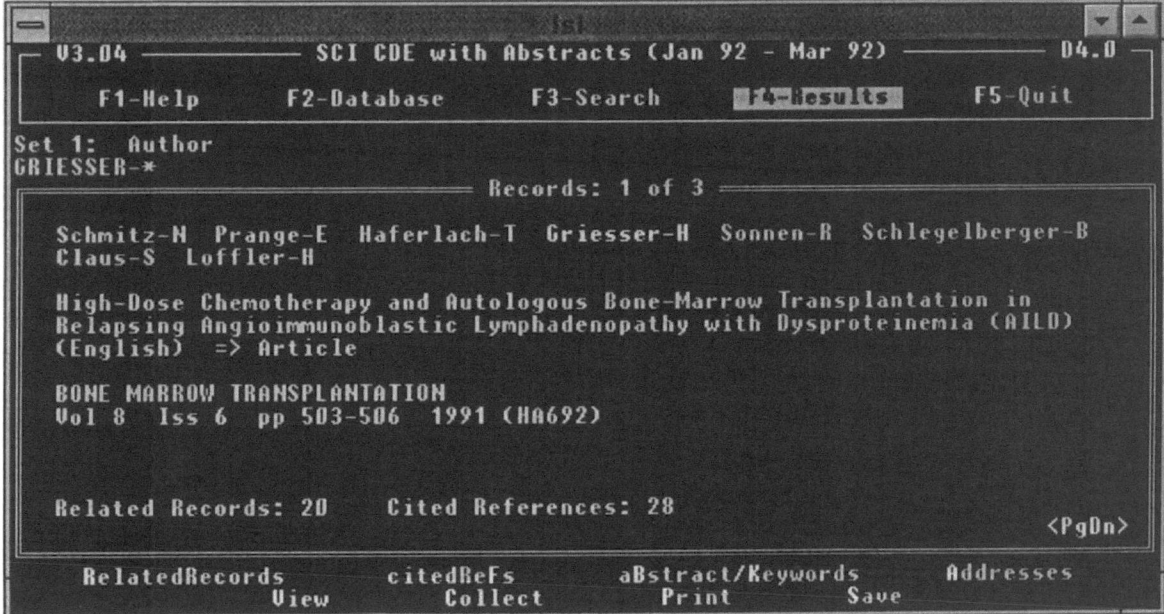

Nun können mit F für *citedReFs* die in diesem Artikel zitierten Arbeiten aufgerufen werden:

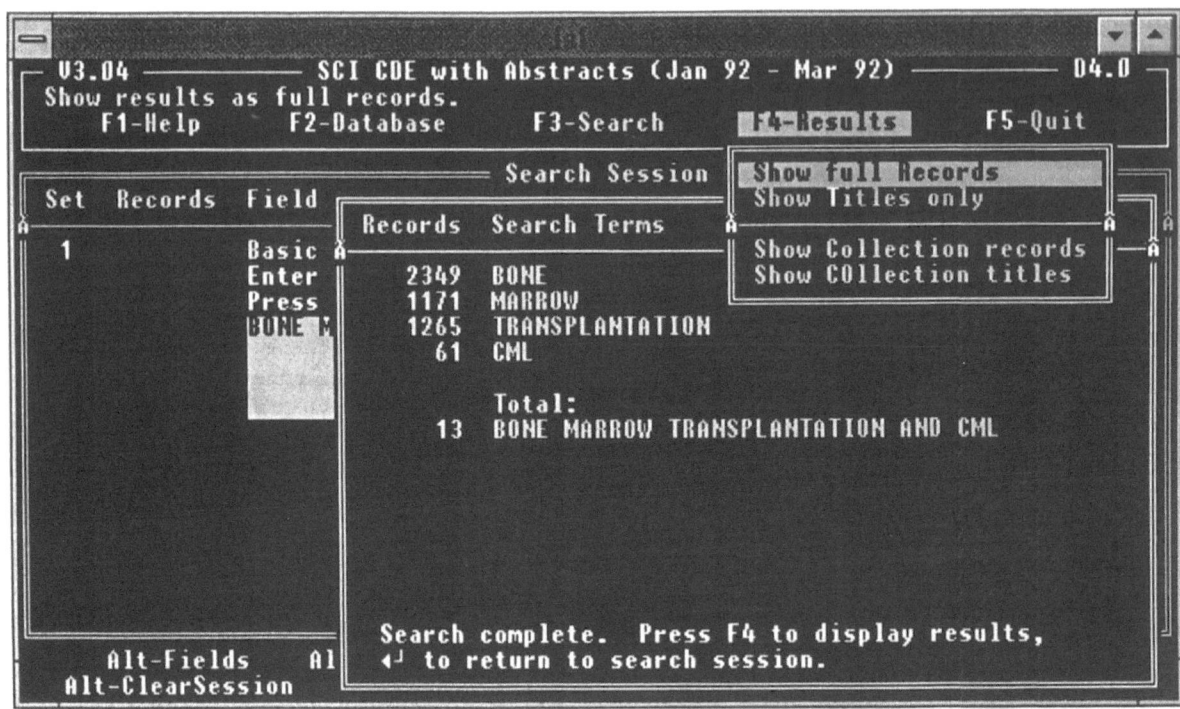

Anders als gewohnt, gibt es nicht *einen* Index für die gesamte Datenbank, sondern es liegt ein *Dictionary,* das mit Alt+D aufgerufen wird, *für jedes einzelne Feld gesondert* vor; hier der Index für das Autorenfeld:

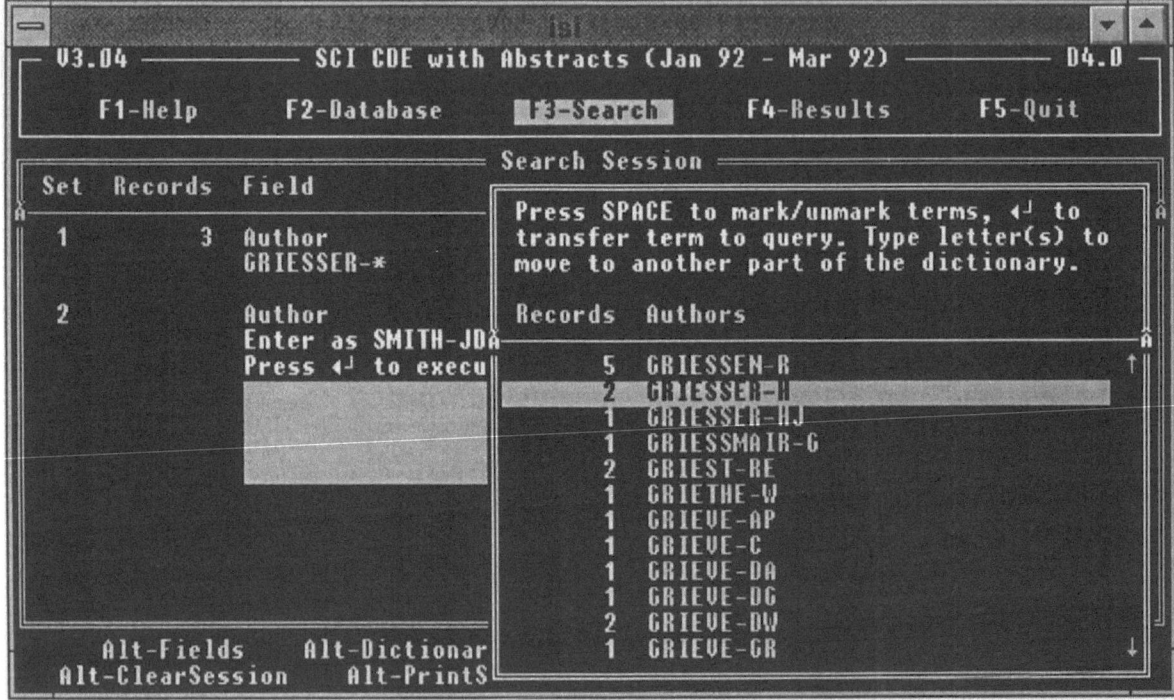

An einem Beispiel sollen die Möglichkeiten des SCI demonstriert werden: Wir suchen nach Artikeln, die die Möglichkeit einer Knochenmarkstransplantation zur Behandlung der Chronisch Myeloischen Leukämie behandeln. Dazu geben wir **bone marrow transplantation AND CML** ein.

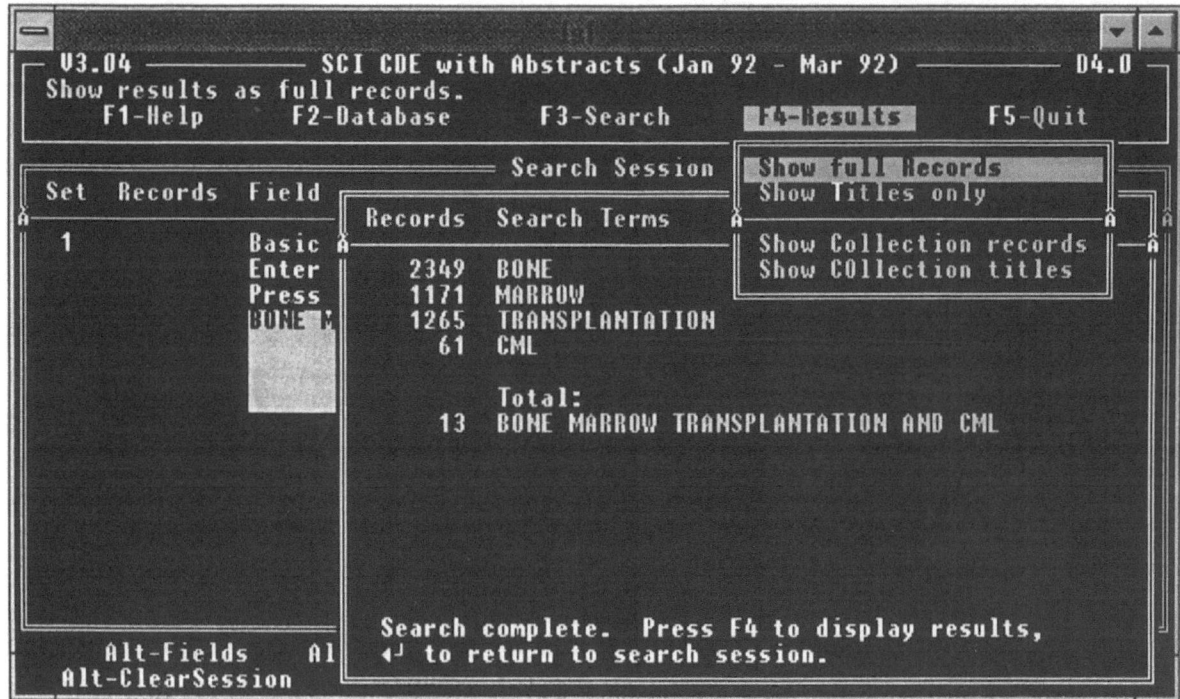

Mit F4 kann man sich die Ergebnisse ansehen:

Durch die Eingabe von B für *aBstract/Keywords* wird das Abstract aufgerufen:

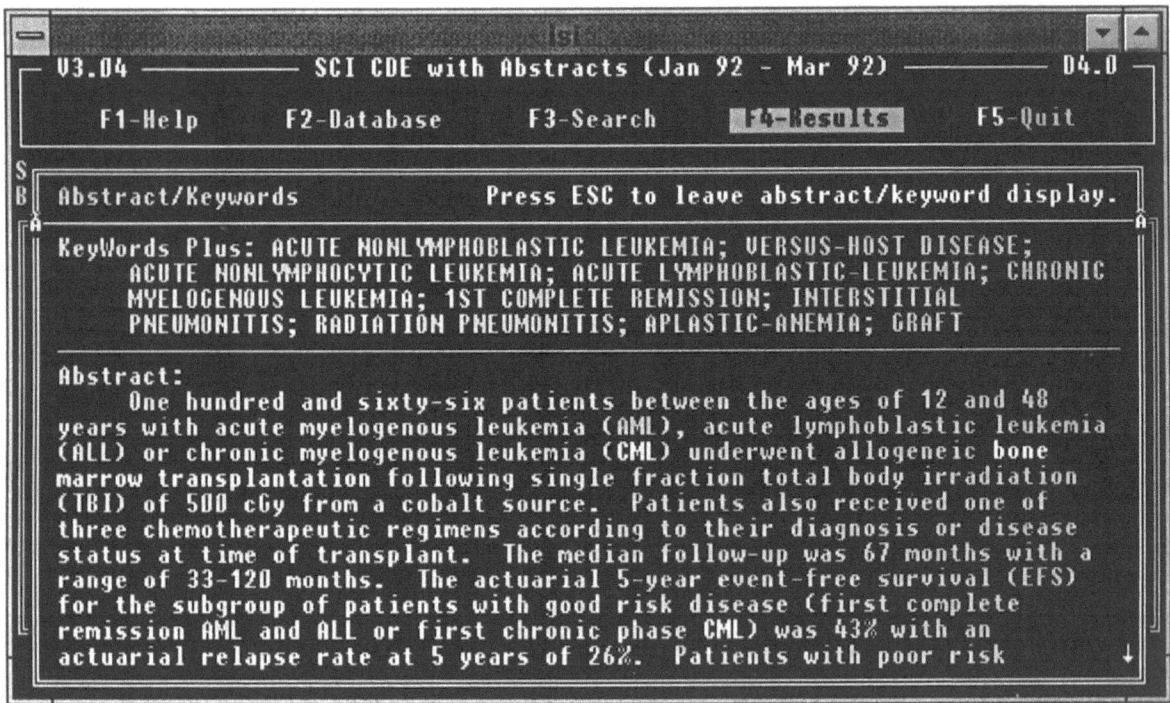

Eine besonders interessante Suchmöglichkeit ist die mit **Related Records.** Durch drücken von R erhält man solche Artikel, die *mindestens eine gemeinsame Zitation* aufweisen. Am abgebildeten Bildschirm sieht man links unten, daß 20 related records abrufbar sind.

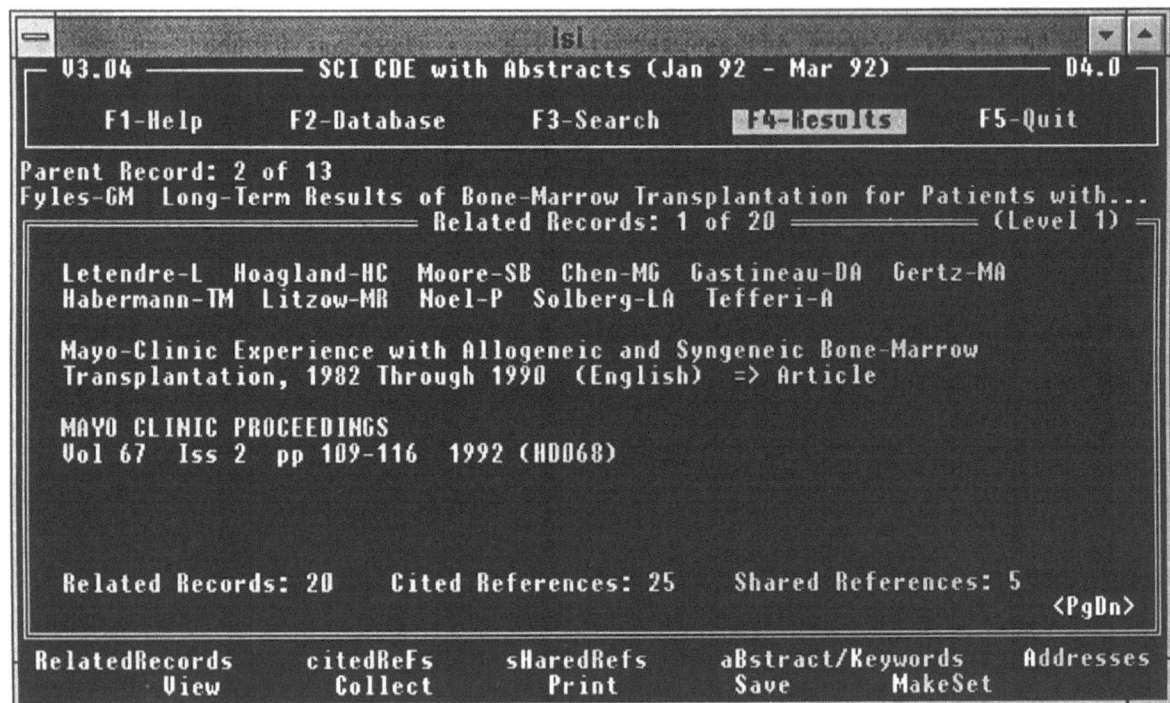

In der rechten oberen Ecke ist zu sehen, daß wir uns im *Level 1* befinden, d.h., wir könnten jetzt auch von diesem Artikel die *related records* suchen und wären dann in *Level 2* usw.

Zur Adresse des Autors gelangt man durch die Eingabe [A]:

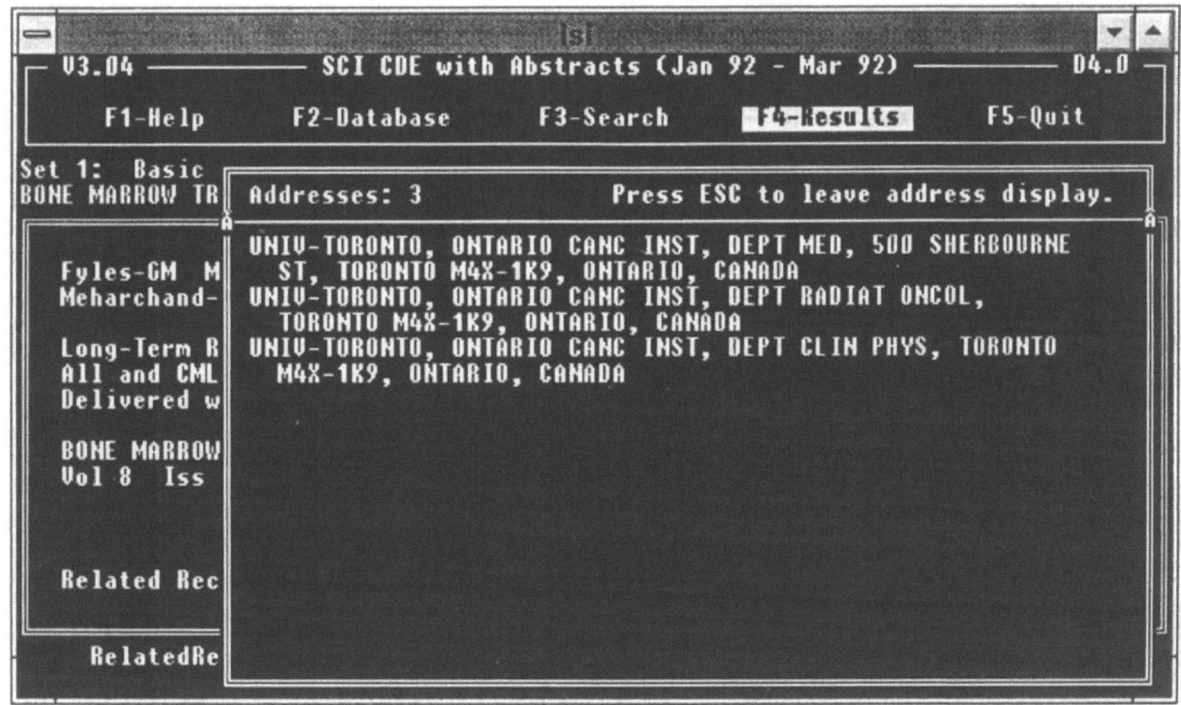

Art der Datenbank:	Bibliographie, (Abstracts)
Berichtszeitraum:	1974 bis heute
Bestand:	10,7 Millionen Records
Zuwachs:	720 000 pro Jahr
Updating:	wöchentlich
Information provider:	ISI[6]
Publisher:	DIMDI[2], DIALOG[4], DataStar[3], ISI[6] (auf CD-ROM)

2.2.1.3. Spektrum der Wissenschaft

Die Zeitschrift *Spektrum der Wissenschaft* ist die deutschsprachige Ausgabe der amerikanischen Zeitschrift *Scientific American,* die in verschiedenen Sprachen weltweit erscheint. Sie berichtet über neue Errungenschaften aus der Naturwissenschaft. Im Spektrum der Wissenschaft stellen die Wissenschaftler und Forscher selbst die Ergebnisse ihrer Forschung dar und werden dabei von erfahrenen Journalisten und hervorragenden Graphikern unterstützt, sodaß auch komplizierte Sachverhalte einem breiteren Publikum verständlich gemacht werden können. Medizin, Biomedizin und Biologie stellen einen der inhaltichen Schwerpunkte dar. Von dieser Zeitschrift ist die Datenbank *LARS* erhältlich:

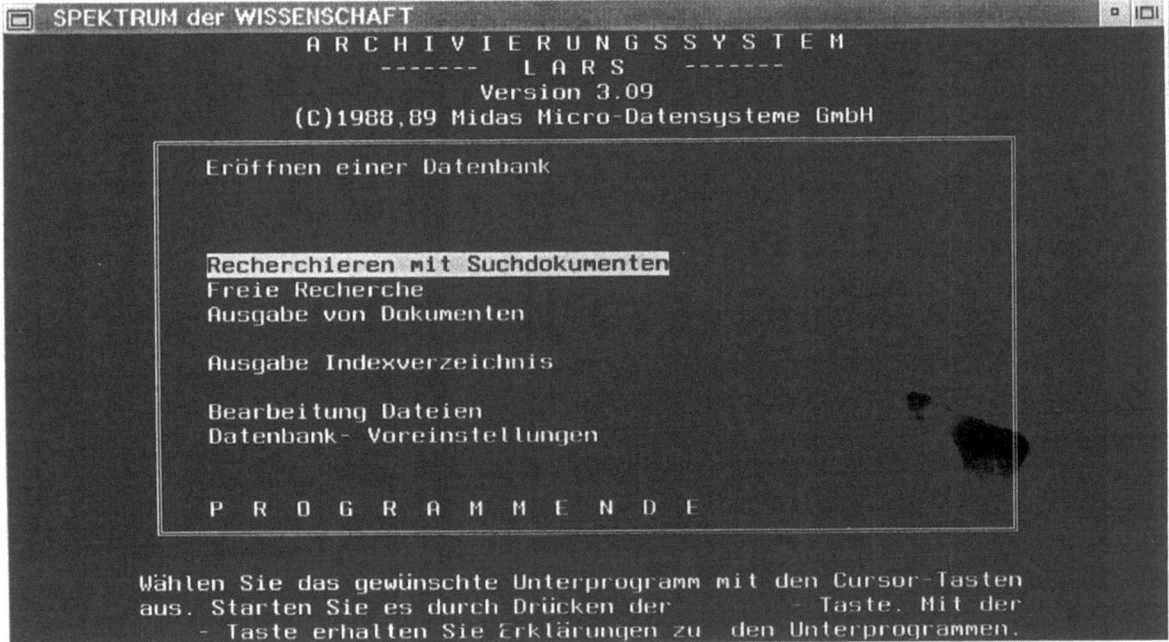

In folgenden *FELDERN* kann gesucht werden:

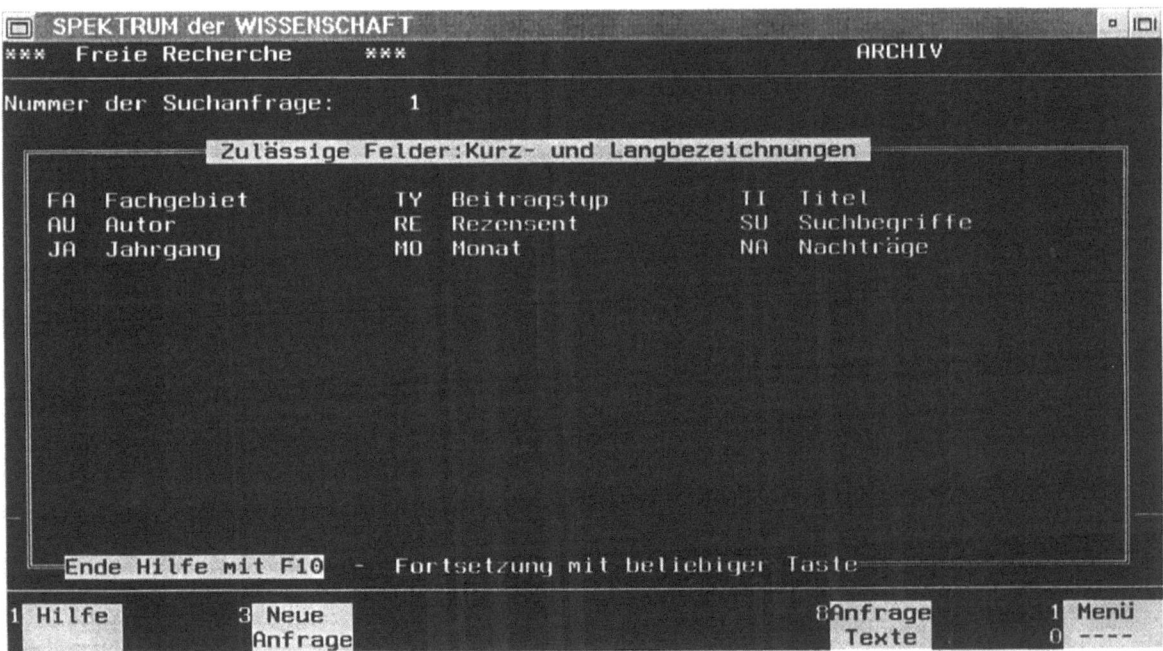

Nach Eingabe eines Feldes, hier *su:* für *Suchbegriffe,* gibt man den gewünschten Suchbegriff ein, wobei in alphabetischer Reihenfolge im *Index-Fenster* darunter die Begriffe mitlaufen, nach denen gesucht werden kann. In der hier gewählten *freien Recherche* sind auch Verknüpfungen mit Boole'schen Operatoren möglich (UND, OHNE, ODER); sie werden in dieser Datenbank mit den Funktionstasten F3, F4 und F5 aufgerufen:

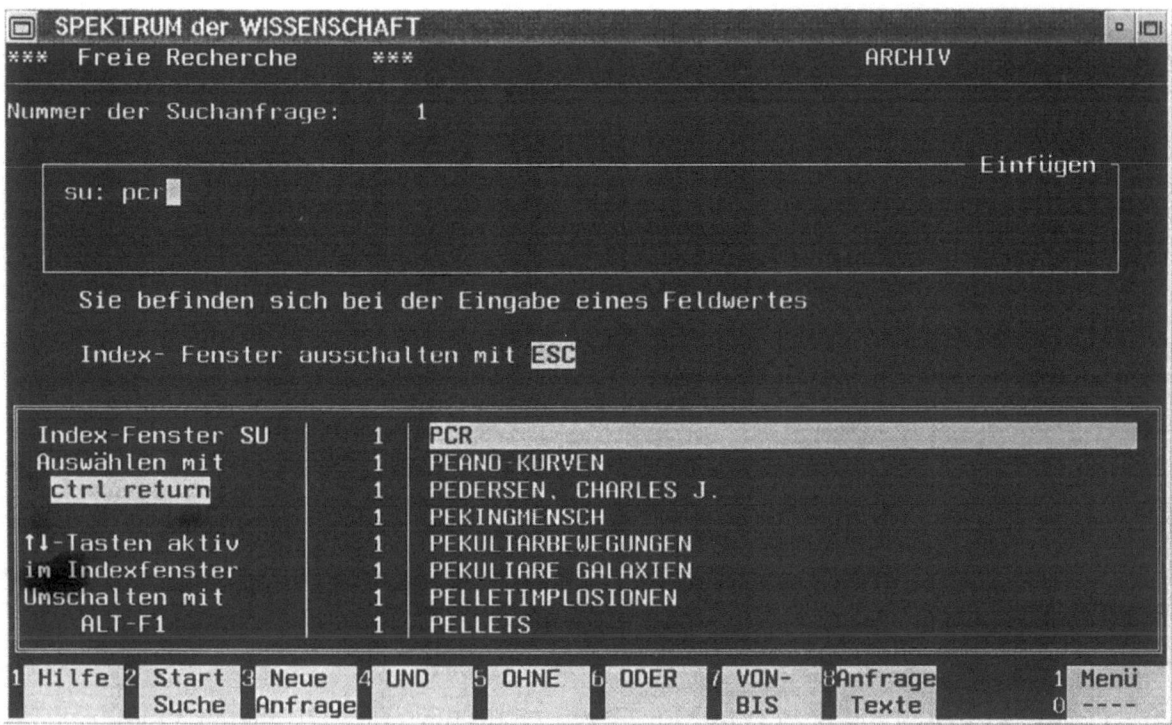

Durch Drücken der Taste F2 für *Start-Suche* erhält man die Zitation des gesuchten Artikels. Leider beinhaltet diese Datenbank keine Abstracts.

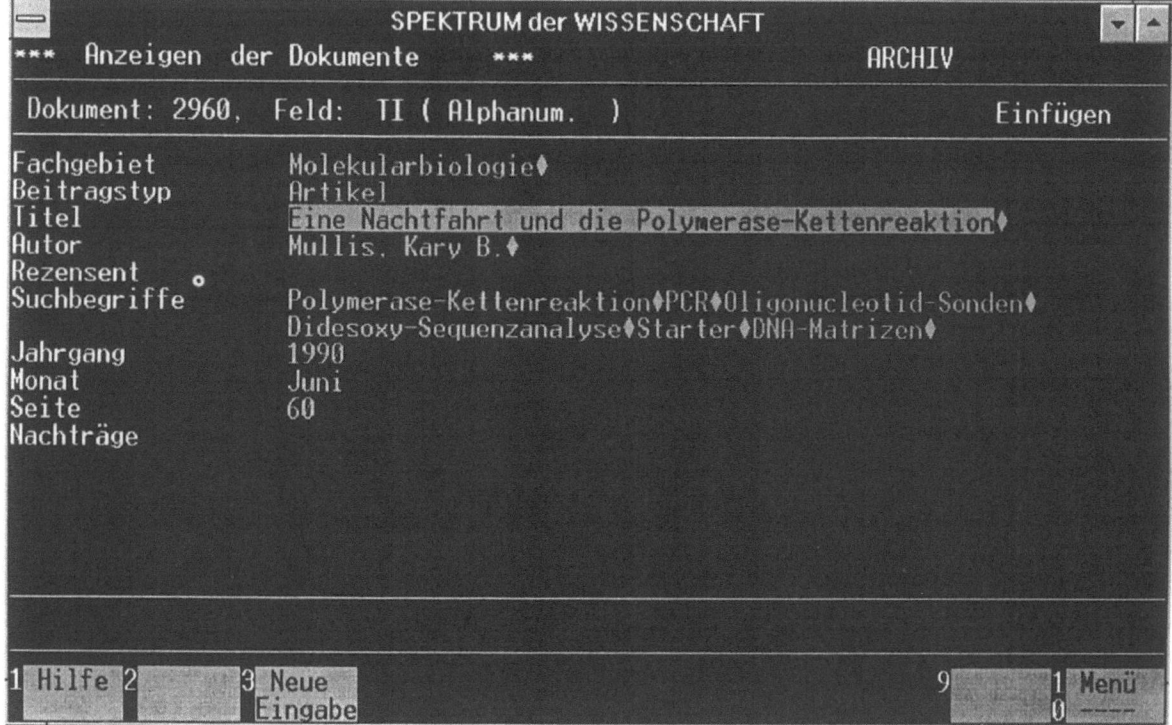

2.2.1.4. VLB (=Verzeichnis lieferbarer Bücher)

Das VLB ist das Verzeichnis sämtlicher derzeit über den Buchhandel in deutscher Sprache lieferbarer Bücher. Im VLB kann aus dem Menü die Funktion *SUCHE* aufgerufen und nach nebenstehenden Kriterien gesucht werden. Z. B. nach einem Autor mit **au=classen:**

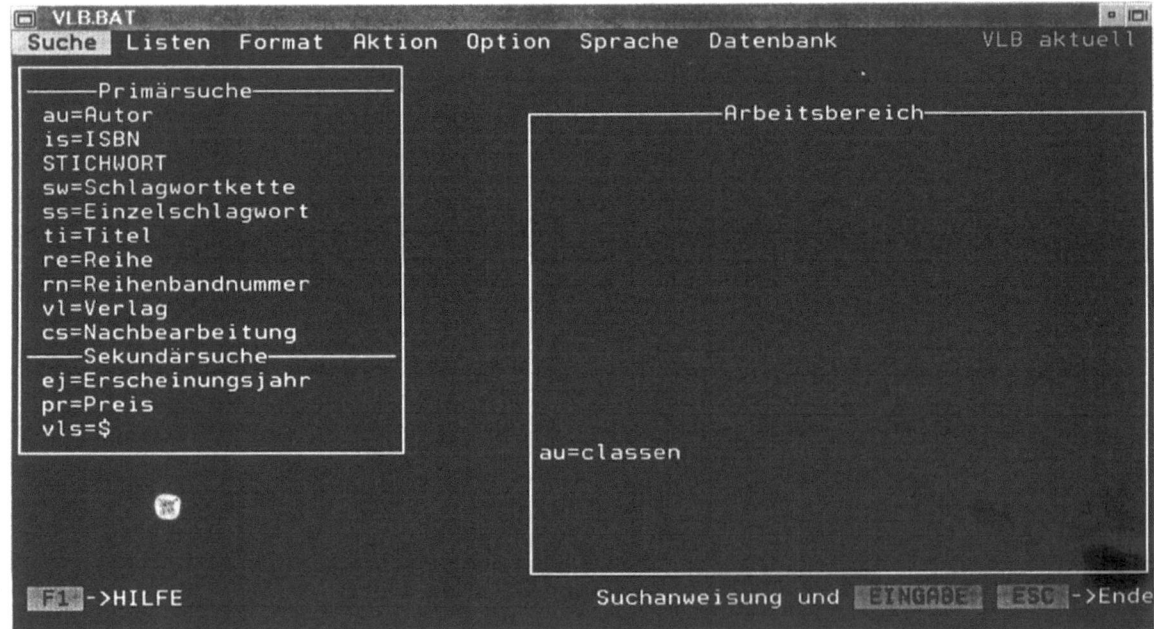

Wir finden 117 Buchtitel von Autoren dieses Namens. Will man weiter einschränken und ist der Verlag, in dem dieses Buch erschienen ist, bekannt, so kann dies so geschehen: Mit **vl=urban$** gibt man den Verlag *Urban und Schwarzenberg* ein. Die Trunkierung mit dem Zeichen $ hat den Vorteil, daß alle Varianten der Schreibweise des Verlages berücksichtigt werden (Urban *und* Schwarzenberg, Urban & Schwarzenberg, ...)

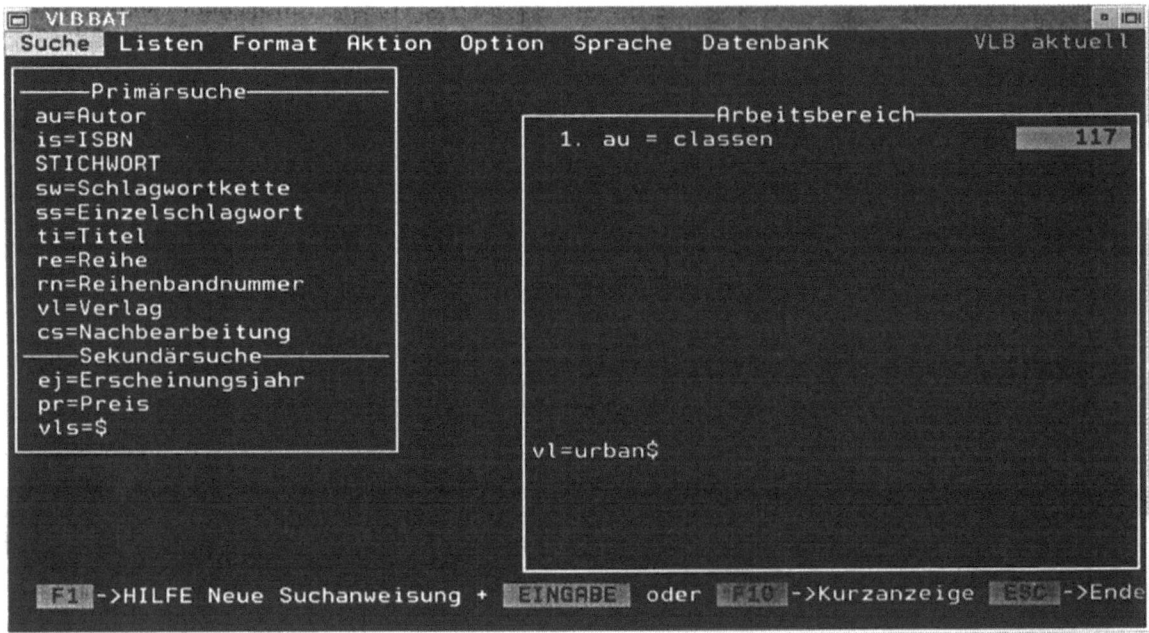

Mit der Funktion NACHBEARBEITUNG (cs) kann man nun mit dem logischen Operator *und* die Suchen *1 und 2* verknüpfen und kommt so zum gesuchten Eintrag.

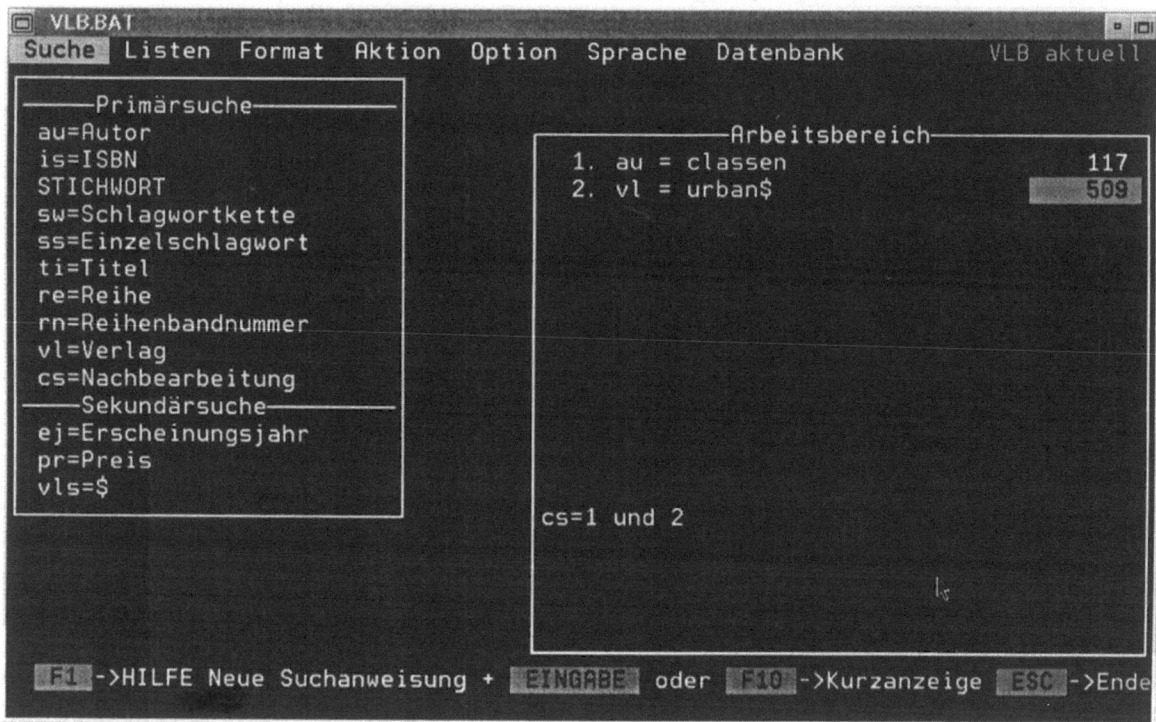

Auf diese Weise erhält man einen Treffer, den man mit **F 10 (=Kurzanzeige)** aufrufen kann.

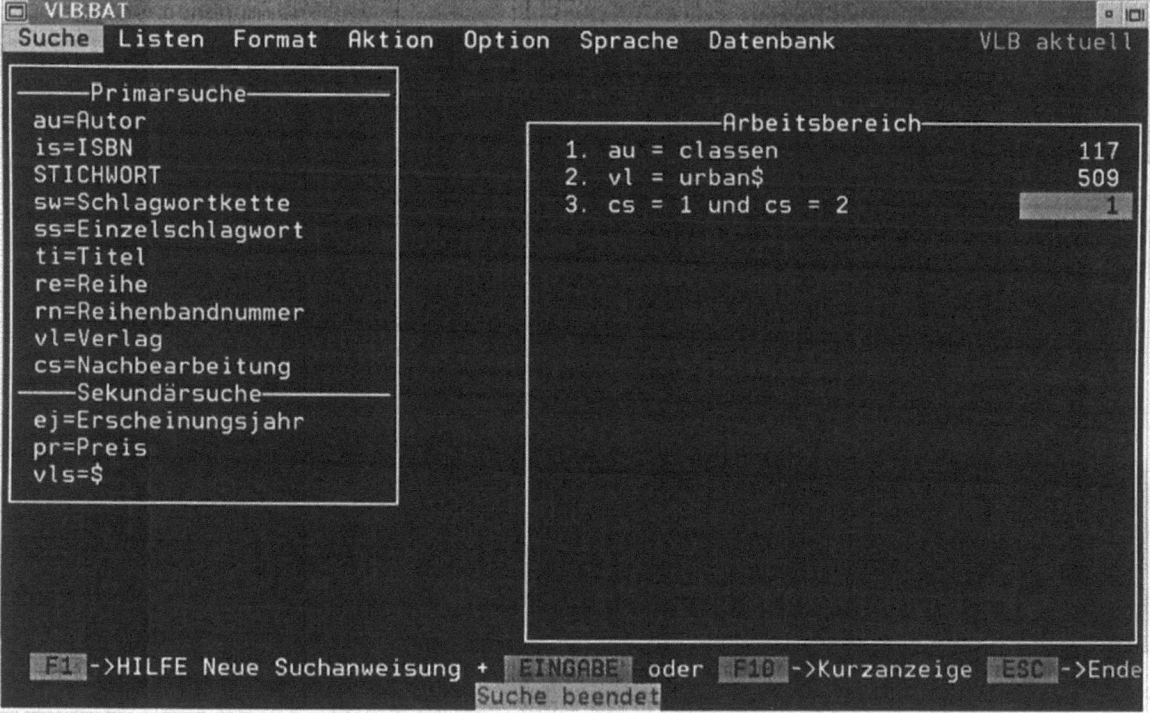

In diesem speziellen Fall wird vom System die Kurzanzeige zwar aufgerufen, da aber ohnehin nur ein Eintrag gefunden wurde, wird der Volleintrag automatisch über die Kurzanzeige in einem Fenster darübergelegt.

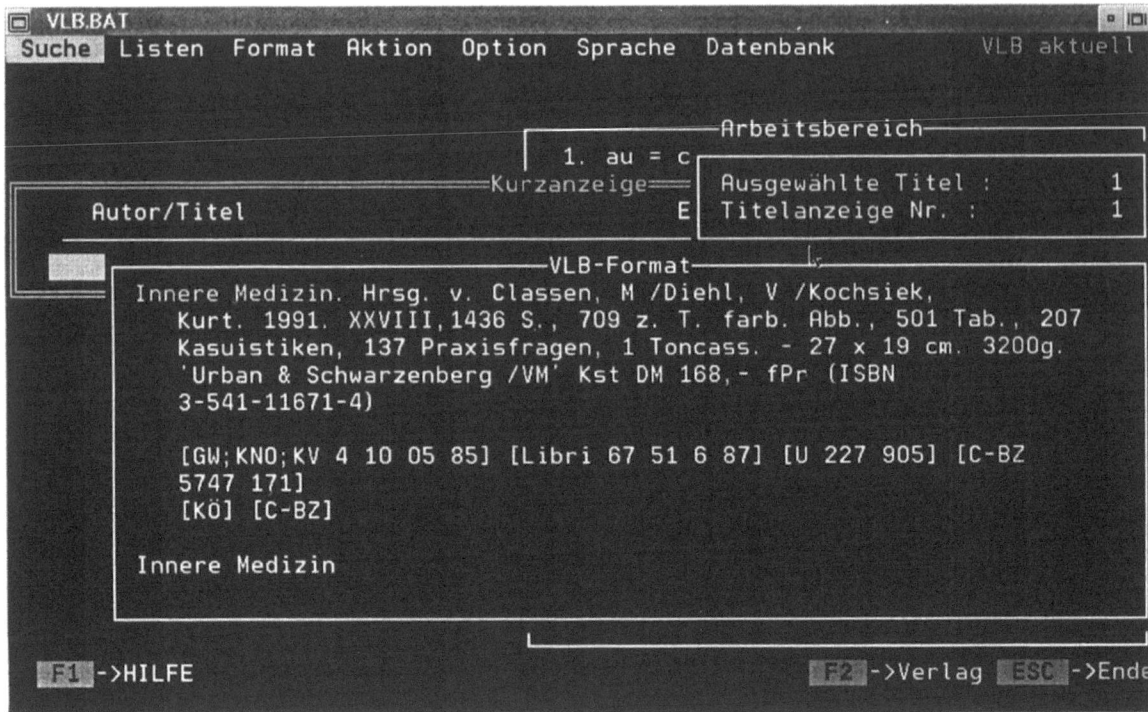

Mit der **ESC (Escape)-Taste** gelangt man wieder in die Menüzeile, in der man sich mit dem Curser bewegen kann. Mit ENTER kann man z.B. die **LISTEN** aufrufen und dort gezielt nach Autor, Stich- oder Schlagwort, Titel, Reihen und Verlagen suchen.

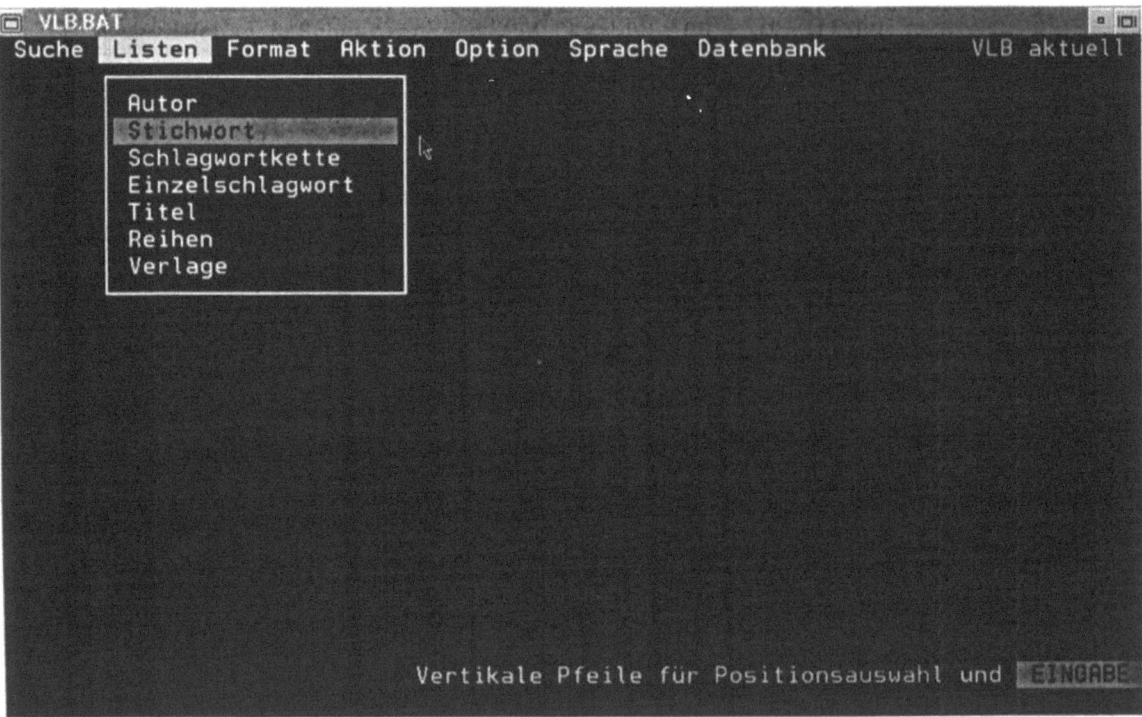

Im Fenster *Stichwort* sieht man die Liste aller vorhandenen Stichwörter, in denen man sich mit den Cursertasten, bzw. mit PGUP und PGDN bewegen kann. Will man ein eigenes Stichwort eingeben - es genügen die ersten paar Buchstaben des Wortes und es braucht nicht trunkiert zu werden -, so beginnt man einfach auf der ein eigenes Stichwort eingeben - es genügen die ersten paar Buchstaben des Wortes und es braucht nicht trunkiert zu werden -, so beginnt man einfach auf der Tastatur das Wort einzugeben; sobald man den ersten Buchstaben eingegeben hat, erscheint dieser in dem kleinen Fenster in der Mitte *(EINGABE Stichwort)*.

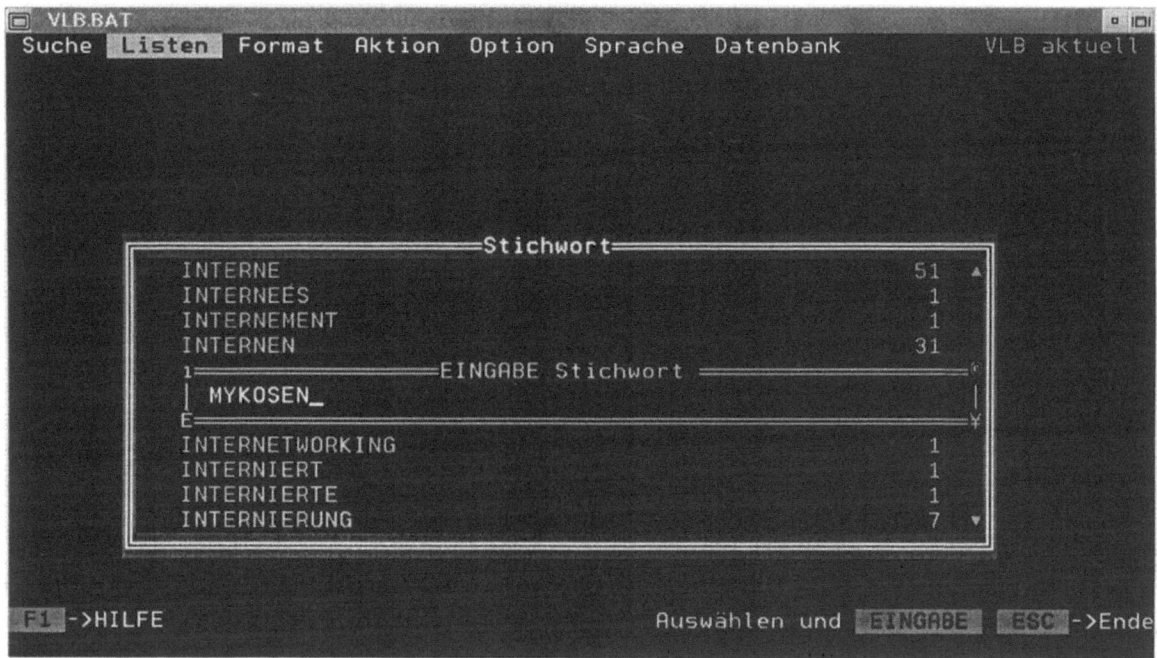

Hat man den Begriff *Mykosen* eingegeben, so werden (mit *F 10)* die gefundenen Bücher zuerst in einer Kurzübersicht gezeigt; in der kann man mit der Taste ENTER einzelne Buchtitel anklicken - sie werden dann weiß unterlegt - und sie sich dann, wieder mit *F 10,* im Volltext zeigen lassen. Zum nächsten Eintrag gelangt man mit der "+" **- Taste,** zum vorangegangenen mit der "-" **-Taste.**

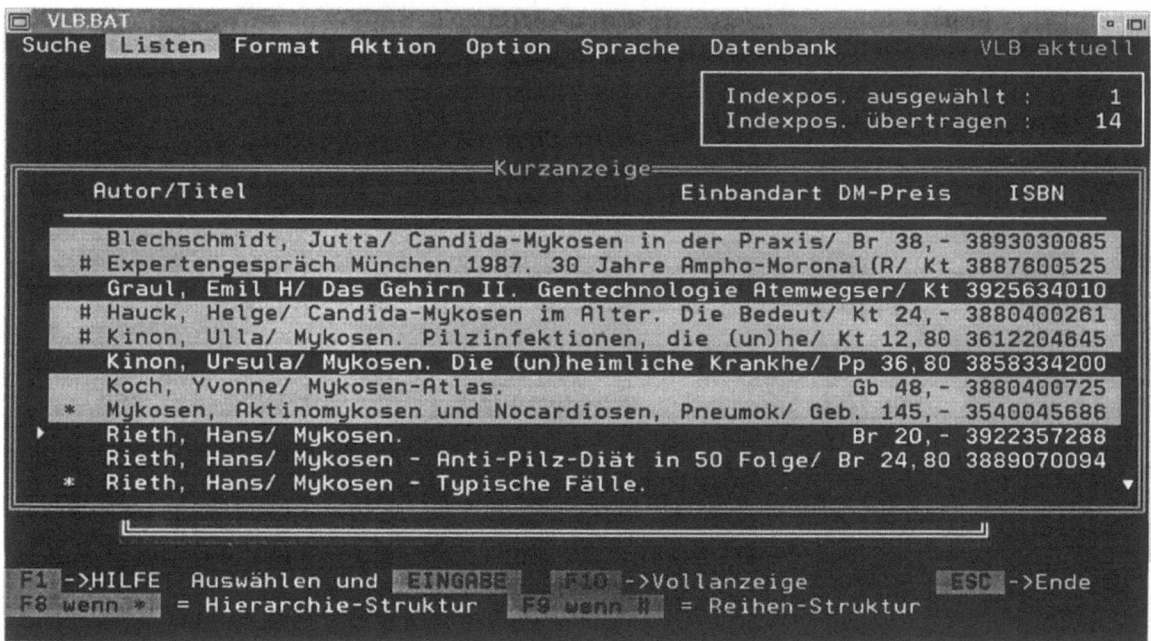

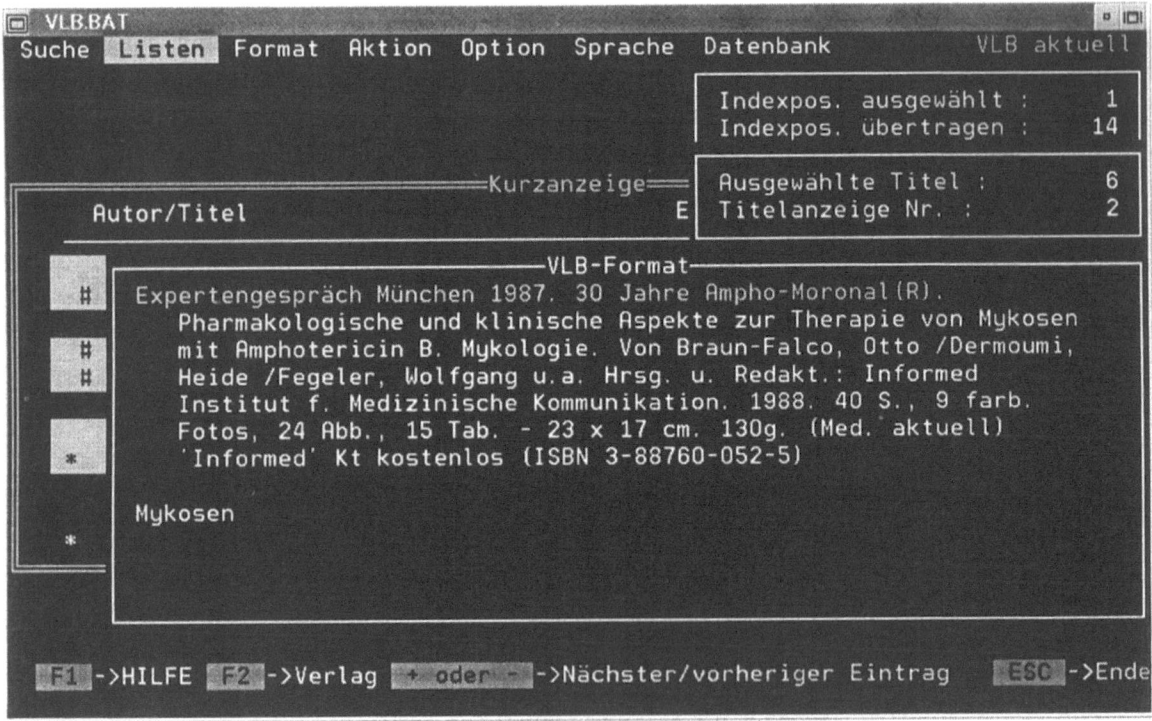

Weitere Möglichkeiten, sind die *Anzeige des Verlages* mit **F2**, der Aufruf der *Hilfefunktion* mit **F1** sowie das *Löschen* vorheriger Suchen im *Arbeitsbereich* mit **F3**.

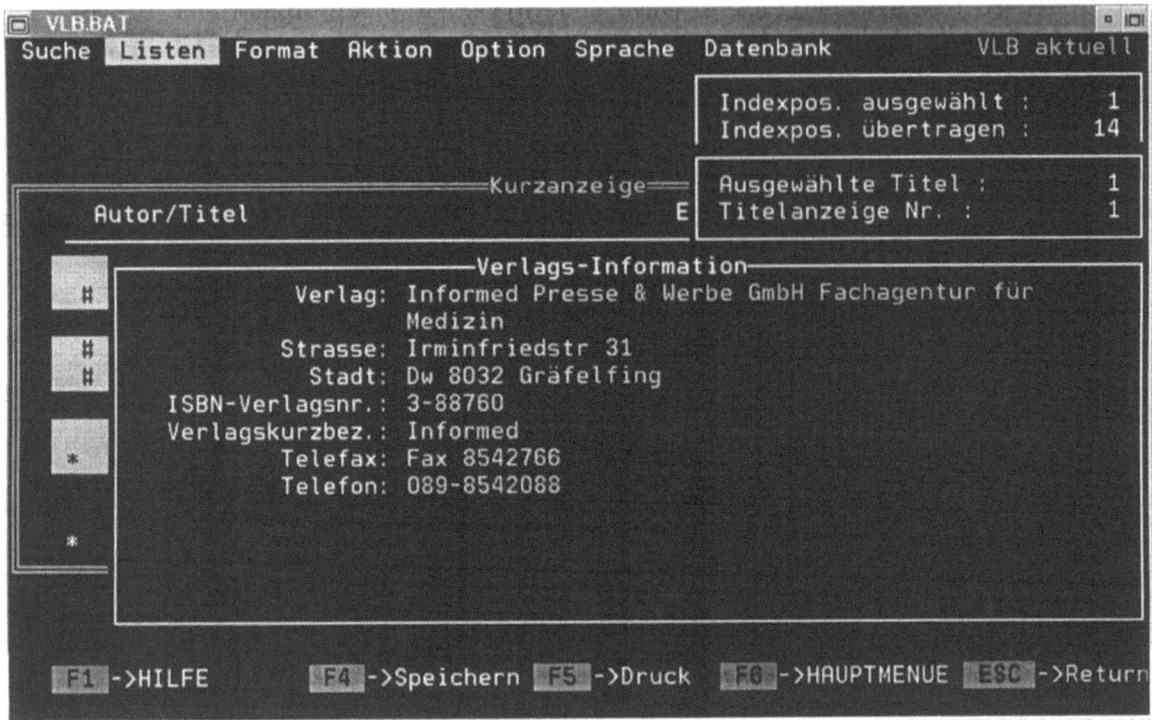

2.2.2.1. *Drug Information Fulltext*

Drug Information Fulltext liegen die gedruckten Werke *The American Hospital Formulary Service* sowie *The Handbook of Injectable Drugs* zugrunde. Informationen zur Stabilität von Arzneimitteln, deren chemische Zusammensetzung, ihre Pharmakokinetik sowie ihre Dosierung werden behandelt. Ferner finden sich Angaben zu Arzneimittelneben- und wechselwirkungen sowie Hinweise zu absoluten und relativen Kontraindikationen. Diese Volltextdatenbank ist sowohl online als auch von einer CD-ROM von SilverPlatter abfragbar. Die Suche in einer Volltextdatenbank unterscheidet sich von einer Literaturrecherche. Daher sollen die nötigen Suchstrategien in *Drug Information Fulltext* hier näher vorgestellt werden. Gesucht wurde in der CD-ROM - Version.

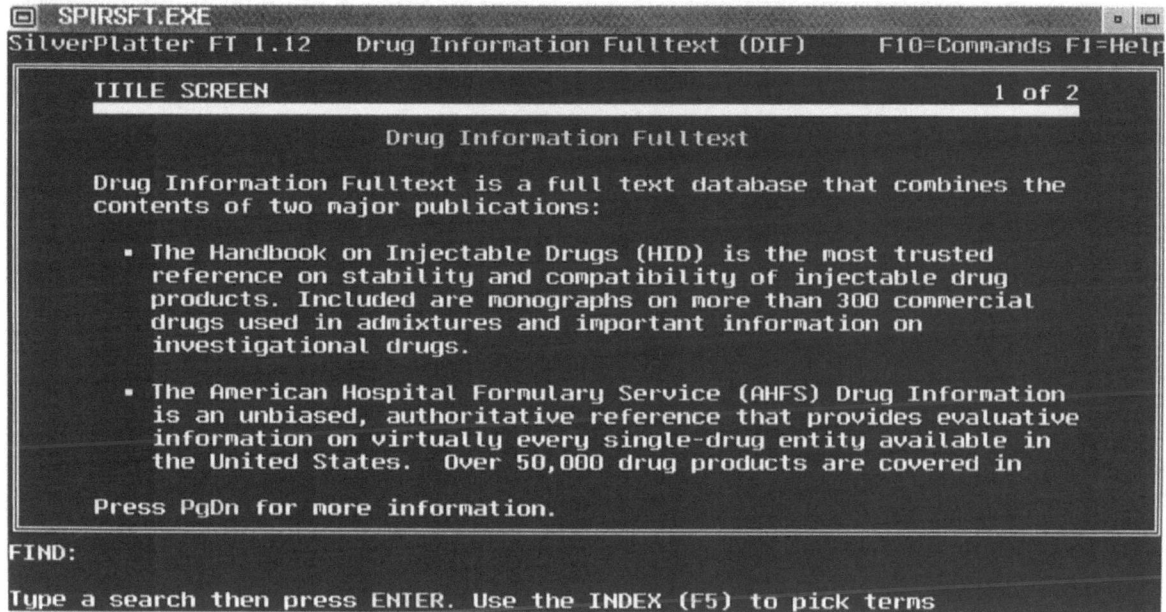

Wie auch in Literaturdatenbanken kann man im INDEX [F5] nachsehen, ob ein gesuchtes Medikament überhaupt in der Datenbank vorhanden ist:

Im FREITEXT läßt sich das Medikament Phenytoin wie gewohnt suchen. Die gefundenen Treffer zeigen an, daß der Begriff *Phenytoin* 157 mal vorkommt. Durch die Eingabe **phenytoin in mt** (mt steht für *Monograph Title*) findet man 2 Treffer, einen im den *American Hospital Formulary Service* und den anderen im *Handbook of Injectable Drugs.*

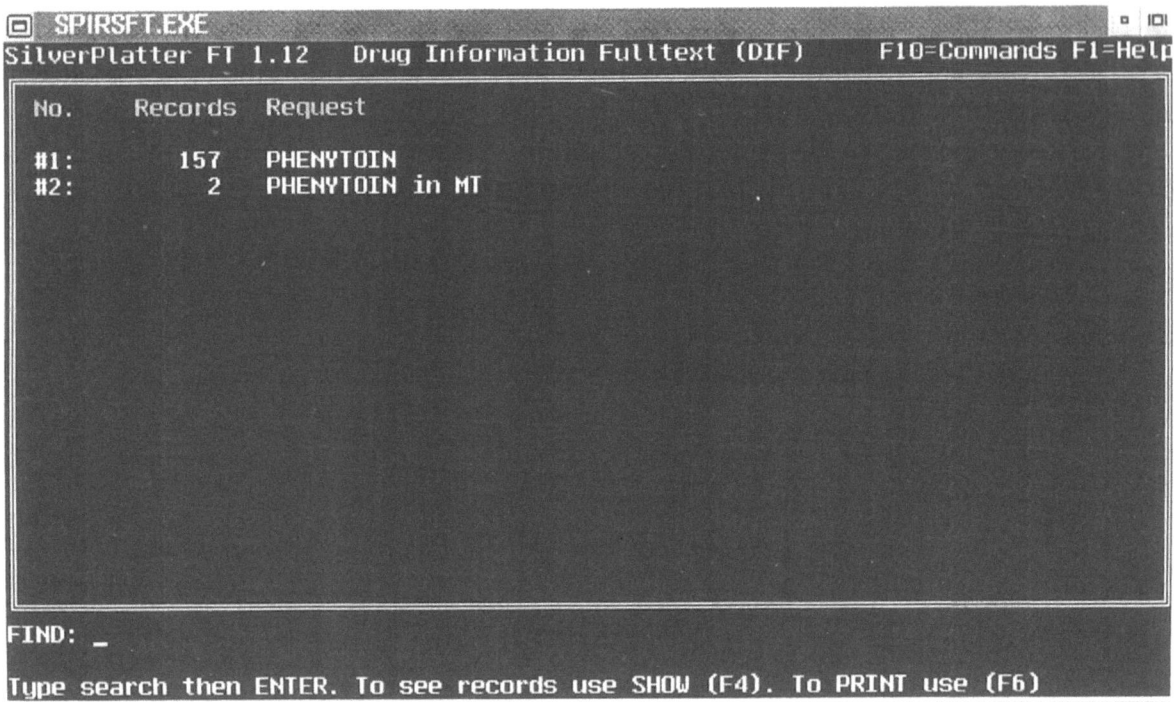

Mit [F4] gelangt man zu den Fundstellen im Volltext. Man kann diesen nun mit [→] und [←] durchblättern, ausdrucken oder mit DOWNLOAD auf Diskette überspielen. Zum zweiten Eintrag gelangt man mit **Next hit.**

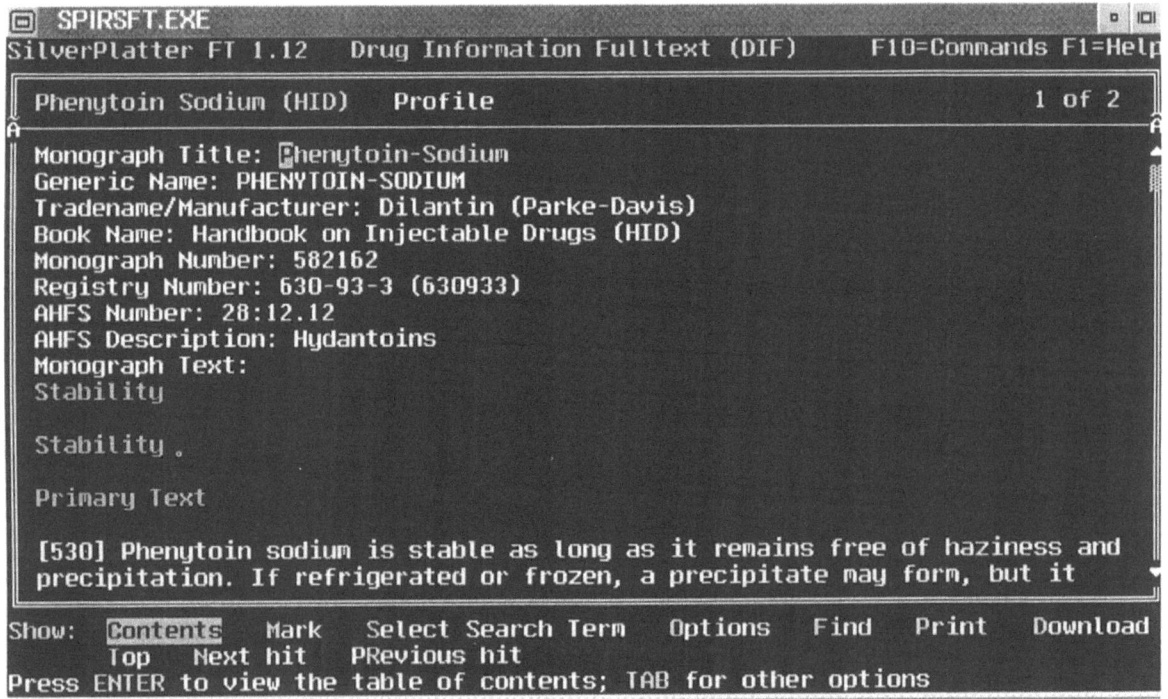

In diesem Fall stammt der erste Treffer aus dem *Handbook of Injectable Drugs,* der zweite aus der *American Hospital Formulary Service Drug Information.*

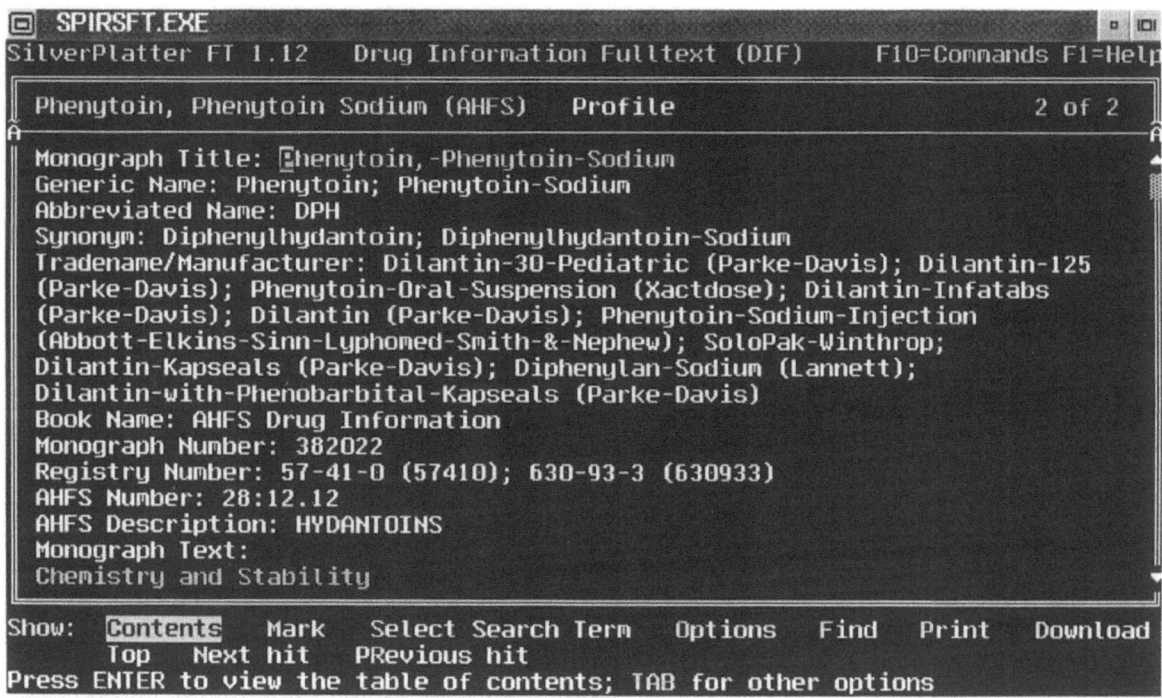

Es ist nun möglich, den gesamten Text durchzublättern oder durch Wählen der Option **Contents** aus dem Menü auf das Inhaltsverzeichnis dieses Dokumentes zu gelangen und danach selektiv auf einen Unterpunkt zuzugreifen, im gewählten Beispiel auf *Dosage and Administration:*

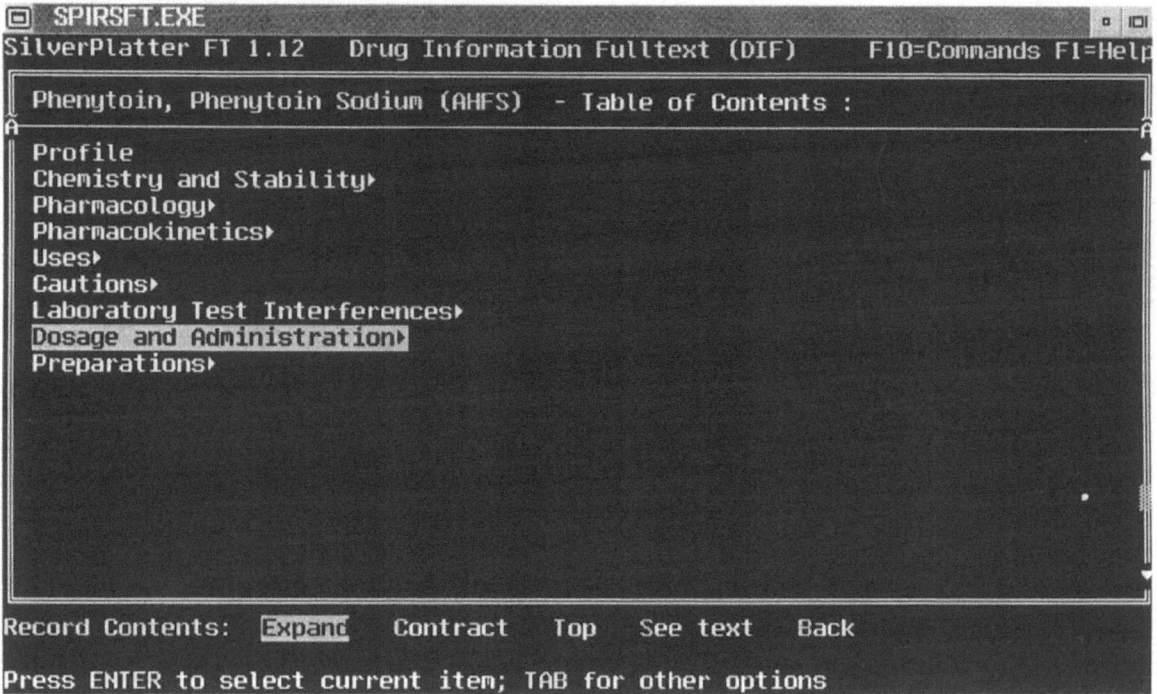

Dosage and Administration wird mit der ⏎ (ENTER-Taste) angeklickt. Man gelangt daraufhin in weitere Unterteilungen:

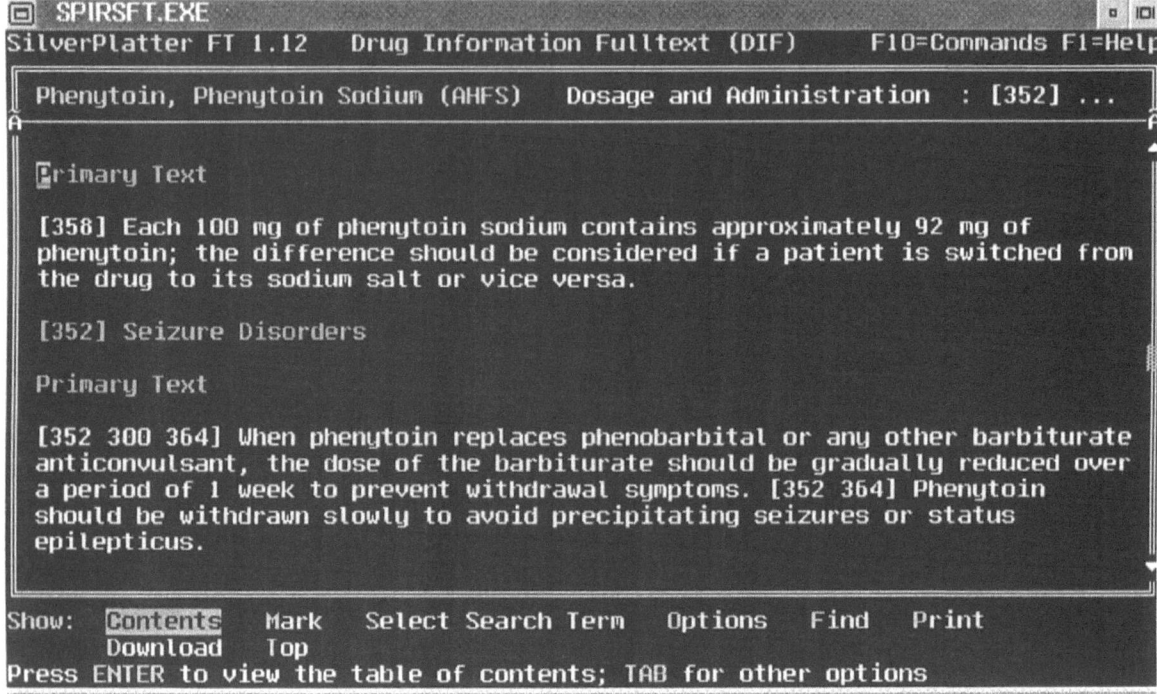

Mit ⏎ (ENTER) gelangt man nun zur gewünschten Information:

Eine weitere Möglichkeit, sich in dieser Datenbank zu orientieren, ist das folgende Auswahlmenü, das sich an die *gedruckte Version* der *American Hospital Formulary Service Drug Information* anlehnt. Mit dem Curser markiert man die gewünschte Zeile.

Drug Information Fulltext

```
SPIRSFT.EXE
SilverPlatter FT 1.12   Drug Information Fulltext (DIF)   F10=Commands F1=Help

List of 26 AHFS Classifications:

04:00 Antihistamine Drugs▸
08:00 Anti-infective agents▸
10:00 Antineoplastic Agents▸
12:00 Autonomic Drugs▸
16:00 Blood Derivatives▸
20:00 Blood Formation and Coagulation▸
24:00 Cardiovascular Drugs▸
28:00 Central Nervous System Agents▸
36:00 Diagnostic Agents▸
40:00 Electrolytic, Caloric, and Water Balance▸
44:00 Enzymes▸
48:00 Antitussives, Expectorants, and Mucolytic Agents▸
52:00 Eye, Ear, Nose, and Throat (EENT) Preparations▸
56:00 Gastrointestinal Drugs▸
60:00 Gold Compounds▸
64:00 Heavy Metal Antagonists▸
68:00 Hormones and Synthetic Substitutes▸

Database Contents:  Expand  Contract  Top
Press ENTER to select current item; TAB for other options
```

Durch mehrmaliges Drücken der ↵ (ENTER-Taste) öffnet man immer weitere Unterverzeichnisse, danach wählt man das gewünschte Medikament an und läßt es sich, wieder mit ↵ anzeigen. Wie man hier gut sieht, finden sich pro Medikament *ein* bis *zwei* Einträge, je nachdem, ob in einer oder in beiden der Datenbanken, die diese CD-ROM umfaßt, Informationen gespeichert sind.

```
SPIRSFT.EXE
SilverPlatter FT 1.12   Drug Information Fulltext (DIF)   F10=Commands F1=Help

List of 11 Monograph Titles:

04:00 Antihistamine Drugs▸
08:00 Anti-infective agents▸
   08:04 Amebicides▸
   08:08 Anthelmintics▸
   08:12 Antibiotics▸
      08:12.02 Aminoglycosides▸
      08:12.04 Antifungal Antibiotics▸
         Amphotericin B (AHFS)▸
         Amphotericin B (HID)▸
         Fluconazole (AHFS)▸
         Fluconazole (HID)▸
         Flucytosine (AHFS)▸
         Griseofulvin (Microsize), Griseofulvin Ultramicrosize (AHFS)▸
         Itraconazole (AHFS)▸
         Ketoconazole (AHFS)▸
         Miconazole (AHFS)▸
         Miconazole (HID)▸

Database Contents:  Expand  Contract  Top  See text
Press ENTER to select current item; TAB for other options
```

Abschließend soll noch am Beispiel des Lipidsenkers **Clofibrate** die Volltextinformation eines Medikamentes vorgestellt werden. Es handelt sich dabei um einen durchschnittlich langen Text; die Information über manche Medikamente ist, ausgedruckt, bis zu 25 Seiten lang.

Bestand: 1 265 Records
Updating: vierteljährlich
Information provider: American Society of Hospital Pharmacists[7]
Publisher: DIALOG[4], SilverPlatter[5]

Monograph Title: Clofibrate
Generic Name: Clofibrate
Tradename/Manufacturer: Atromid-S
                     (Wyeth-Ayerst)
Book Name: AHFS Drug Information
Monograph Number: 382565
Registry Number: 637-07-0 (637070)
AHFS Number: 24:06
AHFS Description: ANTILIPEMIC-
                             AGENTS

Monograph Text:
Chemistry and Stability

[310] Chemistry

Primary Text

[311] Clofibrate, a halogenated phenoxypropanoic acid (aryloxyisobutyric acid) derivative, is an antilipemic agent. Clofibrate is the ethyl ester of clofibric acid.

Additional Text

[311 380] The drug is hydrolyzed in vivo to clofibric acid, which is responsible for the activity of the drug. (See Pharmacokinetics.) Clofibrate and its active metabolite are structurally related to gemfibrozil. The drugs have been referred to as fibric acid derivatives.

[313] Clofibrate occurs as a colorless to pale yellow liquid with a characteristic taste and odor. [314 312] The drug is insoluble in water and soluble in alcohol and has a pKa of 2.95.

[330] Stability

Primary Text

[334] Clofibrate capsules should be stored in well-closed, light-resistant containers, at a temperature less than 40DGC, preferably at 15-30DGC; freezing of the capsules should be avoided.

Pharmacology

Primary Text

[320] Clofibrate decreases serum very low-density lipoprotein (VLDL) and low-density lipoprotein (LDL) concentrations in healthy individuals and abnormal lipoproteins in patients with type III hyperlipoproteinemia. Serum triglyceride concentrations are usually reduced more than cholesterol concentrations. In patients with type IV and V hyperlipoproteinemia, VLDL concentrations may be decreased; however, LDL and high-density lipoprotein concentrations may increase. The effect of the drug on serum cholesterol in patients with type IIa or IIb hyperlipoproteinemia is variable.

Additional Text

[320] Some investigators have reported regression or disappearance of xanthomata with long-term therapy. [320 352] In men receiving 1.8 g of clofibrate daily for 5-8.5 years, serum cholesterol decreased an average of 6% and serum triglycerides decreased an average of 22%. [320] In one study, clofibrate reportedly caused greater reductions in serum concentrations of cholesterol and triglycerides in women than in men.

[324] The exact mechanism by which clofibrate lowers serum concentrations of triglycerides and cholesterol is unknown. Apparently, the drug has several antilipemic actions, including increasing triglyceride and VLDL clearance, inhibition of the biosynthesis of cholesterol before mevalonate formation, mobilization of cholesterol from tissues, increasing fecal excretion of neutral sterols, decreasing hepatic lipoprotein synthesis and/or secretion (particularly VLDL), decreasing free fatty acid release, and decreasing triglyceride synthesis. These actions result in a net reduction in serum triglyceride and VLDL concentrations and, in some patients, a reduction in cholesterol and LDL concentrations; reductions in serum cholesterol may occur particularly in patients with type III hyperlipoproteinemia in whom elevated cholesterol concentrations are caused by the presence of intermediate-density lipoproteins. Clofibrate may decrease cholesterol linoleate and increase cholesterol palmitoleate and oleate, the latter being considered atherogenic in animals. The importance of this effect in humans is not known.

[320] Clofibrate induces changes in blood coagulation which are independent of the lipid-lowering action of the drug. The drug decreases platelet adhesiveness. Plasma fibrinogen concentrations decrease during the first 6 weeks to 4 months of therapy after which the concentrations return toward normal. Plasma fibrinolysis is usually increased.

Clofibrate also has been reported to increase the release of antidiuretic hormone from the posterior pituitary, block arginine-induced insulin and glucagon secretion by the pancreas, and lower fasting blood glucose concentrations and serum insulin concentrations in patients with diabetes mellitus. Clofibrate has variable effects on serum uric acid.

Pharmacokinetics

[381] Absorption

Primary Text

[381] Clofibrate is readily and reportedly almost completely absorbed from the GI tract; approximately 95-99% of an orally administered dose of the drug is excreted in urine as free and conjugated clofibric acid. [383 320] The drug is rapidly hydrolyzed by serum enzymes to the free acid, clofibric acid (2-(4-chlorophenoxy)-2-methylpropanoic acid, chlorophenoxy-isobutyric acid, CPIB), which is responsible for the activity of clofibrate.

Additional Text

[385] Peak plasma clofibric acid concentrations 4-6 hours after oral administration of single 500-mg, 1-g, or 2-g doses of clofibrate in healthy individuals average 49-53, 89, or 151 mug/mL, respectively. During multiple-dose administration of the drug (1 g every 12 hours for 8 days) in healthy individuals, steady-state and peak plasma concentrations of clofibric acid averaged approximately 162 and 200 mug/mL, respectively. Plasma concentrations of unbound clofibric acid are increased in patients with renal failure and low serum albumin concentrations.

[382] Distribution

Primary Text

[382] Distribution of clofibric acid is limited to the extracellular space. [386] Clofibric acid is 95-98% bound to plasma proteins. [388] In animals, clofibrate and the acid cross the placenta and appear in fetal blood in concentrations greater than those in maternal blood. [387] It is not known if clofibrate or its metabolites are distributed into milk.

[383] Elimination

Primary Text

[386] Clofibric acid has an elimination half-life of 12-35 hours (mean 12-22 hours) in healthy adults and 29-88 hours in patients with renal failure.

[383] Clofibrate is rapidly hydrolyzed by serum enzymes to clofibric acid, and is subsequently conjugated in the liver with glucuronic acid. Clofibric acid is excreted in urine, about 60% conjugated with glucuronic acid.

Additional Text

[383] A few other minor metabolites are also excreted in urine.

[300] Clofibric acid

Uses

[322] Hyperlipoproteinemia

Primary Text

[322] Clofibrate is used as an adjunct to dietary therapy to decrease elevated serum triglyceride and cholesterol concentrations in patients with substantial hyperlipidemia and a high risk of associated morbidity and mortality. (100-102,114) Clofibrate is principally effective in lowering serum triglyceride concentrations, mainly VLDL-triglyceride; the drug has little effect on elevated serum cholesterol concentrations in most patients with hyperlipoproteinemias, although some patients (e.g., those with type III hyperlipoproteinemia) may have a more pronounced response. Nondrug therapies and measures specific for the type of hyperlipoproteinemia are the initial treatments of choice, including dietary management (e.g., restriction of total and saturated fat and cholesterol intake), weight control, modification of sedentary life-style (i.e., adequate physical activity), restriction of alcohol intake, and management of potentially contributory underlying disease (e.g., diabetes mellitus, hypothyroidism). (100-104) Drug therapy is not a substitute for but an adjunct to these nondrug therapies and measures, which should be continued when drug therapy is initiated.

[322] Clofibrate is used in the management of type III hyperlipoproteinemia (dysbetalipoproteinemia) that does not respond adequately to dietary therapy alone. Although fibric acid derivatives such as clofibrate may be highly effective for reducing both serum cholesterol and triglycerides in patients with type III hyperlipoproteinemia, many clinicians consider niacin the initial drug of choice for this condition when dietary therapy is not adequate. (117) [322] Therapy with clofibrate may be considered in adults with type IV or V hyperlipoproteinemia at risk of developing abdominal pain or pancreatitis (typically those patients with serum triglyceride concentrations greater than 2000 mg/dL) who do not respond adequately to dietary management and restriction of alcohol intake, in patients with serum triglyceride concentrations between 1000-2000 mg/dL with a history of pancreatitis or a history of recurrent abdominal pain typical of pancreatitis, and in carefully selected patients at clearly defined risk from severe hypercholesterolemia (e.g., familial hypercholesterolemia beginning in childhood, polygenic hypercholesterolemia, familial combined hyperlipidemia) who do not respond adequately to dietary management and other more effective and/or less toxic cholesterol-lowering agents. The effect of clofibrate therapy on the risk of pancreatitis in patients with type IV hyperlipoproteinemia who, because of dietary or alcoholic indiscretion, have converted to a type V pattern (massive triglyceride elevations with fasting chylomicronemia) has not been adequately studied.

[364 321 300 390] When combined therapy is considered, it should be kept in mind that the risks of concomitant fibric acid derivative (especially gemfibrozil) and lovastatin therapy, in terms of potential myositis or rhabdomyolysis, (100,118-124) may outweigh the benefits of such combined therapy, and generally should be avoided. (100,119) (See Drug Interactions: Antilipemic Agents, in Lovastatin 24:06.)

Additional Text

[322 364] Because of potentially serious adverse effects associated with clofibrate (see Cautions), therapy with the drug should be limited to carefully selected patients at risk from severe hyperlipidemia and who do not respond adequately to reasonable attempts at serum lipid reduction with nondrug therapies and measures. (100-102,105) Clofibrate should not be used for routine treatment of elevated serum lipids for the prevention of coronary heart disease (CHD) and has not been shown to be effective for prevention of CHD.

[322] Therapy with the drug in patients with type III disorder will not correct the underlying lipoprotein abnormality (i.e., the E 2/2 phenotype), but may substantially reduce concentrations of VLDL remnants. (102) [322 364] Clofibrate is not effective in patients with type I hyperlipoproteinemia.

[322 300] The American Heart Association (AHA) currently recommends that therapy with a fibric acid derivative (e.g., clofibrate, gemfibrozil) be considered in patients with type III hyperlipoproteinemia in whom hyperlipidemia persists despite weight control; restricted intake of total fats, saturated fatty acids, and cholesterol; and an appropriate program of physical activity. (102) The AHA recommends that drug therapy (e.g., niacin, gemfibrozil, clofibrate) for the treatment of hypertriglyceridemia be considered in patients with type IV or mild type V hyperlipoproteinemia and increased risk for CHD if they fail to adequately respond to dietary measures, have premature CHD or a family member with the disease, are hypercholesterolemic or have a hypercholesterolemic family member, have marked hypertriglyceridemia (i.e., serum triglyceride concentrations greater than 500 mg/dL), or have other coexisting risk factors (e.g., smoking, hypertension); drug therapy should not be employed if the risk for CHD is judged not to be increased. (102) Patients with fasting triglyceride concentrations greater than 500-1000 mg/dL (type IV or V hyperlipoproteinemia) may develop pancreatitis, and triglyceride concentrations should be decreased to prevent pancreatitis. Drug therapy specific for lowering triglycerides is not indicated in patients with fasting triglyceride concentrations of 250-500 mg/dL unless cholesterol is also elevated, there are other risk factors for CHD, or there is premature cardiovascular disease in family members. Some clinicians currently consider niacin the initial drug of choice when drug therapy is indicated in patients with hypertriglyceridemia, (114,117) especially familial combined hyperlipidemia, (101,117) and suggest that fibric acid derivatives be used in patients with

hypertriglyceridemia who fail to respond adequately to niacin or in whom niacin is not tolerated or is contraindicated. (114,117) For patients with chylomicronemia syndrome associated with type V hyperlipoproteinemia, the AHA recommends that a trial of a fibric acid derivative or niacin be considered, but that drug therapy be discontinued and nondrug therapy instituted if drug therapy does not produce an adequate response (i.e., eliminate excess serum chylomicrons such as by reducing serum triglyceride concentrations to less than 1 g/dL if possible). (102)

[321 300] Other drugs (e.g., niacin, bile acid sequestrants) are generally preferred for the management of hypercholesterolemia in most patients with increased LDL-cholesterol, although a fibric acid derivative (e.g., gemfibrozil, clofibrate) occasionally may be useful in patients who do not tolerate first-line drugs or when combined with other drugs to which response is not adequate. (114-117) In patients with combined LDL-cholesterol elevation and hypertriglyceridemia, nicotinic acid or a hydroxymethylglutaryl-CoA (HMG-CoA) reductase inhibitor (e.g., lovastatin) generally are considered initial drugs of choice. (117) Addition of a fibric acid derivative usually will reduce triglycerides further, but the effect on LDL-cholesterol is variable. (117) [322 300] In patients with elevated LDL-cholesterol (type IIa, IIb, or III disorder) who have increased serum concentrations of triglyceride-rich VLDL particles (e.g., fasting triglyceride concentrations greater than 250 mg/dL) and in whom niacin does not provide an adequate response, is not tolerated, or is contraindicated, addition or substitution of a fibric acid derivative or probucol may adequately reduce LDL-cholesterol concentrations. (114) In patients with elevated LDL-cholesterol but relatively normal fasting triglyceride concentrations who fail to respond adequately to single-drug therapy, combined therapy with a bile acid sequestrant plus niacin or an HMG-CoA reductase inhibitor may produce substantial further reductions in LDL-cholesterol; combined therapy with a bile acid sequestrant plus a fibric acid derivative or probucol also may produce an adequate response in some patients, but the potential reduction in LDL-cholesterol generally is less than with the former combinations. (114)

[321] Other Uses

Additional Text

[321] Clofibrate has been used with good results to prevent or control polydipsia, polyuria, and dehydration in a limited number of patients with mild to moderate neurohypophyseal diabetes insipidus+.

Cautions

[360] GI Effects

Primary Text

[360] The most frequent adverse effect of clofibrate is nausea which usually decreases with continued therapy or a reduction in dosage. Less common adverse GI effects include vomiting, loose stools, diarrhea, dyspepsia, stomatitis, gastritis, flatulence, bloating, abdominal distress, and hypogeusia. Polyphagia and weight gain not associated with increased total body water or plasma volume may occur; weight loss has also been reported. In one large, placebo-controlled study, the incidence of cholelithiasis or cholecystitis in patients receiving clofibrate was 1.6 times that in the placebo group; many of the patients with cholelithiasis required surgery or suffered complications, including pancreatitis. (108) (See Cautions: Precautions and Contraindications.)

[360] Musculoskeletal Effects

Primary Text

[360] An acute "flu-like" muscular syndrome characterized by myalgia or myositis with symptoms of cramps, weakness, and arthralgia has occurred during therapy with clofibrate, especially in patients with impaired renal function and low serum albumin concentrations. Myopathy also has been reported in patients receiving the drug. [360] The acute muscular syndrome associated with clofibrate therapy is usually accompanied by increased plasma concentrations of creatine kinase (CK, creatine phosphokinase, CPK); serum concentrations of other enzymes, including AST (SGOT) and aldolase, may also be increased.

[360 364] Discontinuance or temporary withdrawal of clofibrate should be considered in any patient considered at risk of developing rhabdomyolysis-induced renal failure, including patients undergoing major surgery and those with severe acute infections; hypotension; trauma; severe metabolic, endocrine, or electrolyte disorders; or uncontrolled seizures. (100) [364] Clofibrate therapy should be discontinued if markedly elevated CPK concentrations occur or myositis is diagnosed. (100)

Additional Text

[360] These symptoms should be differentiated from those that may be associated with viral or bacterial infection. Rhabdomyolysis and severe hyperkalemia have also been reported with clofibrate therapy in patients with preexisting renal insufficiency. (100) [360] The patient usually becomes asymptomatic a few days after clofibrate is discontinued; however, plasma CK (CPK) concentrations may remain elevated for prolonged periods.

[360] Cardiovascular Effects

Primary Text

[360] Adverse cardiovascular effects of clofibrate include various arrhythmias and increased or decreased angina pectoris. Swelling and phlebitis at the site of xanthomata have also occurred. In one study, men who had had a myocardial infarction before receiving clofibrate had an increased incidence of proven or suspected thromboembolic events (including pulmonary emboli) compared with a control group; in another large study in men who did not have a history of cardiovascular disease, this difference was not found.

[360] Genitourinary And Renal Effects

Primary Text

[360] Adverse genitourinary effects of clofibrate include renal dysfunction (including dysuria, hematuria, proteinuria, and decreased urinary output), decreased libido in men, and impotence. Acute renal failure also has occurred in patients receiving clofibrate.

[360] Hepatic Effects

Primary Text

[360] Increased serum AST (SGOT) and/or ALT (SGPT) concentrations, thymol turbidity, and sulfobromophthalein retention may occur during clofibrate therapy; these test results return to baseline when the drug is discontinued. [360] Decreased hepatic production of alkaline phosphatase and gamma-glutamyl transferase (gamma-glutamyltranspeptidase, GGT, GGTP) have also been reported. Hepatomegaly may

occur, and one case of granulomatous hepatitis has been reported.

Additional Text

[360] Liver biopsy in patients with elevated enzymes is usually within normal limits.

[360] Other Adverse Effects

Primary Text

[360] Other adverse effects that have been reported in patients receiving clofibrate include headache, dizziness, fatigue, drowsiness, weakness, breast tenderness in men, fever, dry skin, dry brittle hair, alopecia, rash, pruritus, toxic epidermal necrolysis, and erythema multiforme. Leukopenia, agranulocytosis, anemia, and eosinophilia have been reported in patients receiving the drug; hypersensitivity reactions, including urticaria, have also been reported. Hyperkalemia has been reported with clofibrate therapy in association with renal insufficiency and regular ambulatory peritoneal dialysis treatment. (100)

Other adverse reactions including peptic ulcer, GI hemorrhage, rheumatoid arthritis, tremors, increased perspiration, systemic lupus erythematosus, blurred vision, gynecomastia, and thrombocytopenic purpura have occurred in patients receiving clofibrate; however, a direct relationship to the drug has not been established.

[364] Precautions And Contraindications

Primary Text

[364] Because there is no substantial evidence to date that clofibrate has a beneficial effect on cardiovascular mortality and because of the potentially serious adverse effects (e.g., cholelithiasis, malignancy) associated with use of the drug, clofibrate should only be used in carefully selected patients (see Uses; Hyperlipoproteinemia) and therapy with the drug should be discontinued if a substantial lipid response is not obtained.

[322 364] Prior to institution of clofibrate therapy, a vigorous attempt should be made to control serum cholesterol and triglycerides by appropriate dietary regimens, weight reduction, exercise, and the treatment of any underlying disorder which might be the cause of the lipid abnormality. Response to clofibrate is variable, and serum cholesterol and triglyceride concentrations should be determined prior to and regularly during (e.g., every 3-6 months) clofibrate therapy. If possible, the LDL and HDL fractions should also be determined and the LDL fraction rechecked during the first few months of clofibrate therapy to detect increases in LDL-cholesterol that often accompany reductions in elevated triglyceride concentrations induced by fibric acid derivatives.

Additional Text

[364] During 6 years of observation in the Coronary Drug Project (a large, multicenter, placebo-controlled study) in men with previous myocardial infarction, patients who received 1.8 g of clofibrate daily had no greater mortality than those who received placebo, but about 1.6 times as many of those who received clofibrate developed cholecystographic or surgical evidence of cholelithiasis or cholecystitis. (100,107,108) In the WHO Cooperative Trial on Ischemic Heart Disease (another large, multicenter, placebo-controlled study), men without CHD but with increased serum cholesterol concentrations who received 1.6 g of clofibrate for an average of 5.3 years and were followed for an average of an additional 7.9 years had a higher overall mortality and a higher mortality for non-CHD causes than those receiving placebo; (100,109-113) the association between clofibrate use and gallbladder disease was also apparent in this study. (100,110) The reason for increased mortality in these clofibrate-treated men is not known, (109-112) but the difference in mortality rates was most marked during the treatment period (109-111,113) (although not related to duration of treatment) (109) and was not apparent when only the period of observation following discontinuance of the drug was considered. (111) [364 322] Although there was no difference in the incidence of fatal myocardial infarction in the clofibrate-treated or placebo groups in the WHO study, there was a substantially lower (25% less) incidence of nonfatal myocardial infarction in the clofibrate-treated group. (109-113) The manufacturer states that it is possible that a decrease in fatal myocardial infarction may have been shown in the WHO study if the study had been continued longer, had included dietary management, and had been restricted to patients who had both hyperlipoproteinemia and increased risk factors and who obtained a substantial clofibrate-induced reduction in serum lipids. (100) In the Coronary Drug Project in men with previous myocardial infarction and with or without hypercholesterolemia and/or hypertriglyceridemia, there was no difference in the incidence of either nonfatal or fatal myocardial infarction between the clofibrate-treated and placebo groups. (100,107)

[322 380 364] Serum triglyceride concentrations usually decrease within the first 2-5 days of clofibrate administration, and most patients respond maximally within 3 weeks. Treatment may be continued as long as serum triglyceride or cholesterol remains below baseline concentrations. When clofibrate is discontinued, serum lipids usually return to or above pretreatment concentrations within 2-3 weeks. [322 364] If no appreciable cholesterol- or triglyceride-lowering effect occurs after 3 months or if serum LDL concentrations increase above normal, the drug should be discontinued. However, the drug may be used for up to 1 year in patients with xanthomata tuberosum even if serum lipids do not decrease, provided there is a reduction in size or number of xanthomata.

Liver function tests and complete blood cell counts should be performed periodically during clofibrate therapy, and the drug should be discontinued if liver function test results increase steadily or excessively or if leukopenia occurs. Because clofibrate has caused an acute muscular syndrome (see Cautions: Musculoskeletal Effects), some clinicians recommend serial determinations of plasma CK (CPK) concentrations during treatment with clofibrate and discontinuance of the drug if an increase in this enzyme occurs. Caution should be used when administering the drug to patients with a history of jaundice, hepatic disease, or peptic ulcer disease. Patients receiving clofibrate are at increased risk of developing cholelithiasis, and an associated increase in morbidity from this complication and in mortality from cholecystectomy must be weighed against the anticipated benefit of therapy with the drug. Appropriate diagnostic tests should be performed if signs or symptoms referable to the biliary system occur.

Clofibrate is contraindicated in patients with a known hypersensitivity to the drug, in pregnant or nursing women (see Cautions: Pregnancy, Fertility, and Lactation), and in those with clinically important hepatic or renal dysfunction or primary biliary cirrhosis; patients with biliary cirrhosis may have increased serum cholesterol concentrations after clofibrate administration.

[364] Pediatric Precautions

Primary Text

[364 325] Safety and efficacy of clofibrate in children younger than 14 years of age have not been established.

[366] Carcinogenicity

Primary Text

[366] An increased death rate from malignancy (principally respiratory and alimentary) has been associated with clofibrate use compared with placebo in the WHO Cooperative Trial on Ischemic Heart Disease; (100,109-111) however, the difference in the incidence of fatal malignancy was not statistically significant and decreased as the period of follow-up following discontinuance of therapy increased. (109-111) An increase in benign Leydig-cell tumors was observed in a study of male rats receiving clofibrate doses of 400 mg/kg (estimated as 10 times the human dose); similar increases were not observed in other studies of clofibrate, although they have been observed in studies of other fibric acid derivatives. (100) [366 364] The potential risk of malignancy associated with clofibrate use must be weighed against the anticipated benefit of therapy with the drug.

Additional Text

[366] Prolonged administration of clofibrate to animals in doses substantially larger than usual human doses has resulted in a higher incidence of benign and malignant liver tumors compared with control animals.

[365] Pregnancy, Fertility, And Lactation

Primary Text

[365 300 388] The drug has been shown to accumulate in the serum of rabbit fetuses in concentrations higher than those found in maternal serum, possibly because of underdeveloped fetal enzyme systems required for clofibrate excretion. (100) Clofibrate also has been shown to reduce fetal birth weight in rats, and animal reproduction studies with clofibrate plus androsterone demonstrated increases in neonatal deaths and pup mortality during lactation. Women of childbearing age should be instructed to use an effective form of contraception during treatment with clofibrate. In weighing the potential benefits of therapy in women of childbearing potential with the possible risks to the fetus, the possibility that pregnancy may occur despite contraceptive precautions should be considered. In women who plan to become pregnant, clofibrate should be discontinued several months before conception.

[364 387] Since the active metabolite of clofibrate, clofibric acid, has been detected in breast milk, the manufacturers state that the drug is contraindicated in nursing women.

Additional Text

[365] Although it is not known whether clofibrate can cause fetal harm when administered during pregnancy, the manufacturer states that clofibrate is contraindicated in pregnant women. (100)

[365] Reproduction studies in both dogs and monkeys using clofibrate dosages approximately 4 to 6 times the usual human dosage have demonstrated arrest of spermatogenesis. (100)

Acute Toxicity

Additional Text

[361] Acute overdosage of oral clofibrate has not been reported. However, the manufacturers state that, if overdosage occurs, it should be treated with symptomatic and supportive measures.

Drug Interactions

[377] Oral Anticoagulants

Primary Text

[377] Clofibrate may potentiate the anticoagulant effects of warfarin sodium or dicumarol. [377 364] When either of these drugs is administered concurrently with clofibrate, dosage of the oral anticoagulant should be reduced initially, usually by 50%, to prevent hemorrhage. Frequent determinations of prothrombin time should be performed; anticoagulant dosage should be adjusted as needed.

[377] Protein-bound Drugs

Primary Text

[377 364] Clofibrate has been reported to increase the diuretic effect of furosemide and the hypoglycemic effect of sulfonylureas during concurrent administration, and caution should be used when these drugs are given concurrently with clofibrate.

Additional Text

[371] Because chlorophenoxyisobutyric acid (the active metabolite of clofibrate) is highly protein bound, it may displace other drugs from protein binding sites.

[377] Antilipemic Agents

Primary Text

[377 364 360] Myositis, rhabdomyolysis, and renal failure have been observed in patients receiving concomitant fibric acid derivative (i.e., gemfibrozil) and lovastatin therapy. (100,118-124) (See Drug Interactions: Antilipemic Agents, in Lovastatin 24:06.) Although it is not known whether this interaction occurs with lovastatin and other fibric acid derivatives (e.g., clofibrate), these adverse effects occasionally have been observed in patients receiving fibric acid derivative therapy alone. (100) It is thought that the potential benefits of lovastatin-fibric acid derivative combination therapy do not outweigh the potential risks, and this combination generally should be avoided. (100,119)

[377] Concomitant administration of cholestyramine with clofibrate slightly decreases the rate of absorption of clofibrate.

Dosage and Administration

[357] Administration

Primary Text

[357] Clofibrate is administered orally.

[352] Dosage

Primary Text

[352] For the management of hyperlipidemia, the usual adult dosage of clofibrate is 2 g daily given in 2 or 4 divided doses. Some patients may respond to lower dosage. [356 321] In patients with hypertriglyceridemia and severe renal impairment undergoing hemodialysis, some clinicians have administered 500 mg following each hemodialysis.

Additional Text

[352 321] For the symptomatic management of diabetes insipidus, some clinicians have given 1.5-2 g of clofibrate daily in divided doses+.

Preparations

[340] CLOFIBRATE

Additional Text

[347] Oral

[343] Capsules

[343] 500 mg

[105 340] Atromid-S

[108 340] Wyeth-Ayerst

References

Note: This is a partial list of cited references.

100. Ayerst Laboratories Inc. Atromid-S (clofibrate) capsules prescribing information. New York, NY; 1991 Apr 30.

101. National Institutes of Health Office of Medical Applications of Research. Consensus conference: treatment of hypertriglyceridemia. JAMA. 1984; 251:1196-200.

102. American Heart Association Committee to Design a Dietary Treatment of Hyperlipoproteinemia. Recommendations for treatment of hyperlipidemia in adults: a joint statement of the Nutrition Committee and the Council on Arteriosclerosis. Circulation. 1984; 69:1065-90A.

103. Kuo PT. Hyperlipoproteinemia and atherosclerosis: dietary intervention. Am J Med. 1983; 74(Suppl 5A):15-8.

104. American Medical Association Council on Scientific Affairs. Dietary and pharmacologic therapy for the lipid risk factors. JAMA. 1983; 250:1873-9.

105. Green KG. Interpretation of clofibrate trial. Lancet. 1984; 2:1095-6.

106. Glueck CJ. Nonpharmacologic and pharmacologic alteration of high-density lipoprotein cholesterol: therapeutic approaches to prevention of atherosclerosis. Am Heart J. 1985; 110:1107-15.

107. The Coronary Drug Project Research Group. Clofibrate and niacin in coronary heart disease. JAMA. 1975; 231:360-81. (IDIS 49334)

108. The Coronary Drug Project Research Group. Gallbladder disease as a side effect of drugs influencing lipid metabolism: experience in the Coronary Drug Project. N Engl J Med. 1977; 296:1185-90. (IDIS 71278)

109. W.H.O. cooperative trial on primary prevention of ischaemic heart disease using clofibrate to lower serum cholesterol: mortality follow-up. Report from the Committee of Principal Investigators. Lancet. 1980; 2:379-85.

110. A co-operative trial in the primary prevention of ischaemic heart disease f ischaemic heart disease with clofibrate to lower serum cholesterol: final mortality follow-up. Report from the Committee of Principal Investigators. Lancet. 1984; 2:600-4.

111. WHO cooperative trial on primary prevention

112. Oliver MF. Cholesterol, coronaries, clofibrate and death. N Engl J Med. 1978; 299:1360-2.

113. Levy RI. Primary prevention of coronary heart disease by lowering lipids: results and implications. Am Heart J. 1985; 110:1116-22.

114. Hoeg JM, Gregg RE, Brewer HB. An approach to the management of hyperlipoproteinemia. JAMA. 1986; 255:512-21.

115. National Institutes of Health Office of Medical Applications of Research. Consensus conference: lowering blood cholesterol to prevent heart disease. JAMA. 1985; 253:2080-6.

116. American Heart Association Committee to Design a Dietary Treatment of Hyperlipoproteinemia. Recommendations for treatment of hyperlipidemia in adults: a joint statement of the Nutrition Committee and the Council on Arteriosclerosis. Circulation. 1984; 69:1065-90A.

117. The Expert Panel (coordinated by the National Heart, Lung, and Blood Institute). Report of the National Cholesterol Education Program Expert Panel on Detection, Evaluation, and Treatment of High Blood Cholesterol in Adults. Arch Intern Med. 1988; 148:36-69.

118. Tobert JA. Rhabdomyolysis in patients receiving lovastatin after cardiac transplantation. N Engl J Med. 1988; 318:48. Reply.

119. Parke-Davis. Lopid (gemfibrozil) prescribing information. Morris Plains, NJ; 1989 Feb.

120. East C, Alivizatos PA, Grundy SM et al. Rhabdomyolysis in patients receiving lovastatin after cardiac transplantation. N Engl J Med. 1988; 318:47-8. Letter.

121. Goldstein MR. Myopathy and rhabdomyolysis with lovastatin taken with gemfibrozil. JAMA. 1990; 264:2991. Letter.

122. Van Lente F, Cornell W. Myopathy and rhabdomyolysis with lovastatin taken with gemfibrozil. JAMA. 1990; 264:2991-2. Letter.

123. Pierce LR, Wysowski DK, Gross TP. Myopathy and rhabdomyolysis associated with lovastatin-gemfibrozil combination therapy. JAMA. 1990; 264:71-5.

124. Marais GE, Larson KK. Rhabdomyolysis and acute renal failure induced by combination lovastatin and gemfibrozil therapy. Ann Intern Med. 1990; 112:228-30.

2.2.2.2. Meyler's Side Effects of Drugs (SEDBASE)

Die Datenbank **SEDBASE** basiert auf dem gedruckten Werk **Meyler's Side Effects of Drugs,** das als gedruckte Version alle vier Jahre neu erscheint, jährlich wird es mit einem *Side Effects of Drugs Annual* auf den neuesten Stand gebracht. Die letzte gedruckte Version erschien in 11. Auflage im Jahre 1988.

Sedbase ist sowohl auf CD-ROM erhältlich als auch online, z.B. über DIMDI, abfragbar. Die SilverPlatter - Version der CD-ROM ist mit zwei verschiedenen Suchsprachen bedienbar: einer, die der Suchsprache, wie sie z.B. auch bei Medline verwendet wird, sehr ähnlich ist (so haben z.B. die Funktionstasten F1 bis F8 dieselbe Bedeutung; F9, bei Medline der Aufruf des Thesaurus, entfällt hier, weil ein solcher nicht zur Verfügung steht) und eine zweite, vereinfachte Abfrage, die sich *Easy menu* nennt.

Mit Sedbase gelangt man in kürzester Zeit zu folgenden Informationen:

1) *Nebenwirkungen* eines bestimmten Medikamentes
2) *Interaktionen* eines bestimmten Medikamentes
3) *Interaktionen* verschiedener Medikamente untereinander
4) Medikamente, die eine *bestimmte Nebenwirkung verursachen*
5) Medikamenten*kombinationen*, die eine *bestimmte Nebenwirkung* erzeugen
6) *Kurzzusammenfassung* der Risiken eines bestimmten Medikamentes
7) *Freitextsuche* in der Datenbank
8) Suche mit *Operatoren* wie *and, or, near, not*

Im folgenden sollen nun einige Suchmöglichkeiten vorgestellt werden: Im *TITLE SCREEN* findet sich das *Easy menu* mit den drei Möglichkeiten: *Find, Commands* und *Quit*:

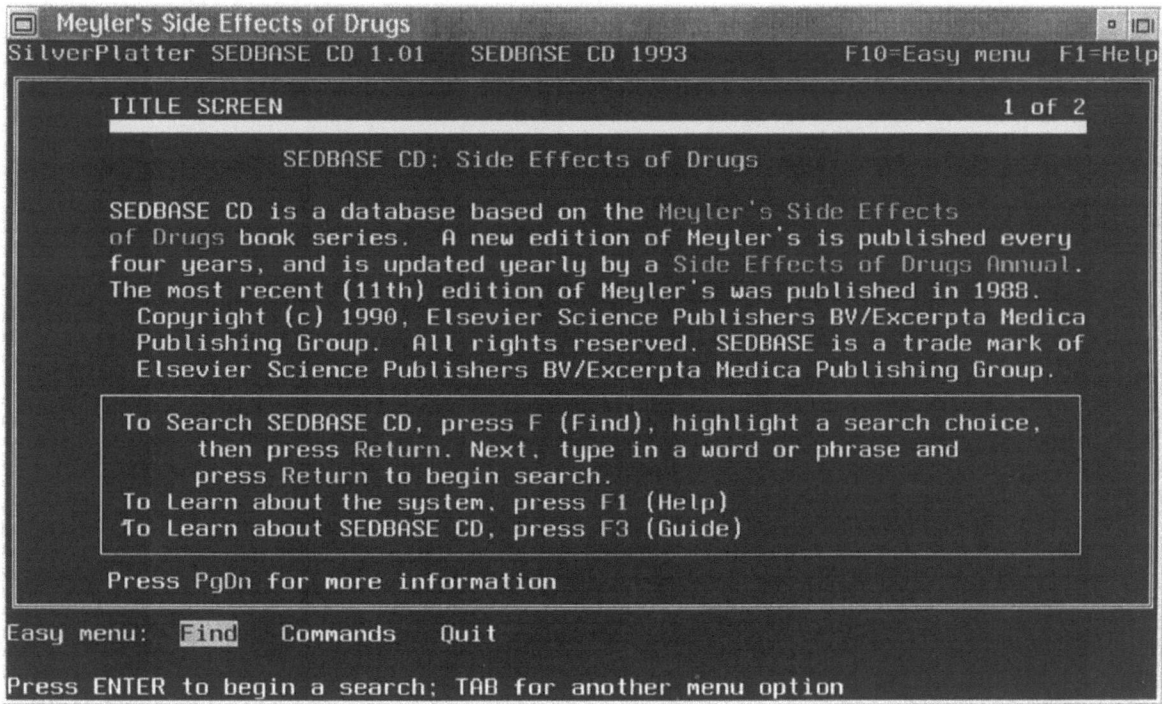

Wählt man *Find,* so erscheint die folgende Übersicht, in der man sich mit den Cursertasten bewegen kann:

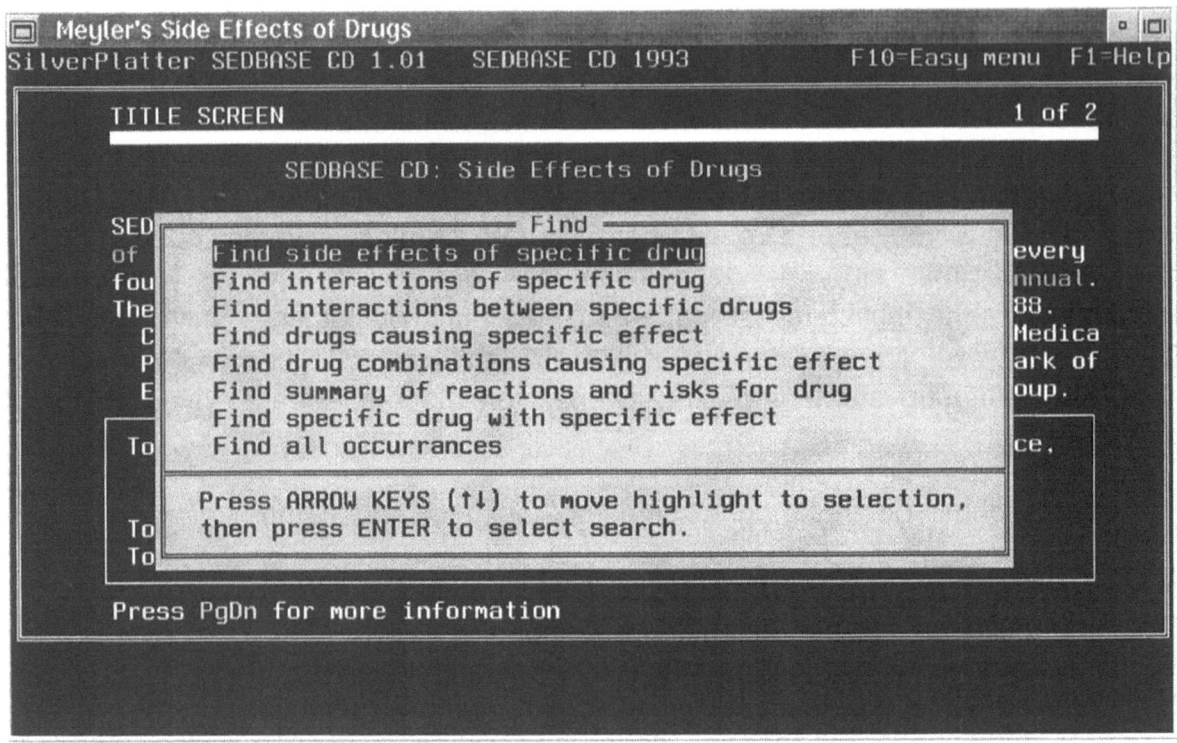

Eingabe eines Medikamentennamens in das Feld *Drug.*

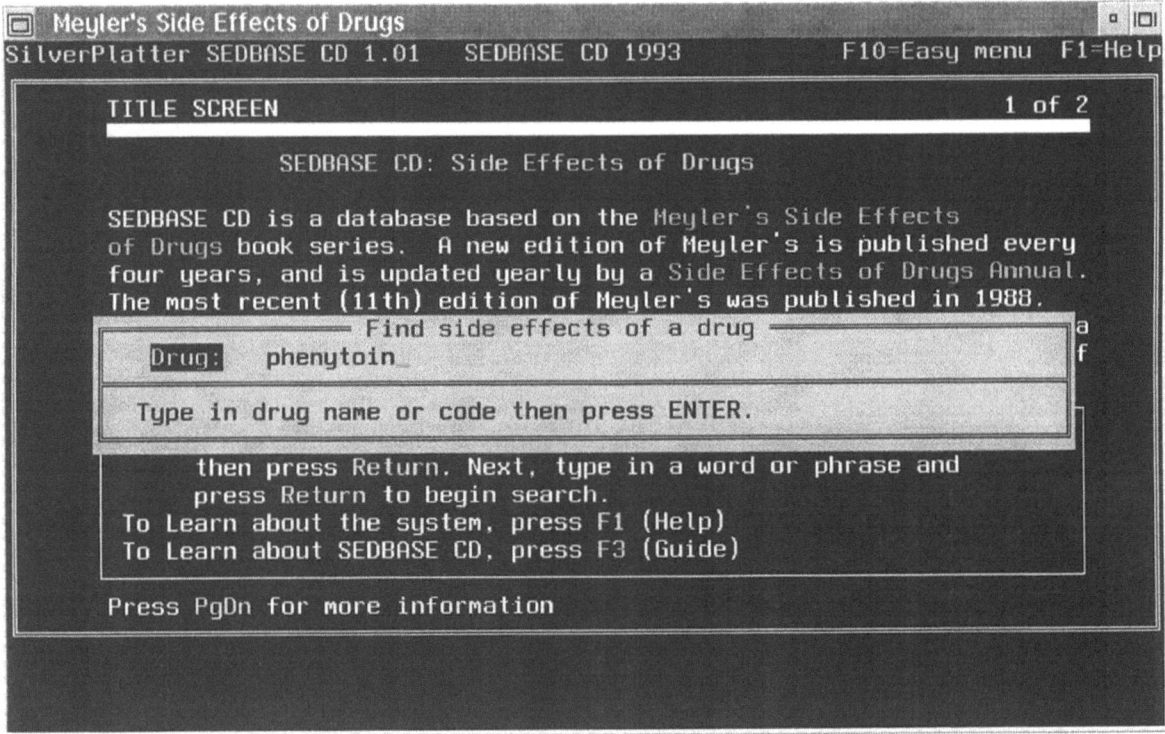

Es erscheint die aus Medline bekannte *Search History*, die dann für weitere Suchvorgänge zur Verfügung steht. Um die gefundenen Einträge anzusehen, drückt man auf [S] für *Show*.

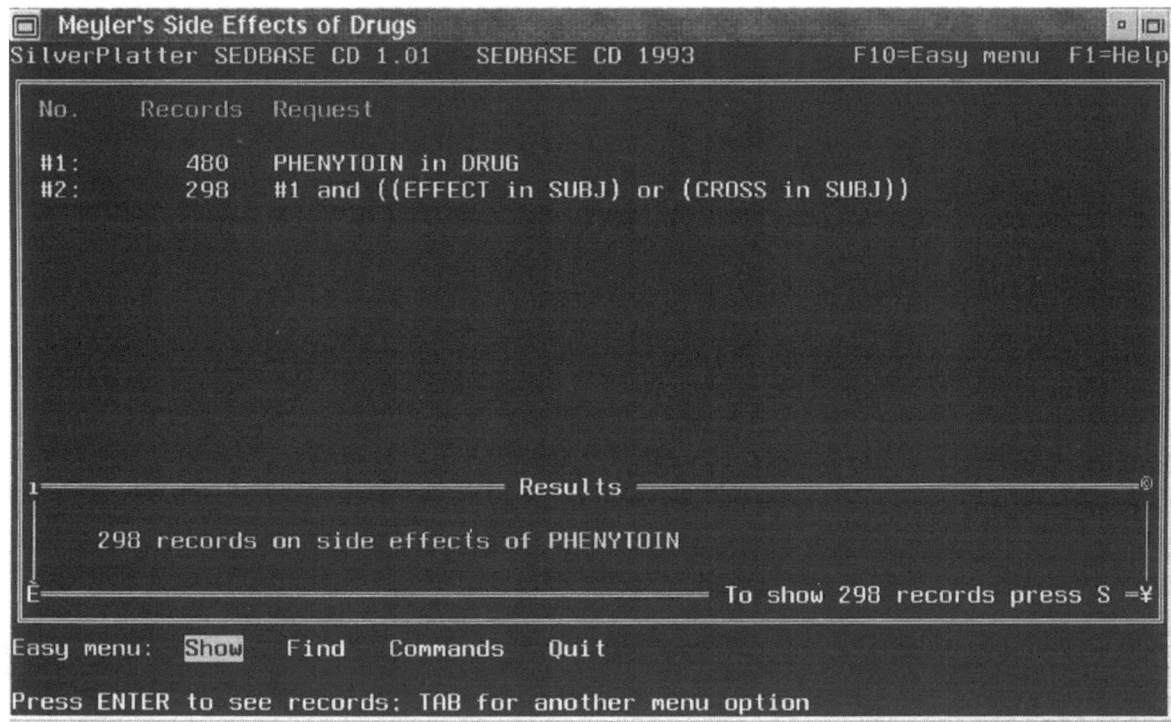

Nun findet man in einer Kurzanzeige alle Nebenwirkungen von Phenytoin. Sowohl die Nebenwirkungen als auch die Medikamente können auch mit einer Kennummer gesucht werden; sie steht jeweils hinter diesen Begriffen.

Das Menu bietet mit *More zwei Ebenen* mit verschieden ausführlicher Information an. Vom vorangegangenen Bildschirm gelangt man mit dem ersten mal *More zu diesem Eintrag:*

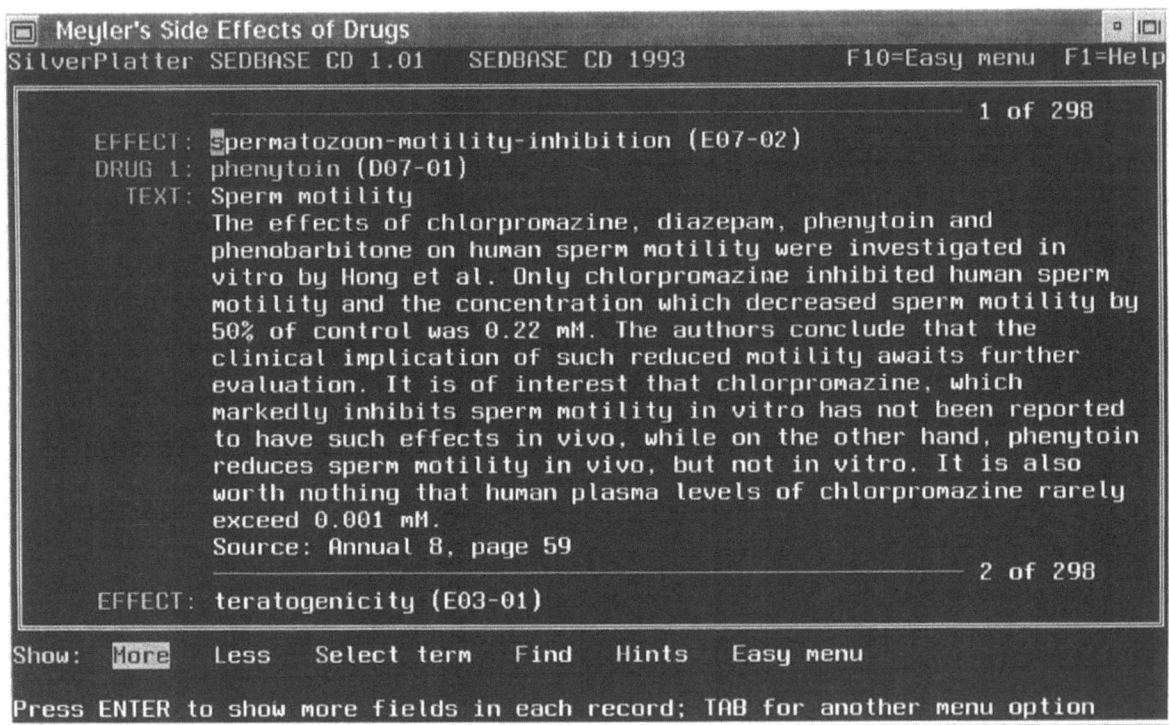

Durch nochmaliges Aufrufen der *More-Funktion* erhält man den folgenden Bildschirm; auf dieser, der von der Information her umfangreichsten Ebene, erhält man auch zusätzliche Literaturhinweise:

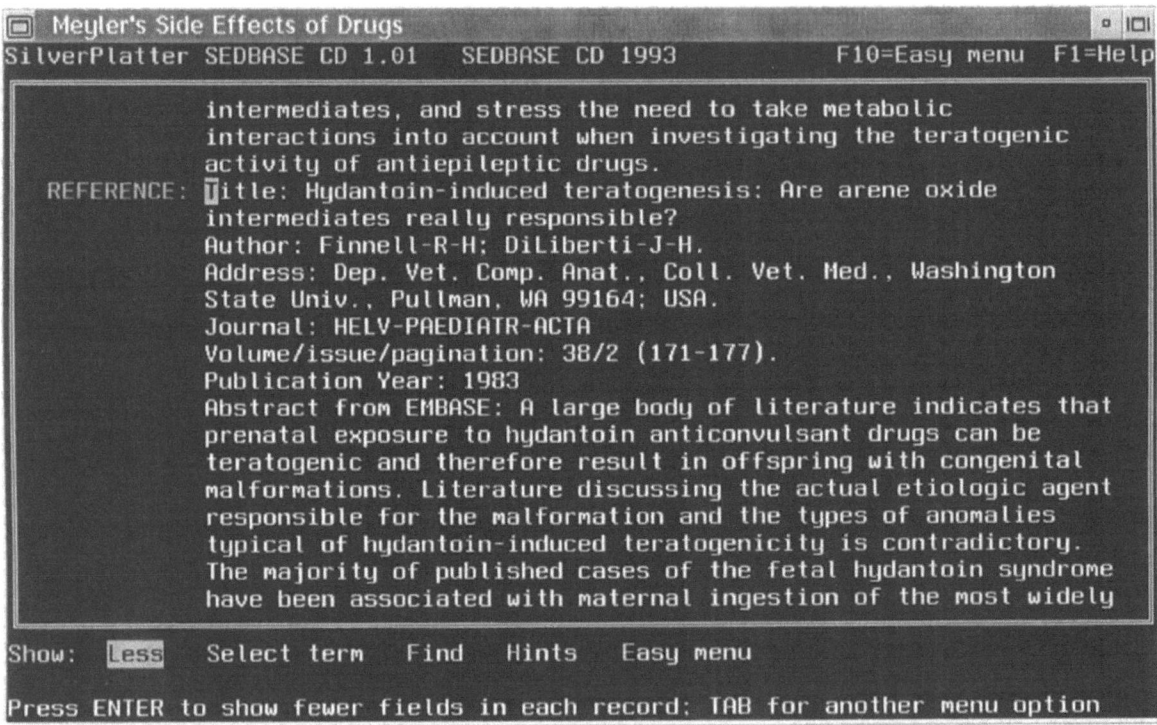

Möchte man seine Suche auf eine bestimmte Nebenwirkung hin einschränken, so kann man dies mit *Find fewer...* machen.

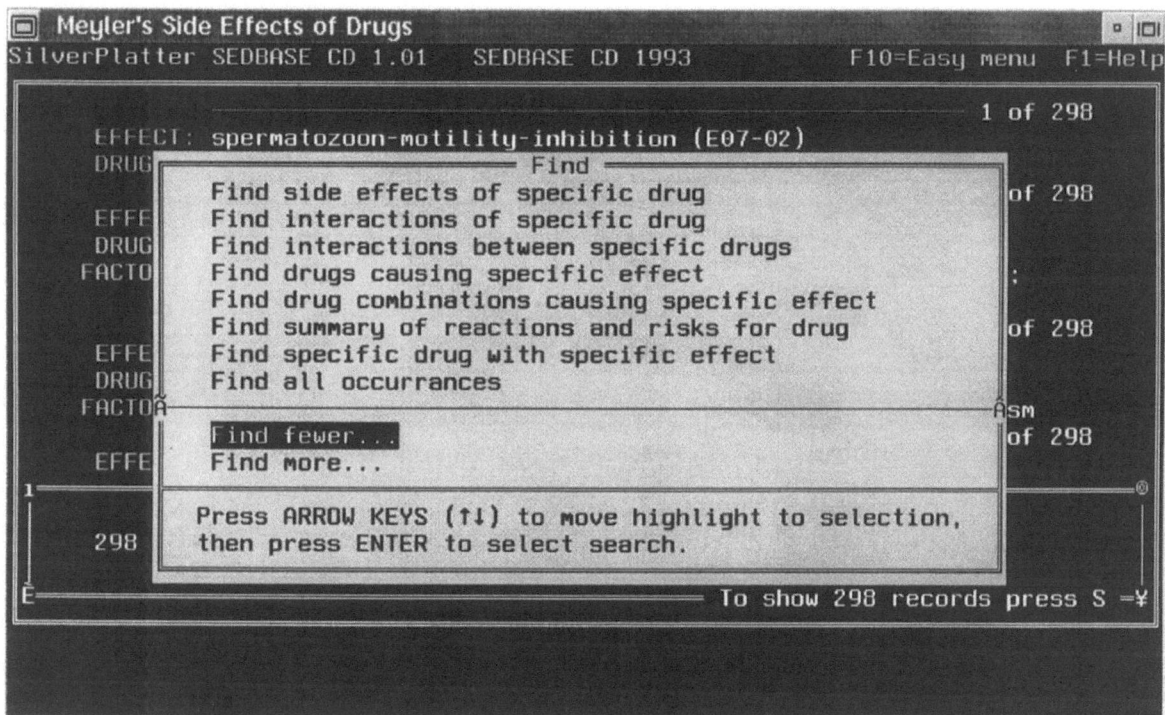

So kann man ganz gezielt danach suchen, ob über die Teratogenität von Phenytoin etwas bekannt ist.

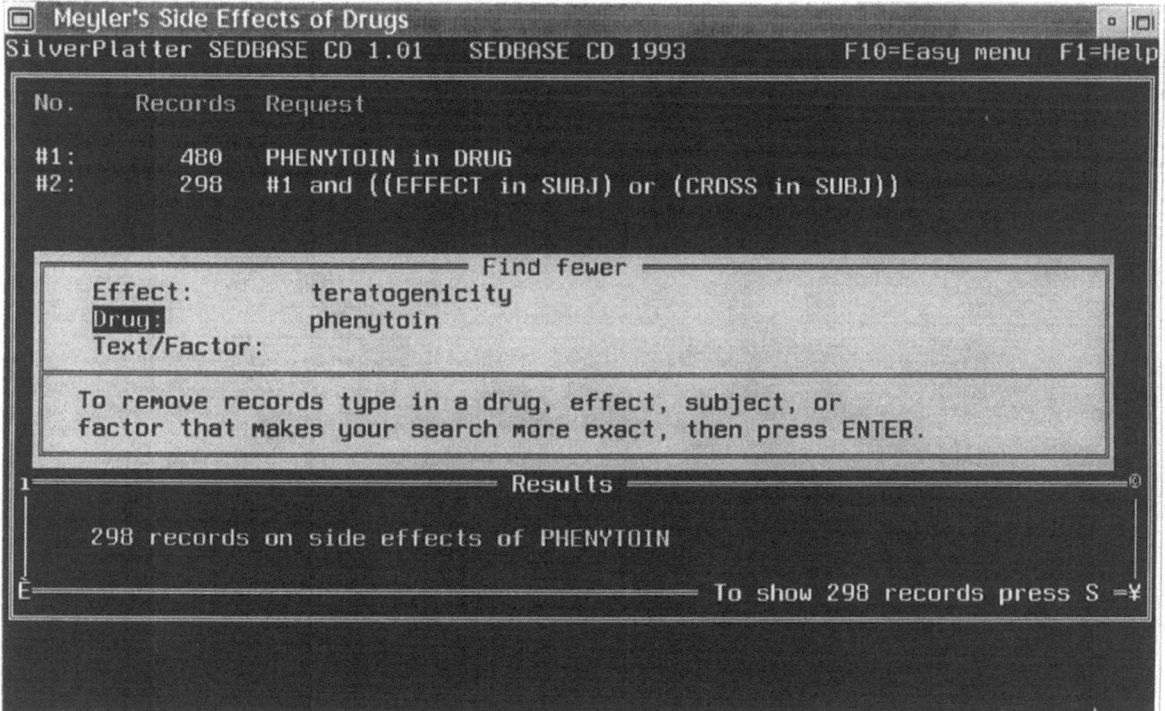

Auf diese Weise gelangt man in nur einem Schritt von ursprünglich 298 Treffern zu einem einzigen Eintrag:

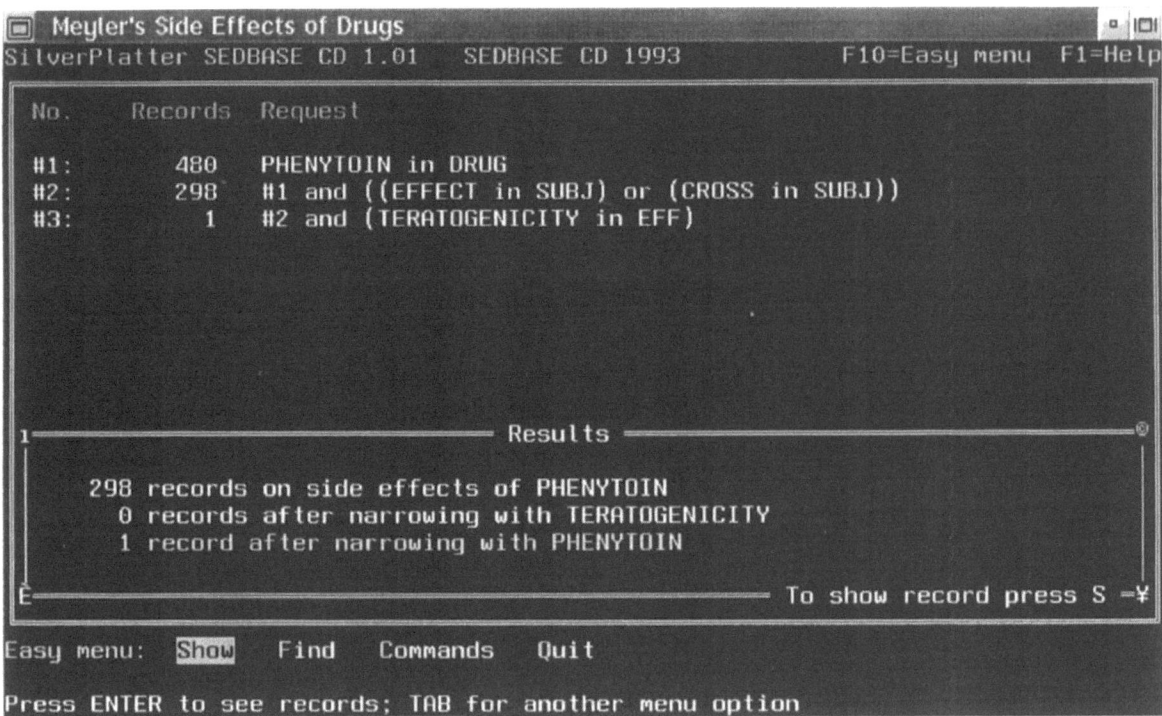

Hier ist der Eintrag auf der mittleren Informationsebene zu sehen, er kann mit *More* noch erweitert sowie mit *Less* eingeschränkt werden.

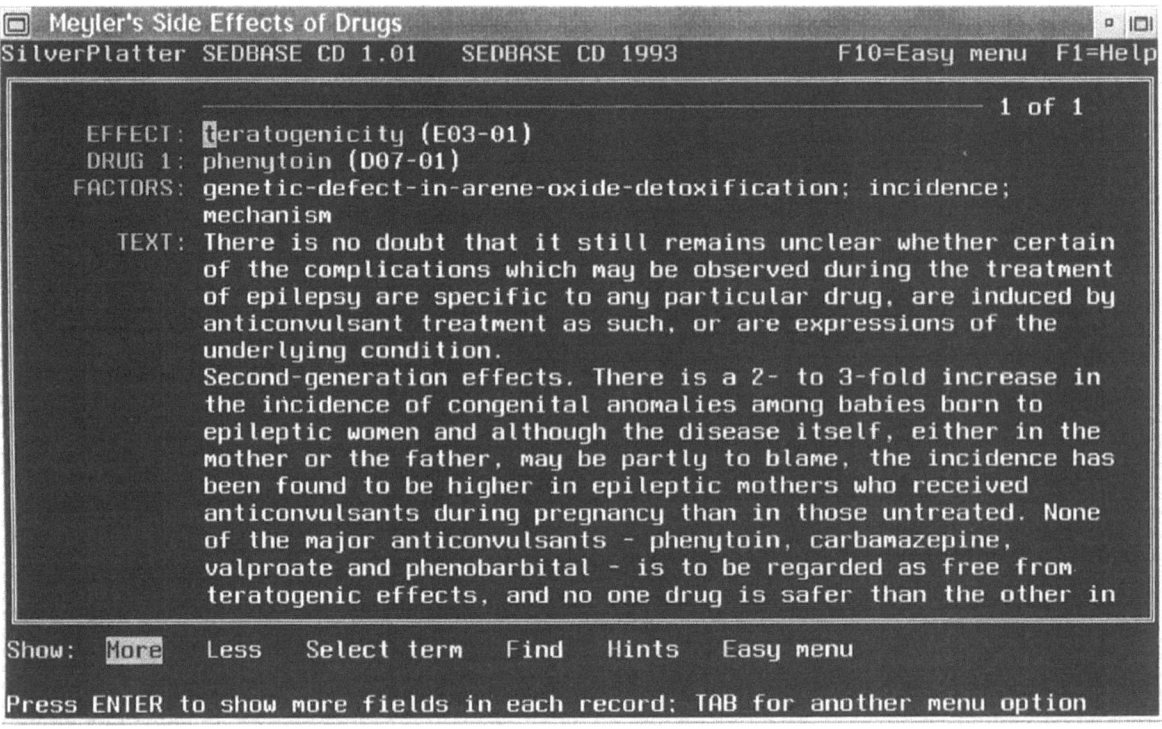

Sedbase ermöglicht es auch, eine Kurzzusammenfassung der Arzneimittelnebenwirkungen eines Medikamentes aufzurufen. Im Hintergrund des im folgenden abgebildeten Schirmes sieht man, daß zuvor der Index [F5] aufgerufen wurde, um nach der richtigen Schreibweise von Phenytoin zu suchen:

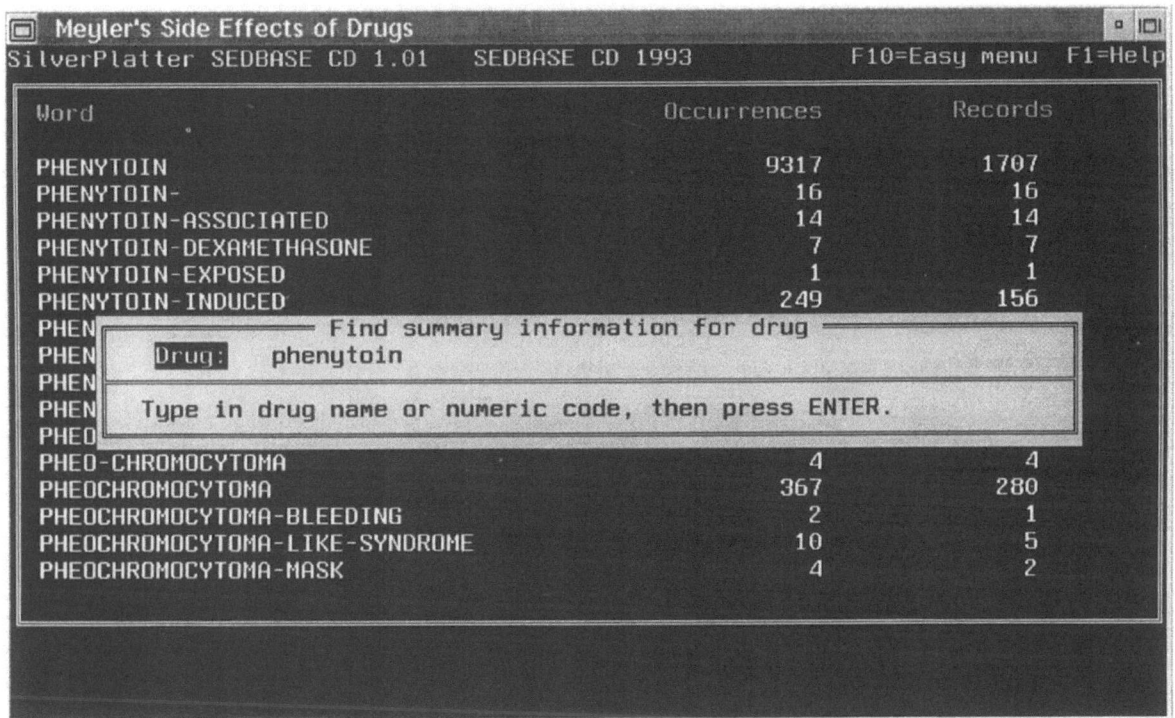

Durch die Eingabe von ↵ (ENTER) gelangt man zu der Kurzzusammenfassung:

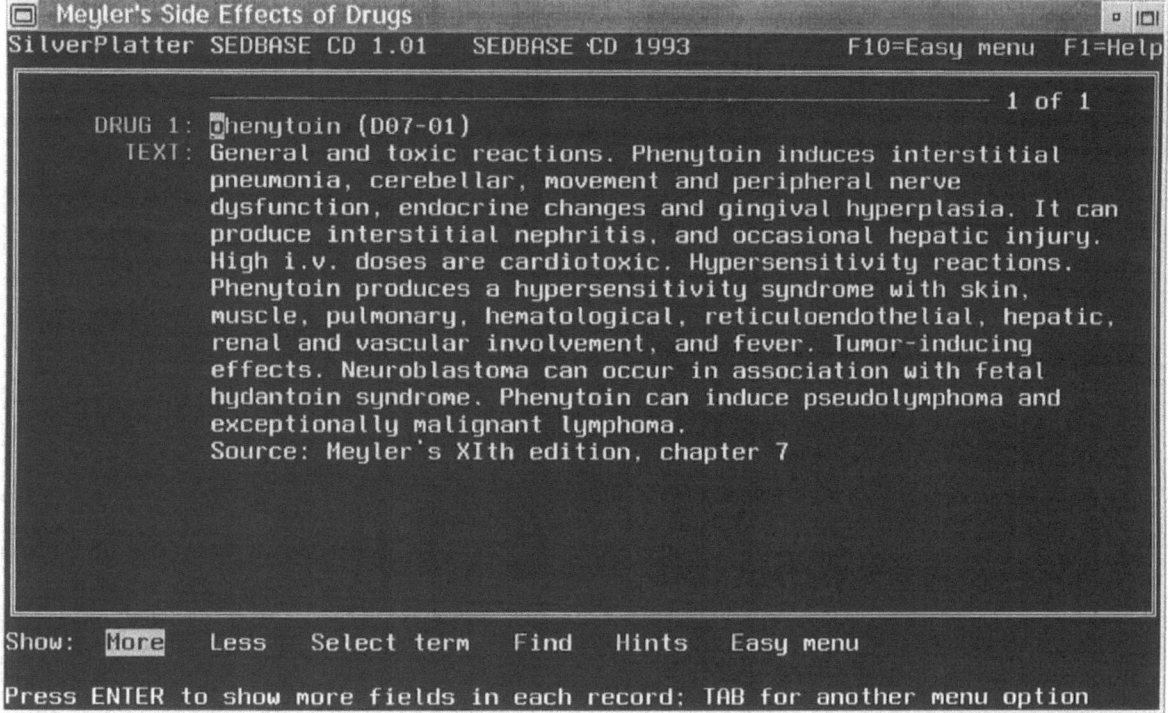

Eine weitere Möglichkeit von Sedbase ist es, festzustellen, welche Medikamente eine *bestimmte* Nebenwirkung verursachen können. Hier wird nach der venocclusive-disease der Leber gesucht, die in vielen Fällen einen fatalen Ausgang nimmt.

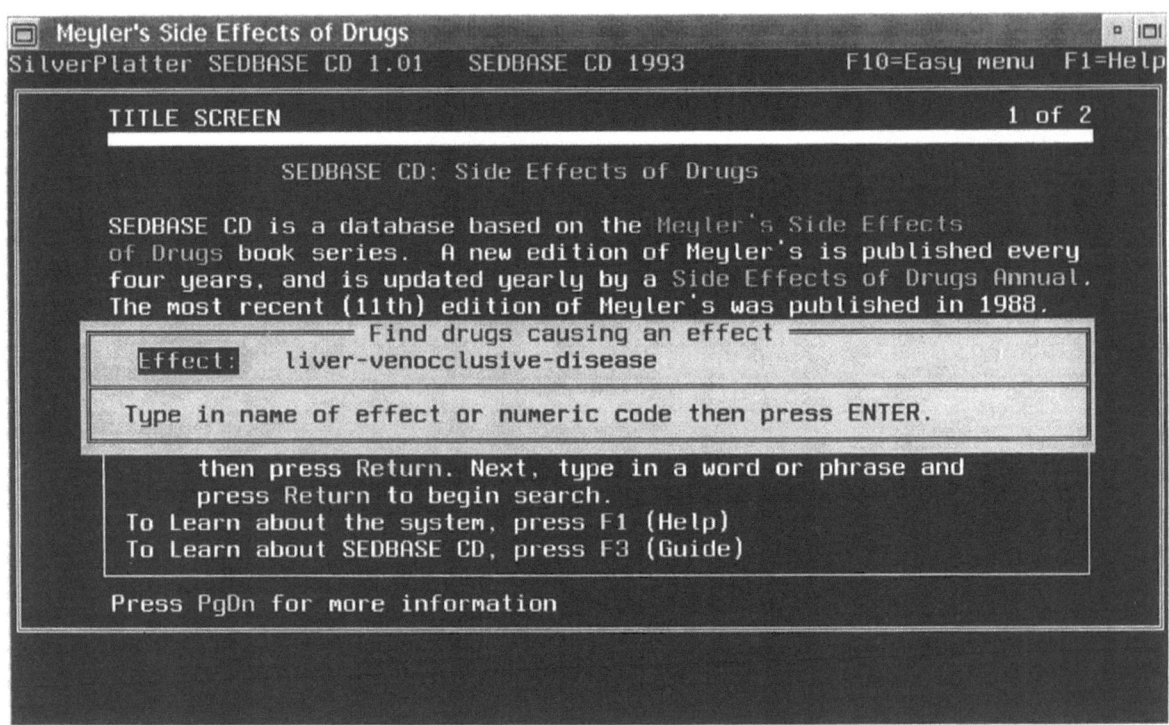

Insgesamt werden 15 Medikamente gefunden, die diese Nebenwirkung verursachen können; hier ein Ausschnitt:

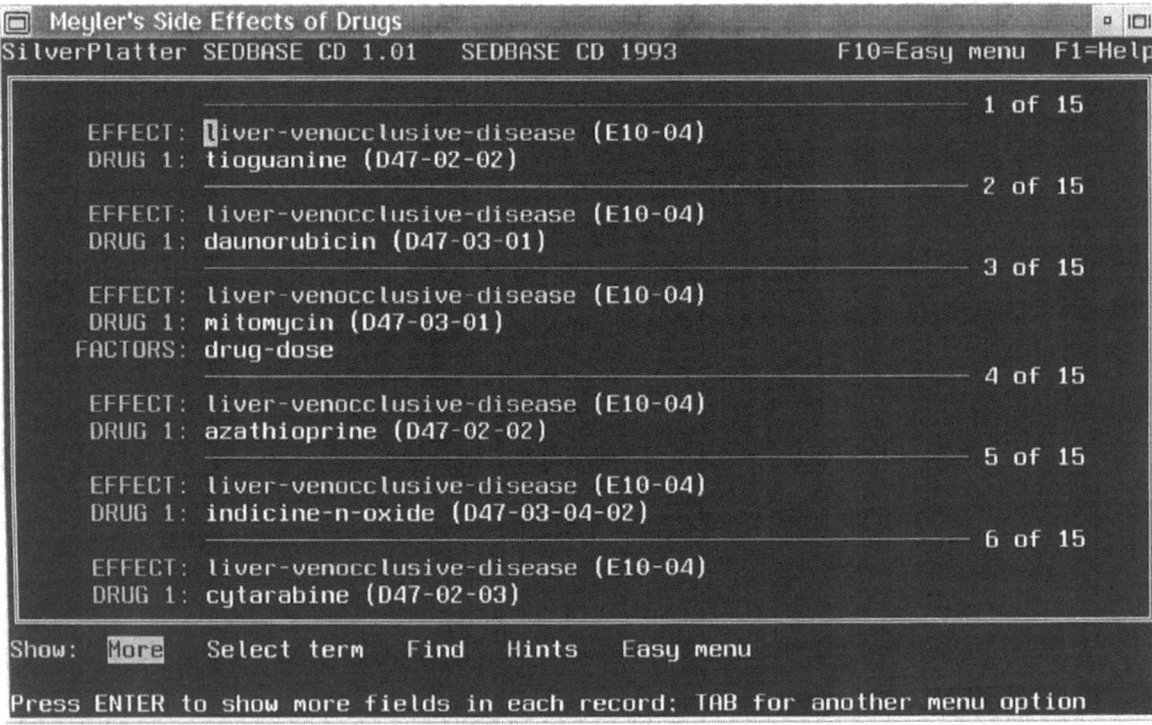

Art der Datenbank: Faktendatenbank (mit zusätzlichen Literaturhinweisen)
Bestand: 34 058 Records
Updating: vierteljährlich
Information provider: Elsevier Science Publishers[8]
Publisher: DIALOG[4], DataStar[3], DIMDI[2], SilverPlatter[5]

2.2.2.3. *Physician Data Query (PDQ)*

PDQ ist eine ständig aktualisierte Datenbank des NCI (=National Cancer Institute) in Bethesda, Maryland, USA. Diese Datenbank stellt eine Kombination einer *Fakten-, Adreß- und Literaturdatenbank* dar. Sie beinhaltet sowohl Informationen für den Arzt wie auch für den Patienten. Im einzelnen enthält PDQ:

1) **Volltextinformation** über ca. 80 Krebserkrankungen, eingeteilt in *Definition, Diagnose, Histologie, Staging und Therapie.* Bemerkenswert sind die detaillierten Angaben zur Therapie, die nicht nur die zur Zeit etablierten und anerkannten Theapieschemata enthalten, sondern auch die neuesten Behandlungsmethoden, die sich gerade in klinischer Erprobung befinden.

2) **Literaturangaben** zu den einzelnen Tumorerkrankungen und ihrer Therapie.

3) Die **Adressen** von rund 15 000 Ärzten und Institutionen, die mit der Behandlung von Krebserkrankungen befaßt sind.

4) Detaillierte Information über laufende **klinische Studien.**

5) Hinweise zur **Prophylaxe** von Krebserkrankungen sowie zu **Screeningprogrammen.**

6) **Fact Sheets** des NCI zu Themen wie: *Risikofaktoren und Ursachen von Krebs, Möglichkeiten zur Prävention, Hinweise zu neuen Therapiemöglichkeiten (z.B.: Taxol, Autologe Knochenmarkstransplantation beim Mammacarcinom), Stellungnahmen zu Methoden der Alternativmedizin.*

7) Auszüge aus der **Literaturdatenbank CANCERLIT:** CANCERLIT ist eine umfangreiche *Literaturdatenbank* des *National Cancer Institutes.* Auf einen Teil dieser Bestände kann man über PDQ - kostenlos - zugreifen: Seit Oktober 1993 gibt es die Möglichkeit, vordefinierte Literaturrecherchen zu übernehmen. Weiter unten finden sich unter der Überschrift *CANCERLIT Citations and Abstracts* zu einigen Krebserkrankungen Nummern wie diese: **7__145**. In diesem Fall ist die Zahl dem Phäochromozytom zugeordnet. PDQ führt monatlich eine Recherche zu jeder der angeführten Erkrankungen durch. Will man z.B. die Literatur über das Phäochromozytom aus der im März 1994 durchgeführten Literatursuche aus CANCERLIT übernehmen, so gibt man ein: **cn-703145**. Die beiden durch __ freigehaltenen Positionen in der 6-stelligen Zahl stehen also für den gewünschten Monat.

8) Neu ist das **NCI Information Associates Program (IAP).** Als Teilnehmer (die Mitgliedschaft kostet 100$ pro Jahr) kann man zusätzlich zum kostenlos angebotenen PDQ auf die **PDQ Protocols** zugreifen. Die PDQ Protocols informieren über 1400 aktive und 7000 geschlossene klinische Studien. Ferner hat man Einblick in die **PDQ Directories,** in denen man Name und Adresse von über 21 000 Ärzte und 7 800 Kliniken weltweit findet (mit onkologischem Schwerpunkt). Die **Citation Abstracts** sind Sammlungen von Ab-

stracts der Zitationen, die in PDQ angeführt sind. Die in Zukunft vielleicht bedeutendste Neuerung ist ein **elektronisches Forum** von Onkologen, mit denen man über e-mail in Kontakt treten kann. Ein weltweiter Dialog von Ärzten und Forschern auf diesem Gebiet unter der Schirmherrschaft des NCI wird hier der Weg gebahnt! Ist man Mitglied des IAP so erhält man auch das gedruckte *Journal of the National Cancer Institute!* Weitere Informationen über IAP findet man in dem file cn-400035 (siehe Anhang am Ende dieses Kapitels).

Eine Besonderheit von PDQ ist die *Vielfalt der Zugangsmöglichkeiten* und die Tatsache, daß PDQ vom NCI *kostenlos* zur Verfügung gestellt wird. So ist es möglich, über einen Host, wie z.B. DIMDI, eine Online - Abfrage zu starten oder PDQ auf CD-ROM zu verwenden. Eine ganz besonders einfache Art, ist die Abfrage über ein FAX - Gerät, besonders dann, wenn man nicht allzuoft auf diese Datenbank zurückgreifen möchte. Dieser Zugangsweg soll im folgenden näher erläutert werden.

CancerFax nennt sich dieser Dienst des NCI, der bis auf die anfallenden Telefongebühren kostenlos ist. Der Vorgang läuft folgendermaßen ab:

1) Man benötigt ein Faxgerät, das nach dem *Frequenzwahlverfahren* wählt, bzw. nach der Anwahl mit dem älteren *Impulswahlverfahren* auf das Frequenzwahlverfahren umstellbar ist.

2) Anwahl der folgenden Telefonnummer in den USA:
   (301) 402-5874

3) CancerFax meldet sich mit synthetischer Computerstimme und fordert zuerst die Eingabe einer vorgeschlagenen Zahl, um zwischen *englischer* und *spanischer* Sprache zu wählen.

4) Danach wird man aufgefordert, eine 6-stellige Zahl einzugeben, anschließend drückt man die Taste [#]; irrt man sich bei der Eingabe, so kann mit [0] nochmals begonnen werden.

5) CancerFax wiederholt dann die eingegebene Diagnose und teilt mit, wieviele Seiten anschließend zugefaxt werden. Ist man einverstanden, so drückt man die Taste [1] oder wechselt mit [0], um eine andere Anfrage zu stellen.

6) Nachdem man nun aufgefordert wird, die START-Taste des Faxgerätes zu drücken, erhält man so die gewünschte Information.

Weiters ist PDQ auch über internationale Datennetze abfragbar, z.B. über INTERNET, über das nahezu alle Universitäten, Forschungsinstitute, Ministerien und große Firmen der Erde verbunden sind. Der Zugang zu PDQ erfolgt dadurch, daß man eine e-mail an folgende elektronische Adresse schreibt:

cancernet@icicb.nci.nih.gov

Dann überspringt man "subject" und gelangt "in the body of the message". Schreibt man dann dort das Wort **help**, so erhält man die *PDQ Diagnosis List,* mit den 6-stelligen Nummern. Informationen kann man sich dann als e-mail zusenden lassen, indem man statt des Wortes *help,* die 6-stellige Nummer angibt.

Das amerikanische NCI stellt den Datenbestand von PDQ auch anderen Einrichtungen in seiner Gesamtheit zur Verfügung. So ist z.B. PDQ auch vom National Cancer Institute in Tokyo über INTERNET abfragbar (mit der weiteren Vereinfachung, daß man sich die einzelnen Dokumente nicht als e-mail zusenden lassen muß, sondern, daß man sie direkt öffnen und lesen kann). Es ist auch geplant, PDQ an der Medizinischen Fakultät der Universität Wien zu etablieren. Institutionen, die ebenfalls planen, PDQ auf lokaler Ebene zugänglich zu machen, erhalten im PDQ-Dokument *cn-400030 (=Redistribution of CancerNet)* weitere Informationen.
Der folgende Bildschirm zeigt die Bestellung von Dokumenten aus PDQ mittels einer e-mail an das NCI.

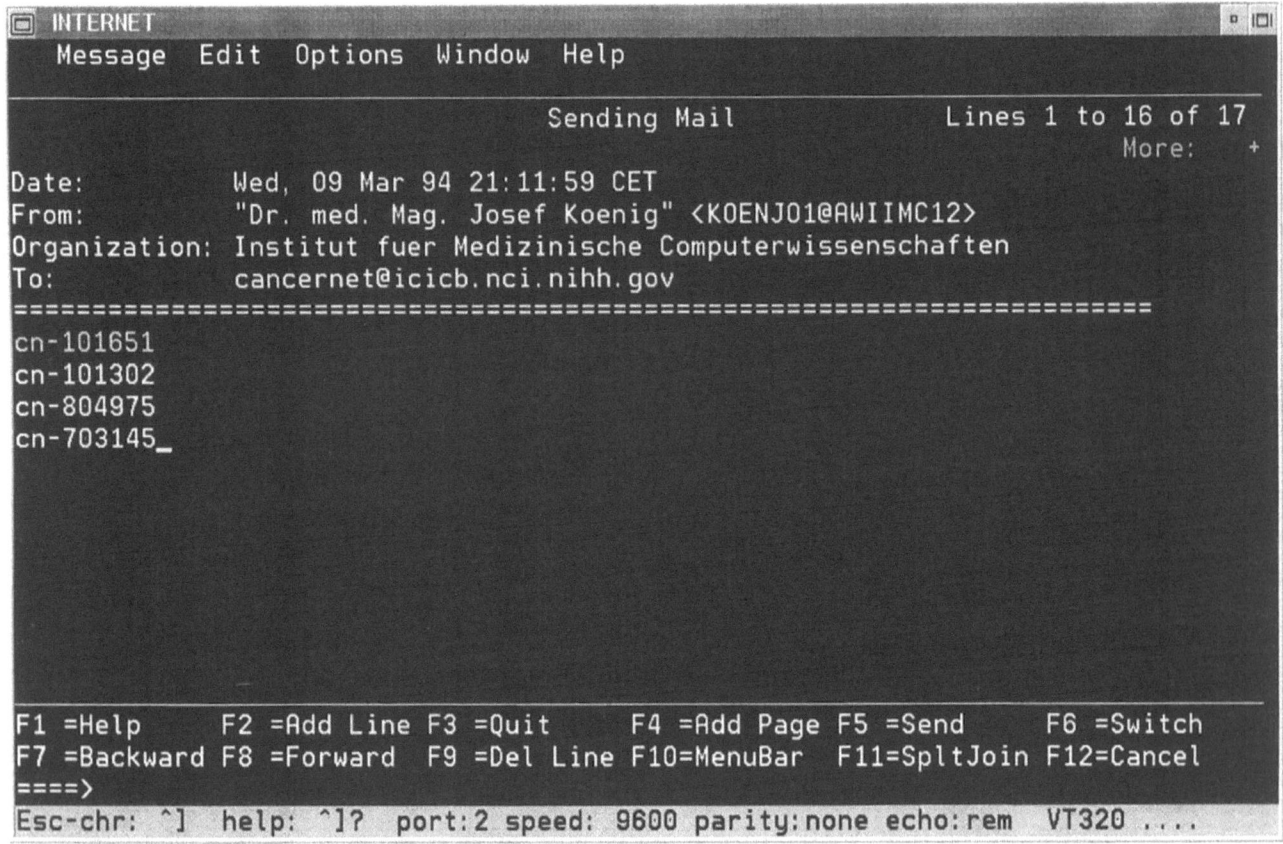

PDQ - Diagnosis List

Die folgende Liste gibt einen Überblick über die gegenwärtig erhältlichen Einträge sowie über die dazu nötigen 6-stelligen Nummern; dabei sind die Informationen jeweils in solche für den Arzt und in solche für den Patienten getrennt. Diese Liste wird ständig aktualisiert, daher ist es günstig, beim ersten Einstieg in PDQ die *PDQ - Diagnosis List* neu auszudrucken.

Diagnose	Arzt	Patient
Adrenocortical Carcinoma	101198	201198
AIDS-Related Lymphoma	103779	203779
Anal Cancer	100022	200022
Bladder Cancer	101206	201206
Brain Cancer		
Adult	101143	201143
Childhood	100047	200047
Breast Cancer	100013	200013
Carcinoma of Unknown Primary	103331	
Cervical Cancer	100103	200103
Colon Cancer	100008	200008
Endometrial Cancer	101176	201176
Esophageal Cancer	100089	200089
Extrahepatic Bile Duct Cancer	101191	201191
Ewing's Sarcoma	100021	200021
Eye		
Intraocular Melanoma	101279	201279
Retinoblastoma	100993	200993
Gallbladder Cancer	101186	201186
Gastric Cancer	100025	200025
Gastrointestinal Carcinoid Tumor	101064	201064
Germ Cell Tumor		
Extragonadal Germ Cell Tumor	103773	
Ovarian Germ Cell Tumor	103125	203125
Testicular Cancer	101121	201121
Gestational Trophoblastic Tumor	101163	201163
Head and Neck Cancer		
Hypopharyngeal Cancer	101500	201500
Laryngeal Cancer	101519	201519
Lip and Oral Cavity Cancer	102840	202840
Metastatic Squam. Neck. Ca.	101454	201454
Nasopharyngeal Cancer	101402	201402
Oropharyngeal Cancer	101521	201521
Paranasal Sinus and Nasal Cavity Cancer	102892	202892
Salivary Gland Cancer	101455	201455
Hodgkin's Disease		
Adult	100003	200003

Childhood	103043	203043
Hypopharyngeal Cancer	101500	201500
Islet Cell Cancer	100790	200790
Kaposi's Sarcoma	101271	201271
Laryngeal Cancer	101519	201519
Leukemia		
Adult Acute Lymphocytic	101024	201024
Adult Acute Myeloid	101029	201029
Childhood Acute Lymphocytic	100026	200026
Childhood Acute Myeloid	101081	201081
Chronic Lymphocytic	101003	201003
Chronic Myelogenous	101031	201031
Hairy Cell	101651	201651
Lip and Oral Cavity Cancer	102840	202840
Liver Cancer		
Adult	101195	201195
Childhood	100963	200963
Lung Cancer		
Nonsmall Cell	100039	200039
Small Cell	100040	200040
Lymphoma		
Adult Hodgkin's	100003	200003
Adult Non-Hodgkin's	100066	200066
AIDS-Related Lymphoma	103779	203779
Childhood Hodgkin's	103043	203043
Childhood Non-Hodgkin's	100915	200915
Cutaneous T-Cell	100098	200098
Melanoma		
cutaneous	101302	201302
intraocular	101279	201279
Mesothelioma	101071	201071
Metastatic Cancer		
Bone metastases	103857	
Brain metastases	103854	
Leptomeningeal metastases	103859	
Liver metastases	103856	
Lung metastases	103855	
Malignant ascites	103862	
Malignant pericardial effusion	103860	
Malignant pleural effusion	103861	
Metastatic Squamous Neck		
Cancer / Occult Primary	101454	201454
Multiple Myeloma	100281	200281
Mycosis Fungoides	100098	200098
Myelodysplastic Syndromes	102495	202495
Myeloproliferative Disorders	101983	201983
Nasopharyngeal Cancer	101402	201402
Neuroblastoma	100530	200530
Neuroepithelioma	102891	

Oropharyngeal Cancer	101521	201521
Osteosarcoma	100049	200049
Ovarian Cancer		
Epithelial	100950	200950
Germ Cell	103125	203125
Low Malignant Potential	104155	
Pancreatic Cancer, exocrine	100046	200046
Pancreatic Cancer, endocrine	100790	200790
Paranasal Sinus and Nasal		
Cavity Cancer	102892	202892
Parathyreoid Cancer	100541	200541
Penile Cancer	101082	201082
Pheochromocytoma	102494	202494
Pituitary Tumors	101273	201273
Plasma Cell Neoplasm	100281	200281
Polycythemia Vera	101983	201983
Prostate Cancer	101229	201229
Rectal Cancer	100076	200076
Renal Cell Cancer	101070	201070
Retinoblastoma	100993	200993
Salivary Gland Cancer	101455	201455
Sarcoma		
Adult Soft Tissue	100921	200921
Childhood Rhabdomyosarcoma	100759	200759
Childhood Soft Tissue	103085	203085
Kaposi's Sarcoma	101271	201271
Osteosarcoma	100049	200049
Peripheral Neuroepithelioma	102891	
Skin Cancer (Non-Melanoma)	101228	201228
Small Intestine Cancer	101175	201175
Testicular Cancer	101121	201121
Thymoma	101248	201248
Thyroid Cancer	101252	201252
Transitional Cell Cancer of the		
Renal Pelvis and Ureter	103364	203364
Urethral Cancer	101623	201623
Uterine Cancer		
Endometrial Cancer	101176	201176
Uterine Sarcoma	103371	203371
Vaginal Cancer	101055	201055
Vulvar Cancer	101038	201038
Wilm's Tumor	100719	200719

Supportive Care

Constipation, Impaction, and Bowel Obstruction	303510
Fatigue	304461
Fever, Chills, and Sweats	302327

Hypercalcemia	304462
Lymphedema	300442
Nausea and Vomiting	304466
Nutrition	304467
Oral Complications Secondary to Cancer Therapy	302904
Pain	304470
Pruritus	300609
Radiation Enteritis	304093
Skin Integrity Changes	304277
Sleep Disorders	304282
Superior Vena Cava Syndrome	304708

Cancer Screening and Prevention

Cancer Screening Overview	303092
Cancer Prevention Overview	304750
Screening for Breast Cancer	304723
Screening for Cervical Cancer	304728
Screening for Colorectal Cancer	304726
Screening for Gastric Cancer	304880
Screening for Oral Cancer	304725
Screening for Ovarian Cancer	305145
Screening for Prostate Cancer	304727
Screening for Skin Cancer	304724
Screening for Testicular Cancer	304729
Prevention of Aerodigestive Tract Cancer	305233
Prevention of Colorectal Cancer	304731
Prevention of Skin Cancer	304733

CancerNet News and General Information

PDQ Database Information	
Information about PDQ	400001
Redistribution of CancerNet	400030
Availability of NCI Databases	
General Information	400005
PDQ Distributors	400003
CANCERLIT Distributors	400006
CancerFax	400031
How to Access NCI Information Resources	
U.S. Residents	400035
How to Access NCI Information Resources	
International	400036
PDQ User Guide	
What is PDQ ?	400050
Searching Protocols	400051
Additional Search Techniques	400052

Behind the Scenes, Hints	400053
Appendices	400054
PDQ Literature Citations	400013
PDQ Editorial Boards	400016
Group C Protocol Information	400014
NCI High Priority Clinical Trials	400007
NCI Publications for Health Professionals	400017
Breast Cancer BMT Trials Encourage Accrual	400019
NIH Consensus Development Conference on Ovarian Cancer	400041

Fact Sheets from the National Cancer Institute

NCI

Cancer Research Funding	600011
The NCI Cancer Centers Program	600012
Community Clinical Oncology Program	600013
The Use of Animals for Research	600015
Theories	600019

Information Sources

Cancer Information Sources	600021
International Cancer Information Services	600299

Risc Factors and Possible Causes

Cat Tumor Viruses	600031
Tests for Carcinogenicity	600032
Long-Term Health Effects to DES-Background	600033
Q & A: DES (diethylstilbestrol)	600034
Collaborative Study of Extremely-Low-Frequency Electromagnetic Field Exposure and Childhood Leukemia	600035
Fertility Drugs as a Risk Factor for Ovarian Cancer	600036
Food Additives	600037
Formaldehyde	600038
Environmental Tobacco Smoke	600039
Menopausal Hormone Replacement Therapy and Cancer Risk	600310
No Excess Mortality Risk Found in Countries with Nuclear Facilities	600311
Occupational Risk of Cancer from Pesticides: Farmer Studies	600312
Oral Contraceptives and Cancer Risk	600313
Smoking and Cancer	600314
Fluoridated Water	600315
Decaffeinated Coffee and Cancer	600316
Psychological Stress and Cancer	600317

Hair Dyes	600318
Artificial Sweeteners	600319
Human Papillomaviruses	600320
Asbestos Exposure	600321
Agent Orange	600322
Cellular Phones	600323
Family Cancer Syndrome Tied to Gene Defect	600324
Heterocyclic Aromatic Amines in Cooked Meats	600325
Vasectomy Linked to Risk for Prostate Cancer	600326
Studies Under Way to Assess Environmental Exposures and Risk of Breast Cancer	600327
Highlights of NCI's Carcinogenesis Studies	600328
New Study Finds Genetic Link to Homosexuality	600329
Viruses and Cancer	600330
Prescription Diuretics Linked to Type of Kidney Cancer	600331
Personal Use of Hair Coloring Products and Risk of Cancer	600332
DDT and Breast Cancer	600335
Oral Contraceptives and Breast Cancer	600336

Prevention

Breast Cancer Prevention Trial	600041
Chemoprevention	600042
Highlights of NCI's Prevention and Control Programs	600045
Supplements Reduce Deaths in a High-Risk Population in China	600046
Prostate Cancer Prevention Trial Will Accrue 18 000 Men	600047

Detection & Diagnosis

Carcinoembryonic Antigen (CEA)	600051
Computer Tomography	600052
Early Detection of Prostate Cancer	600054
Detecting Breast Cancer	600057
Fecal Occult Blood Test Reduces Colorectal Cancer Mortality	600058
Tumor Grade	600059
Workshop on the Early Detection of Prostate Cancer	600510
Prostate, Lung, Colorectal, and Ovarian Screening Trial	600512
Breast Cancer Screening	600513
Research to Improve Methods of Breast Cancer Detection	600514

Cancer Site and Types

Synovial Sarcoma	600061
Inflammatory Breast Cancer	600062
Mycosis Fungoides and Sezary Syndrome	600063
Waldenstroem's Macroglobulinemia	600064
Breast Cancer Research and Programs: An Overview	600065

Cancer Therapy

Radiotherapy	600071
Biological Therapies	600072
Hyperthermia	600073
Vitamin C	600074
Preventive Mastectomy	600075
Hydrazine Sulfate	600076
Photodynamic Therapy	600077
Lasers in Cancer Treatment	600078
Immunotherapy and Gene Therapy of Cancer	600710
NCI Develops a "Second Generation" Cancer Vaccine for B-Cell-Lymphoma	600711
Autologous Bone Marrow Transplantation in the Treatment of Breast Cancer	600712
Taxol and Related Anticancer Drugs	600715
Tamoxifen	600716
In Vitro Drug Sensitivity Testing	600717
Gene Therapy	600718
NIH Researchers Attempt Gene Therapy in Blood Stem Cells	600719
Long-Term Regression is Achieved in Some Melanoma and Kidney Cancer Patients with IL-2 - Treatment	600722

Investigational Drugs

Aminocamptothecin (9-AC)	804975
Buthionine sulfoximine (BSO)	801713
Cyclopentenylcytosine (CPE-C)	804503
Edatrexate (10-EDAM)	803925
Hexamethylene bisacetamide (HMBA)	802712
Homoharringtonine	802110
Mitoguazone	802133
Paclitaxel (Taxol)	802424
Pyrazine diazohydroxide (PZDH)	802072
Topotecan	804259
Tretinoin (TRA)	804331

Unconventional Methods

Antineoplastons / Dr. Stanislaw Burzynski	600091
Hariton-Tzannis Alivizatos / Greek Cancer Cure	600092
Laetrile	600093
Dr. Harold Manner	600094
Koch Synthetic Antitoxins (Malonide, Glyoxylide, and Parabenzoquinone)	600095
Krebiozen	600096
Gerson Therapy	600097
Dr. Lawrence Burton	600098
Holistic Medicine	600099
Cancer Fundraising Organizations	600910
Virginia Livingston-Wheeler	600911
Unconventional Methods of Cancer Therapy	600912
Cancell	600913

CANCERLIT Citations and Abstracts

AIDS-Related Cancers	
AIDS-related Kaposi's sarcoma	7__001
AIDS-related lymphoma	7__005
BREAST CANCER	
Chemotherapy for breast cancer	7__010
Radiotherapy for breast cancer	7__012
Surgery for breast cancer	7__011
ENDOCRINE CANCERS	
Adrenocortical carcinoma	7__120
Gastrointestinal carcinoid tumor	7__075
Islet cell carcinoma	7__130
Parathyroid cancer	7__140
Pheochromocytoma	7__145
Pituitary tumors	7__150
Thyroid cancer	7__165
GYNECOLOGIC CANCERS	
Cervical cancer	
Diagnosis, histopathology, pathogenesis	7__180
Therapy	7__181
Endometrial cancer	7__190
Gestational trophoblastic tumor	7__200
Ovarian Cancer	
Diagnosis, histopathology, pathogenesis	7__210
Therapy	7__211
Vaginal / Vulvar cancer	7__225
LEUKEMIA / LYMPHOMA	
Acute lymphocytic leukemia	
Diagnosis, histopathology, pathogenesis	7__290
Therapy	7__291

Acute myeloid leukemia
    Diagnosis, histopathology, pathogenesis   7__300
    Therapy   7__301
Chronic lymphocytic leukemia   7__330
Chronic myelogenous leukemia   7__340
Hairy cell leukemia   7__350
Cutaneous T-cell lymphoma   7__400
Myeloproliferative disorders   7__415
Plasma cell neoplasms   7__420
Non-Hodgkin's lymphoma, therapy   7__371

MALE REPRODUCTIVE CANCERS
    Penile cancer   7__460
    Prostate cancer (therapy)   7__471
    Testicular cancer   7__155

(Last update: 12/94)

PDQ Information for Health Care Professionals

Hairy cell leukemia

PROGNOSIS

Hairy cell leukemia is a chronic lymphoproliferative disorder that is easily controlled and possibly cured. Decision to treat is based on symptomatic cytopenias, massive splenomegaly, or the presence of other complications. About one-tenth of all patients will never require therapy.

STAGE INFORMATION

There is no generally accepted staging system that is useful both for prognosis and therapy.

For the purpose of treatment decisions, it is best to consider this disease in two broad categories: untreated hairy cell leukemia, and progressive hairy cell leukemia, either post-splenectomiy or post-systemic therapy.

Untreated

Untreated hairy cell leukemia is characterized by splenomegaly, varying degrees of leukopenia (occasionally leukocytosis) and/or pancytopenia, and bone marrow infiltration by an atypical cell with prominent cytoplasmic projections ("hairy cells"). The bone marrow is usually fibrotic and often is not aspirable. Bone marrow biopsies are therefore required for diagnosis and evaluation of the degree of hairy cell infiltration.

Progressive post-splenectomy

Progressive hairy cell leukemia, post-splenectomy (or following any systemic therapy) is characterized by progressive bone marrow replacement by hairy cells, with pancytopenia refractory to treatment. For patients with advanced hairy cell leukemia treated with interferon or pentostatin, survival rate appears to be greater than 85% at 5 years after the initiation of either therapy.

TREATMENT OVERVIEW

The initial therapy of choice is 2-chlorodeoxyadenosine (2-CdA). For a few patients, such as those with severe thrombocytopenia, splenectomy can be considered. After splenectomy, one-half of patients will require no additional therapy and long-term survivors are common. Therapy with alpha-interferon is another treatment option.

Treatment: Untreated hairy cell leukemia

Hairy cell leukemia is a highly treatable disease. Since it is easily controlled, many patients have prolonged survival with sequential therapies. The decision to treat is based on cytopenias (especially if symptomatic), increasing splenomegaly, indications that the disease is progressing, or the presence of other, usually infectious complications.

Treatment options

Standard

1) It is reasonable to offer no therapy if the patient is asymptomatic and blood counts are maintained in an acceptable range.

2) Splenectomy will partially or completely normalize the peripheral blood in the vast majority of patients with hairy cell leukemia. There is usually little or no change in the bone marrow after splenectomy, and virtually all patients have progressive disease within 12-18 months. Therefore, since a number of more effective alternatives are available, splenectomy is playing a decreasing role in the treatment of this disease.

3) 2-chlorodeoxyadenosine (2-CdA), alpha-interferon,and pentostatin have been shown to have substantial activity against hairy cell leukemia.

References:

1) Saven A, Piro LD, Treatment of hairy cell leukemia. Blood 79 (5) 1111-1120, 1992

2) Golomb HM, Vardiman JW, Response to splenectomy in 65 patients with hairy cell leukemia: an evaluation of spleen weight and bone marrow involvement. Blood 61 (2) 349-352, 1983

3) Johnston JB, Eisenhauer E, Corbett WE, et al., Efficacy of 2-deoxycoformycin in hairy-cell leukemia: a study of the National Cancer Institute of Canada Clinical Trials Group. Journal of the National Cancer Institute 80 (10) 765-769, 1988

4) Cassileth PA, Cheuvart B, Spiers AS, et al., Pentostatin induces durable remissions in hairy cell leukemia. Journal of Clinical Oncology 9 (2) 243-246, 1991

Treatment: *Progressive hairy cell leukemia, initial treatment*
Persistant or progressive cytopenias are indications for therapy.

Treatment options:

Standard:

1) 2-chlorodeoxyadenosine (2-CdA) given intravenously daily for one week results in a complete response rate of 80% and an overall response rate of 95%. Responses are durable and a fraction of patients appear to be cured with this short course of treatment. This drug may cause fever and immunosuppression. 2-CdA is the initial therapy of choice.

2) Pentostatin given intravenously every other week for 3-6 month produces a 57% complete response rate and an overall 83% response rate. Complete remissions are of substantial duration and some patients appear to be cured by this approach. Side effects include fever, immunosuppression, cytopenias, and renal dysfunction.

3) Alpha-interferon given subcutaneously 3x/week for 1 year yields a 10% complete response rate and an 80% overall response rate. The drug usually becomes less tolerable over time and frequently produces an influenza-like syndrome early in the course of treatment. Late effects include depression and lethargy. Patients undergoing interferon therapy may not respond rapidly enough to prevent early infection. Responding patients who relapse usually respond to tretreatment with alpha-interferon. In some patients, resistance to alpha-interferon may be caused by the development of anti-interferon antibodies. Some of these patients have responded to beta- or gamma-interferon.

References:

1) Saven A, Piro LD, Treatment of hairy cell leukemia. Blood 79 (5) 1111-1120, 1992

2) Piro LD, Carrera CJ, Carson DA, et al., Lasting remissions in hairy - cell leukemia induced by a single infusion of 2-Chloro-deoxyadenosine. New England Journal of Medicine 322 (16) 1117-1121, 1990

3) Estey EH, Kurzrock R, Kantarjian HM, et al., Treatment of hairy cell leukemia with 2-Chlorodeoxyadenosine (2-CdA). Blood 79 (4) 882-887, 1992

4) Tallmann MS, Hakimian D, Variakojis D, et al., A single cycle of 2-chlorodeoxydenosine results in complete remission in the majority of patients with hairy cell leukemia. Blood 80 (9) 2203-2209, 1992

5) Kraut EH, Bouroncle BA, Grever MR, Pentostatin in the treatment of advanced hairy cell leukemia. Journal of Clinical Oncology 7 (2) 168-172, 1989

6) Cassileth PA, Cheuvart B, Spiers AS, et al., Pentostatin induces durable remissions in hairy cell leukemia. Journal of Clinical Oncology 9 (2) 243-246, 1991

7) Golomb HM, Ratain MJ, Fefer A, et al., Randomized study of the duration of treatment with interferon alfa-2b in patients with hairy cell leukemia. Journal of the National Cancer Institute 80 (5) 369-373, 1988

8) Steis RG, Smith JW, Urba WJ, et al., Resistance to recombinant interferon alfa-2a in hairy-cell leukemia associated with neutralizing anti-interferon antibodies. New England Journal of Medicine 318 (22) 1409-1413, 1988

9) Wiernik PH, Schwartz B, Dutcher JP, et al., Successful treatment of hairy cell leukemia with beta-ser interferon. American Journal of Hematology 33 (4) 244-248, 1990

10) Cheever MA, Fefer A, Greenberg PD, et al., Treatment of hairy cell leukemia with chemoradiotherapy and identical-twin bone marrow transplantation. New England Journal of Medicine 307 (8) 479-481, 1982

Treatment: **Refractory hairy cell leukemia**

2-chlorodeoxyadenosine (2-CdA) and pentostatin are both highly efficacious in the treatment of patients with diseasse refractory to alpha-interferon. Recent evidence suggests that fludarabine may also be active in patients who are refractory to alpha-interferon or pentostatin.

References:

1) Blick M, Lepe-Zuniga JL, Doig R, et al., Durable complete remission after 2'-deoxycoformycin treatment in patients with hairy cell leukemia resistant to interferon alpha. American Journal of Hematology 33 (3) 205-209, 1990

2) Piro LD, Carrera CJ, Carson Da, et al., Lasting remissions in hairy-cell leukemia induced by a single infusion of 2-chlorodeoxyadenosine. New England Journal of Medicine 322 (16) 1117-1121, 1990

3) Estey EH, Kurzrock R, Kantarjian HM, et al., Treatment of hairy cell leukemia with 2-chlorodeoxyadenosine (2-CDA). Blood 79 (4) 882-887, 1992

4) Tallman MS, Hakimian D, Variakojis D, et al., A single cycle of 2-chlorodeoxyadenosine results in complete remission in the majority of patients with hairy cell leukemia. Blood 80 (9) 2203-2209, 1992

5) Kantajian HM, Schachner J, Keating MJ, Fludarabine therapy in hairy cell leukemia. Cancer 67 (5) 1291-1293, 1991

Date Last Modified: 3/94

Subject: cn-400035

CancerNet from the National Cancer Institute

How to Access NCI Information Resources

New NCI Program Provides You with Increased Access to State-of-the-Art Cancer Information!

Now, you can have online access to the National Cancer Institute's PDQ database -- with no search charges -- via the Internet or by dialing toll-free to NCI using just a modem and personal computer.

You'll access a user-friendly version of PDQ with easy-to-follow menus and short-cut commands. And in addition to the information you currently receive from CancerNet -- PDQ's cancer information statements, literature search reports, and news and bulletins from NCI -- you'll be able to access:

* <u>PDQ Protocols</u> -- summaries of over 1,400 active and 7,000 closed U.S. and international clinical trials. You can select protocols by diagnosis, study phase, therapeutic agent or treatment method, age of patient, and location of participating physicians.

* <u>PDQ Directories</u> -- which list over 21,000 physicians and over 7,800 hospitals and clinics involved in cancer care around the world.

* <u>Citation Abstracts</u> -- With this version of PDQ, you can request abstracts for the citations listed in the PDQ information statements.

You can have easy access to PDQ and all of NCI's scientific information resources through the *NCI's new Information Associates Program (IAP).*

As an Information Associate, you'll join a worldwide network of cancer care professionals who look to the NCI for cutting-edge information on cancer research, diagnosis, prevention, and treatment.

And, you'll be able to communicate with them through our member electronic bulletin board! You can exchange ideas and network with your colleagues from around the world through our electronic mail system and conferences.

You can also receive a subscription to the Journal of the National Cancer Institute and a free issue of each Journal Monograph -- book-length examinations of critical issues and the results of consensus conferences.

And, if you have questions about using PDQ or any of NCI's other electronic information services, you can call our toll-free member service desk for fast answers to your questions. You can also access PDQ and our electronic bulletin board through our toll-free phone numbers.

Membership in the NCI Information Associates Program is just $100 per year. To enroll, complete the following membership enrollment form and return to NCI.

If you are paying by credit card, you can fax your form to 1-301-231-6941 or e-mail your form to iap@icicb.nci.nih.gov. If you are paying by check, mail your form to National Cancer Institute Information Associates Program, Building 82, Room 123, Bethesda, MD 20892.

**National Cancer Institute
Information Associates Program
Membership Enrollment Form**

Please give us your complete address and do not abbreviate. This address will be used to send you information about the *Information Associates Program* and your copy of the *Journal of the National Cancer Institute*.

[ ] Dr. [ ] Mr. [ ] Ms. [ ] Mrs.

Name:

Organization:

Address:

Address:

Country:

Phone:

Fax:

E-mail:

Are you: [ ] Hematologist/Oncologist [ ] Cancer Researcher
                [ ] Medical Oncologist   [ ] Medical Librarian
                [ ] Pediatric Oncologist   [ ] Oncology Nurse
                [ ] Radiation Oncologist   [ ] Pharmacist
                [ ] Surgical Oncologist   [ ] Other:

PAYMENT METHOD

[ ] My check is enclosed.

[ ] Charge my:

  [ ] MasterCard   [ ] American Express
  [ ] VISA   [ ] Discover
  [ ] Diners Club

Account#:

Expiration Date:

Name on Card:

Signature:

Date Last Modified: 02/94

2.2.2.4. EMBL - Datenbanken

Das **EMBL** stellt über INTERNET eine Reihe von Datenbanken der Genetik und Molekularbiologie den Forschern *kostenlos* zur Verfügung. Ferner ist es möglich, vom EMBL-Großrechner eine Reihe von Computerprogrammen für DOS, MACINTOSH, UNIX, VAX und VMS herunterzuladen. Die meisten dieser Programme sind freeware.

Am Beispiel der Suche nach einer Gensequenz am Von Willebrand - Gen soll die einfache Handhabung des INTERNET gezeigt werden. Eine Zugangsberechtigung zu diesem weltweiten Computernetz erhält man über das Rechenzentrum einer Universität oder von großen Firmen oder Behörden. Ebenso bietet der kommerzielle amerikanische Netzwerkbetreiber CompuServe einen Übergang ins INTERNET an. CompuServe bietet seine Dienste auch in Europa an.

Das INTERNET - Einstiegsmenü ruft man durch die Eingabe von **gopher** auf und wählt dann **Other Gopher and Information Servers.** Dieses erste Menü sieht auf jedem Rechner etwas anders aus. Die genannte Zeile findet sich aber immer.

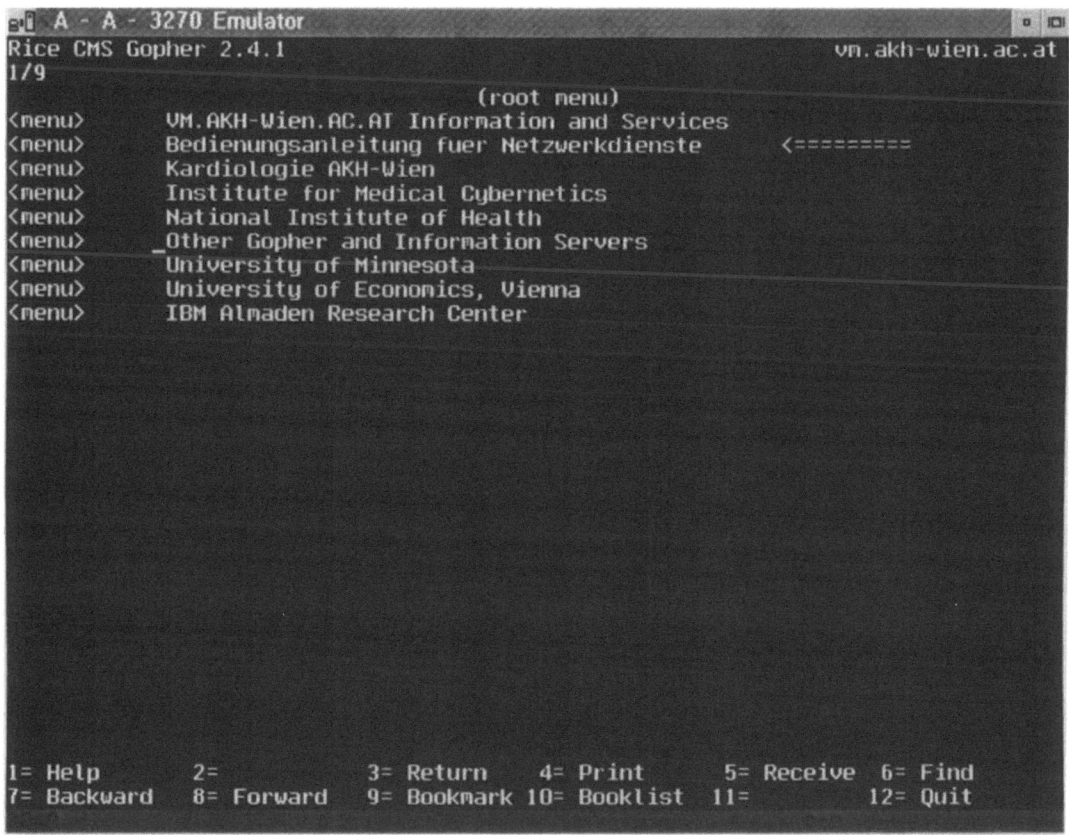

Durch den Aufruf von **Other gopher...** erhält man eine Liste von INTERNET - Servern auf der ganzen Erde.

```
 A - A - 3270 Emulator
Rice CMS Gopher 2.4.1                                        gopher.micro.umn.edu
1/12
                       Other Gopher and Information Servers
<menu>     All the Gopher Servers in the World
<menu>     Search titles in Gopherspace using veronica
<menu>     Africa
<menu>     Asia
<menu>     _Europe
<menu>     International Organizations
<menu>     Middle East
<menu>     North America
<menu>     Pacific
<menu>     South America
<menu>     Terminal Based Information
<menu>     WAIS Based Information




















1= Help      2=            3= Return    4= Print     5= Receive   6= Find
7= Backward  8= Forward    9= Bookmark 10= Booklist 11=          12= Quit
```

Hier wählt man **Europe** aus um zu den europäischen Anbietern zu gelangen. Links neben *Europe* steht **<menu>**, dies bedeutet, daß *Europe* zu einem weiteren Menü führt.

```
 A - A - 3270 Emulator
Rice CMS Gopher 2.4.1                                        gopher.tc.umn.edu
1/39        More
                                    Europe
<menu>     An_assembly_of_European_Gophers
<menu>     An_assembly_of_European_Gophers
<menu>     Austria
<menu>     Belgium
<menu>     CONCISE (COSINE European Information Server)
<menu>     Croatia
<menu>     Czech Republic
<menu>     Denmark
<menu>     Descriptions of European Networks
<menu>     EARN Information Service
<telnet>   ECHO
<telnet>   EUROKOM (authorised access only)
<menu>     EUnet entry point
<menu>     European National Entrypoints
<menu>     Finland
<menu>     France
<menu>     France
<menu>     French Speaking Gophers around the World
<menu>     _Germany
<menu>     Greece
<menu>     Hungary
<menu>     Iceland
<menu>     Ireland
<menu>     Italy
<menu>     Luxembourg
<menu>     Netherlands
<menu>     Norway
1= Help      2=            3= Return    4= Print     5= Receive   6= Find
7= Backward  8= Forward    9= Bookmark 10= Booklist 11=          12= Quit
```

Auf diesem Schirm wählt man die Option **Germany**. Neben manchen Einträgen auf dieser Seite sehen wir links **<telnet>** stehen; dies ist die Aufforderung an den Rechner einen anderen Computer *direkt über eine Datenleitung anzuwählen*.

```
A - A - 3270 Emulator
Rice CMS Gopher 2.4.1                                    gopher.tc.umn.edu
1/28          More
                            Germany
<menu>      Catholic University of Eichstaett, (DE)
<menu>      ComNet RWTH Aachen (Germany)
<menu>      DFN-CERT, Univ. Hamburg - Informatik, (DE)
<menu>     _EMBnet BioInformation Resource EMBL (Germany)
<menu>      EUnet in Germany
<menu>      Forschungsverbund Agraroekosysteme Muenchen (FAM), (DE)
<menu>      GMD Gopher Server, (DE)
<menu>      Gesellschaft fuer wissenschaftl. Datenverarbeitung mbH Goettingen
<menu>      Gopher der Universitaet Konstanz, (DE)
<menu>      Information Servers in Germany
<menu>      Inst. of pure Mathematics, Univer. of Heidelberg (Germany)
<menu>      Medical Informatics Goettingen, (DE)
<menu>      Technical University Of Dresden, Dept of Computer Science, (DE)
<menu>      Technical University of Chemnitz-Zwickau, (DE)
<menu>      Technical University of Claustal
<menu>      Technical University of Hamburg-Harburg, (DE)
<menu>      Technische Universitaet Berlin, Informatik, (DE)
<menu>      Technische Universitaet Cottbus, (DE)
<menu>      Technische Universitaet Muenchen (Germany)
<menu>      Universitaet Regensburg Gopher, (DE)
<menu>      University of Augsburg
<menu>      University of Cologne, Computing Center (RRZK), (DE)
<menu>      University of Giessen (Germany)
<menu>      University of Hohenheim
<menu>      University of Saarbruecken, Gopher-Project, (DE)
<menu>      University of Saarbruecken, RZ (Computing Centre), (DE)
<menu>      University of Trier, (Computer Center), (DE)
1= Help       2=          3= Return   4= Print     5= Receive  6= Find
7= Backward   8= Forward  9= Bookmark 10= Booklist 11=         12= Quit
```

Die Dienste des EMBL kann man mit der Zeile **EMBnet BioInformation Resource EMBL** aufrufen.

```
A - A - 3270 Emulator
Rice CMS Gopher 2.4.1                                   ftp.embl-heidelberg.de
1/3
                EMBnet BioInformation Resource EMBL (Germany)
<document>   About Gopher   v15Jun92, 2kb"
<document>   About This Resource  v15Jun92, 2kb"
<menu>      _ EMBnet BioInformation Resource EMBL




1= Help       2=          3= Return   4= Print     5= Receive  6= Find
7= Backward   8= Forward  9= Bookmark 10= Booklist 11=         12= Quit
```

Auch hier führt die Zeile **EMBnet BioInformation Resource EMBL,** neben der <menu> steht, zu einer weiteren Aufzweigung. **<document>** - Zeilen sind ein Endpunkt. Durch Aufruf einer solchen Zeile gelangt man zu einem Texteintrag.

```
 A - A - 3270 Emulator
Rice CMS Gopher 2.4.1                          felix.embl-heidelberg.de
1/6
                    EMBnet BioInformation Resource EMBL
<menu>       About EMBnet
<menu>       _Databases
<menu>       Hints
<menu>       Other EMBnet Hosts and Biological Sources
<menu>       Other Information Resources
<menu>       Software




















1= Help       2=            3= Return    4= Print     5= Receive   6= Find
7= Backward   8= Forward    9= Bookmark 10= Booklist 11=          12= Quit
```

Wir wählen nun **Databases**. Später werden wir nochmals von dieser Seite aus verzweigen, um zu sehen, wie man Software vom Großrechner herunterladen kann.

```
 A - A - 3270 Emulator
Rice CMS Gopher 2.4.1                          felix.embl-heidelberg.de
1/39      More
                              Databases
<menu>       3d_ali
<menu>       _Database Searches
<menu>       alu
<menu>       berlin
<menu>       bio_catal
<menu>       blocks
<menu>       codonusage
<menu>       cpgisle
<menu>       cutg
<menu>       ecd
<menu>       embl
<menu>       enzyme
<menu>       epd
<menu>       flybase
<menu>       haemb
<menu>       hla
<menu>       journals_toc
<menu>       kabat
<menu>       limb
<menu>       lista
<menu>       methyl
<menu>       pkcdd
<menu>       prints
<menu>       prosite
<menu>       protein_extras
<menu>       rebase
<menu>       reflist
1= Help       2=            3= Return    4= Print     5= Receive   6= Find
7= Backward   8= Forward    9= Bookmark 10= Booklist 11=          12= Quit
```

Anwahl der Zeile **Database Searches**

```
A - A - 3270 Emulator
Rice CMS Gopher 2.4.1                                       felix.embl-heidelberg.de
Enter keyword(s): willebrand

<telnet>    SRS sequence database retrieval system
<search>    Retrieve PDB Protein Databank by Accession Number
<search>    Search AAtDB - An Arabidopsis thaliana Database
<search>    Search ACEDB - A Caenorhabditis elegans Database
<search>    Search Bibliography of Theoretical Population Genetics
<search>    Search C.elegans strain list (CGC)
<search>    Search CCINFO WDC culture collections database
<search>    Search CancerNet_Files
<search>    Search Cloning Vectors
<search>    Search DDBJ, DNA Data Bank of Japan (NIG, Japan)
<search>    Search ENZYME database
<search>    Search EPD, Eukaryotic Promoter Database
<search>    Search EST, Human Expression Sequence Tags Database
<menu>      Search Flybase
<search>    _Search GenBank + Swiss-Prot + PIR + PDB (NIH)
<search>    Search GenBank, PIR, EMBL, and Updates (Houston)
<search>    Search GenTools Bibliography
<search>    Search Genbank (IUBio)
<search>    Search Genbank Updates (IUBio)
<search>    Search GrainGenes database (Cornell)
<search>    Search HDB, Hybridoma DataBase
<search>    Search Kabat Database of Proteins of Immunological Interest
<search>    Search LiMB, Listing of Molecular Biology Databases
<menu>      Search Mouse Databases (TBASE, Encyclopedia of the Mouse Genome)
<search>    Search Museum of Paleontology TYPE Specimen Index (Berkeley)
<search>    Search MycDB - Mycobacterium Database
<search>    Search NRL_3D Protein Sequence-Structure Database
1= Help         2=           3= Return    4= Print       5= Receive    6= Find
7= Backward    8= Forward    9= Bookmark 10= Booklist   11=           12= Quit
```

Steht neben einer Zeile **<search>**, so bedeutet dies, daß man nach Aufruf dieser Zeile sofort eine Suche eingeben kann. In diesem Beispiel wählen wir die Zeile **Search GenBank, PIR, EMBL, and Updates**. Es erscheint dann links oben **Keyword(s)**. Um Einträge über das Von Willebrand - Gen zu erhalten geben wir *Willebrand* ein und beenden mit ⏎ (ENTER).

```
A - A - 3270 Emulator
Rice CMS Gopher 2.4.1                                              gopher.nih.gov
79/108       More
              Search GenBank + Swiss-Prot + PIR + PDB (NIH)
<document>   gb:HUMVWFA21 Human von Willebrand factor gene, exon 25.
<document>   gb:HUMVWFA22 Human von Willebrand factor gene, exon 26.
<document>   gb:HUMVWFA23 Human von Willebrand factor gene, exon 27.
<document>   gb:HUMVWFA24 Human von Willebrand factor gene, exon 28.
<document>   gb:HUMVWFA25 Human von Willebrand factor gene, exons 29, 30 and 31.
<document>   gb:HUMVWFA26 Human von Willebrand factor gene, exon 32.
<document>   gb:HUMVWFA27 Human von Willebrand factor gene, exon 33 and 34.
<document>   gb:HUMVWFA28 Human von Willebrand factor gene, exon 35.
<document>   gb:HUMVWFA29 Human von Willebrand factor gene, exons 36 and 37.
<document>   gb:HUMVWFA30 Human von Willebrand factor gene, exon 38.
<document>   gb:HUMVWFA31 Human von Willebrand factor gene, exon 39, 40, 41 and
<document>   gb:HUMVWFA32 Human von Willebrand factor gene, exon 43.
<document>   gb:HUMVWFA33 Human von Willebrand factor gene, exon 44.
<document>   gb:HUMVWFA34 Human von Willebrand factor gene, exon 45.
<document>   gb:HUMVWFA35 Human von Willebrand factor gene, exons 46 and 47.
<document>   gb:HUMVWFA36 Human von Willebrand factor gene, exon 48.
<document>   gb:HUMVWFA37 Human von Willebrand factor gene, exons 49 and 50.
<document>   gb:HUMVWFA38 Human von Willebrand factor gene, exons 51 and 52.
<document>   _gb:HUMVWFAA Human von Willebrand factor gene, exons 23 through 34.
<document>   gb:HUMVWFAB Human von Willebrand factor pseudogene corresponding to
<document>   gb:HUMVWFM Human von Willebrand factor mRNA.
<document>   gb:HUMVWFRPIX Human platelet glycoprotein IX mRNA, 3' end.
<document>   gb:MMMAC1A Mouse mRNA for cell surface glycoprotein Mac-1 alpha-cha
<document>   gb:CHKC6A1A Chicken alpha-1 type VI collagen mRNA, complete cds.
<document>   gb:CHKCOLFIB Chicken alpha 1 chain of type XII collagen mRNA, compl
<document>   gb:CHKCOLXIVA Chicken alpha-1 type XIV collagen mRNA.
<document>   gb:CHKCOLXIVB Chicken alpha-1 type XIV collagen mRNA.
1= Help         2=           3= Return    4= Print       5= Receive    6= Find
7= Backward    8= Forward    9= Bookmark 10= Booklist   11=           12= Quit
```

Um die Gensequenz der Exone 23 bis 34 zu erhalten, wählen wir die entsprechende Zeile an.

```
A - A - 3270 Emulator
Rice CMS Gopher 2.4.1                                    gopher.nih.gov
1/442        More
          gb:HUMVWFAA Human von Willebrand factor gene, exons 23 through 34.
LOCUS        HUMVWFAA      21352 bp ds-DNA            PRI       24-JAN-1991
DEFINITION   Human von Willebrand factor gene, exons 23 through 34.
ACCESSION    M60675 M36184
KEYWORDS     coagulation factor VIII; coagulation factor VIII VWF;
             von Willebrand factor.
SOURCE       Human DNA.
  ORGANISM   Homo sapiens
             Eukaryota; Animalia; Chordata; Vertebrata; Mammalia; Theria;
             Eutheria; Primates; Haplorhini; Catarrhini; Hominidae.
REFERENCE    1  (bases 1 to 21352)
  AUTHORS    Mancuso,D.J., Tuley,E.A., Westfield,L.A., Lester-Mancuso,T.L., Le
             Beau,M.M., Sorace,J.M. and Sadler,J.E.
  TITLE      Human von Willebrand factor gene and pseudogene: Structural
             analysis and differentiation by polymerase chain reaction
  JOURNAL    Biochemistry 30, 253-269 (1991)
  STANDARD   full automatic
FEATURES             Location/Qualifiers
     mRNA            join(1314..1454,1667..1780,3572..3728,4461..4619,
                     5324..5459,7616..8994,10488..10604,10702..10842,
                     11126..11269,13713..13877,15227..15270,15563..15740)
                     /gene="F8VWF"
                     /partial
     exon            1314..1454
                     /number=23
                     /gene="F8VWF"
     exon            1667..1780
                     /number=24
1= Help       2=            3= Return    4= Print     5= Save      6= Find
7= Backward   8= Forward    9= Bookmark 10= Booklist 11= XEDIT    12= Quit
```

Wir erhalten nun eine genaue Beschreibung des Gens sowie die Angabe der Erstveröffentlichung. Durch Weiterblättern (hier mit der Funktionstaste PF8) gelangt man auf den folgenden Schirm:

```
A - A - 3270 Emulator
Rice CMS Gopher 2.4.1                                    gopher.nih.gov
131/442      More
          gb:HUMVWFAA Human von Willebrand factor gene, exons 23 through 34.
      2701 agaagtctgt gtacacacac agccatgcac acatacatgc tgctgtgtaa caccaccaat
      2761 gtgggagaga ctggttgaaa acatggatct caattctctt tctatctatg cagtgattt
      2821 cggtcctctga ggactccaaa ggatacttac attccctggt ttggtggaaa tcctgggcat
      2881 ctgagttgga agagtgagga caggggagga gttggggaca ttgagactgt tggaacgtct
      2941 tggaaacaat gacccactca gtgtctgaat tcatttctg tcataactgc cctgaaaag
      3001 tccagtgtgt ttagaggcgt gttttgggga tgaggaaggg ttggaactgg ttgaactgga
      3061 tttggaatca gagtctaggc cctattgtcc tgcatacctg ccccatagca ctgcagtgag
      3121 gcagctgcag ggcctgagtg atttccccat tctctttgct gaattgaggc aaagaaagac
      3181 agtgaccagc acatatgtgt gtttgtgttt ttgtaaaagc acccacatgc tcatgaggct
      3241 aagagtgggt tgtgaggaca gatggtggc tgagcaggga ggtaggcaga gggacaggg
      3301 gaatgttctt ctggaaaatc ctcaggctca ttgtgttctg cagaaggcca gcagcactgc
      3361 attattcaac tcttcttgct ggaatgcaga ttagaaacta agaatcttgc cttcccactc
      3421 attccctctt tgaaccatt gagctgcatt tctccttcta cctggacccc cttatccttta
      3481 aattgaccat cagaacattt gcacccagac taagagccag agttcctgac acctggccat
      3541 aggcctgggc cacctgaggc tgccttttgca ggtggacccc gagccatatc tggatgtctg
      3601 catttacgac acctgctcct gtgagtccat tgggactgc gcctgcttct gcgacaccat
      3661 tgctgcctat gcccacgtgt gtgcccagca tgcaaggtg gtgacctgga ggacggccac
      3721 attgtgccgt gagtactgac gccctcatgt tctcagatgc cctcccttct tccatgtgt
      3781 ctatgcttga acacttgtg agtgcagggg gatatcttca tgggcgagag aagacaggat
      3841 gttagtaggg actggatggc caaggcgtaa ggagggttaa gacattggct gtgtaagaag
      3901 tttatattac gggtgaggtg ggacatggat tcaaggcatg aacatgtgga gactttctt
      3961 ctggagagat tctggcaggg gagaagaggg aatactgatg aaagaagga agtcgattta
      4021 tgtctttaat taggcgtgat tatatttgcc aatatgagtg atcaactcat acattcatgt
      4081 ctatagaatc ttgcttcttt ggacagaagc aacttaatgt ttttatgtag aaaactgggc
      4141 cgggcacagt gactcatacc tgtaatccct gtgttttggg aggctgaggc cagaggattc
      4201 cttgagccca ggagttcaag accagcctgg gcaacatagc aagacccat ctgtacaaaa
      4261 attaaaaaaa gaaatgaatt cagaaccaat agattctggt ttaggtgctt caacaatcca
1= Help       2=            3= Return    4= Print     5= Save      6= Find
7= Backward   8= Forward    9= Bookmark 10= Booklist 11= XEDIT    12= Quit
```

Das EMBL stellt eine große Auswahl von Software für die verschiedensten Rechnersysteme zur Verfügung. Durch mehrmaliges Drücken der Taste PF3 gelangt man zu diesem Auswahlschirm zurück:

```
 A - A - 3270 Emulator
Rice CMS Gopher 2.4.1                                    felix.embl-heidelberg.de
1/6
                        EMBnet BioInformation Resource EMBL
<menu>      About EMBnet
<menu>      Databases
<menu>      Hints
<menu>      Other EMBnet Hosts and Biological Sources
<menu>      Other Information Resources
<menu>      _Software




1= Help      2=             3= Return    4= Print     5= Receive   6= Find
7= Backward  8= Forward     9= Bookmark 10= Booklist 11=          12= Quit
```

Die Wahl der Zeile **Software** führt zum folgenden Menü, das das Softwareangebot nach den verschiedenen Betriebssystemen ordnet.

```
 A - A - 3270 Emulator
Rice CMS Gopher 2.4.1                                    felix.embl-heidelberg.de
GOPTCP022I Connecting to felix.embl-heidelberg.de port 70.
                                     Software
<menu>      _dos
<menu>      mac
<menu>      unix
<menu>      vax
<menu>      vms




1= Help      2=             3= Return    4= Print     5= Receive   6= Find
7= Backward  8= Forward     9= Bookmark 10= Booklist 11=          12= Quit
```

94   *Molekularbiologische Datenbanken*

Die Anwahl für **DOS** bringt uns zur Auswahl der Programme für PC's:

```
A - A - 3270 Emulator
Rice CMS Gopher 2.4.1                          felix.embl-heidelberg.de
1/98        More
                                    dos
<document>   README      √ 7Dec93,  39kb"
<DOS>        alx3$.exe   √ 3Nov93,  100kb"
<DOS>        authorin.exe √ 3Nov93, 370kb"
<DOS>        bandlead.exe √ 3Nov93, 259kb"
<DOS>        bed.exe     √ 3Nov93,  73kb"
<DOS>        bigmouth.exe √ 3Nov93, 166kb"
<DOS>        boxshade.exe √ 3Nov93, 58kb"
<DOS>        cip$.exe    √ 3Nov93,  43kb"
<DOS>        clones$.exe √ 3Nov93, 161kb"
<DOS>        clustalv.exe √ 3Nov93, 195kb"
<DOS>        cm.exe      √ 3Nov93, 531kb"
<DOS>        cmolecul.exe √ 3Nov93, 48kb"
<DOS>        codons14.exe √ 3Nov93, 65kb"
<DOS>        consens$.exe √ 3Nov93, 35kb"
<DOS>        cosy$.exe   √ 3Nov93, 1538kb"
<document>   cregex.c    √ 7Oct92,  14kb"
<DOS>        cutcost.exe √ 3Nov93,  74kb"
<DOS>        detar$.exe  √ 3Nov93,  31kb"
<DOS>        dfrag303.exe √ 3Nov93, 33kb"
<DOS>        digest$.exe √ 3Nov93,  82kb"
<DOS>        digiseq.exe √ 3Nov93,  55kb"
<DOS>        dnaclone.exe √ 3Nov93, 191kb"
<DOS>        dotplot$.exe √ 3Nov93, 89kb"
<DOS>        easi.exe    √ 3Nov93, 307kb"
<DOS>        easyclon.exe √ 3Nov93, 101kb"
<DOS>        elbamap.exe √ 3Nov93,  39kb"
<DOS>        emolecul.exe √ 3Nov93, 50kb"
1= Help      2=           3= Return   4= Print     5= Receive  6= Find
7= Backward  8= Forward   9= Bookmark 10= Booklist 11=         12= Quit
```

Auf diesem Schirm sieht man zwei Zeilen, die Text zum Inhalt haben, ersichtlich am Eintrag **<document>**. Die Programme erkennt man daran, daß links am Zeilenanfang **<DOS>** steht. Im *Readme* findet sich eine genaue Anleitung zu den Computerprogrammen.

```
A - A - 3270 Emulator
Rice CMS Gopher 2.4.1                          felix.embl-heidelberg.de
1/1314      More
                             README   √ 7Dec93, 39kb"
HELP DOS_SOFTWARE


MS DOS Molecular Biology Software on EMBL FTP Server
----------------------------------------------------

Molecular biological software for IBM PC and  clones is  available  from  the
EMBL FTP Server. Though all programs are tested we can make  no warranty   on
the functionality of these programs  nor  shall  be  liable  for  any  damage
resulting from their usage.

Most programs on the ftp server are freeware, but that does not imply   that
there are no rights reserved by the authors. Some programs are shareware. You
may freely copy and distribute these programs, but if you like  to   use  them
after a trial period you are asked to send the author a small fee. Please see
the accompanying documentation files or  manuals  for  details  of  copyright
status.

How to access files
-------------------

All software for MS DOS on the EMBL FTP Server is in server directory called
/pub/software/dos. Use BINARY mode for ftp transfer of .EXE and .ZIP files and
ASCII mode for all other files.

Problems
--------
1= Help      2=           3= Return   4= Print     5= Save     6= Find
7= Backward  8= Forward   9= Bookmark 10= Booklist 11= XEDIT   12= Quit
```

Um sich mit den EMBL-Datenbanken zurechtzufinden, gibt es auch eine große Anzahl von HELP-Dokumenten, die man unter *Hints* findet:

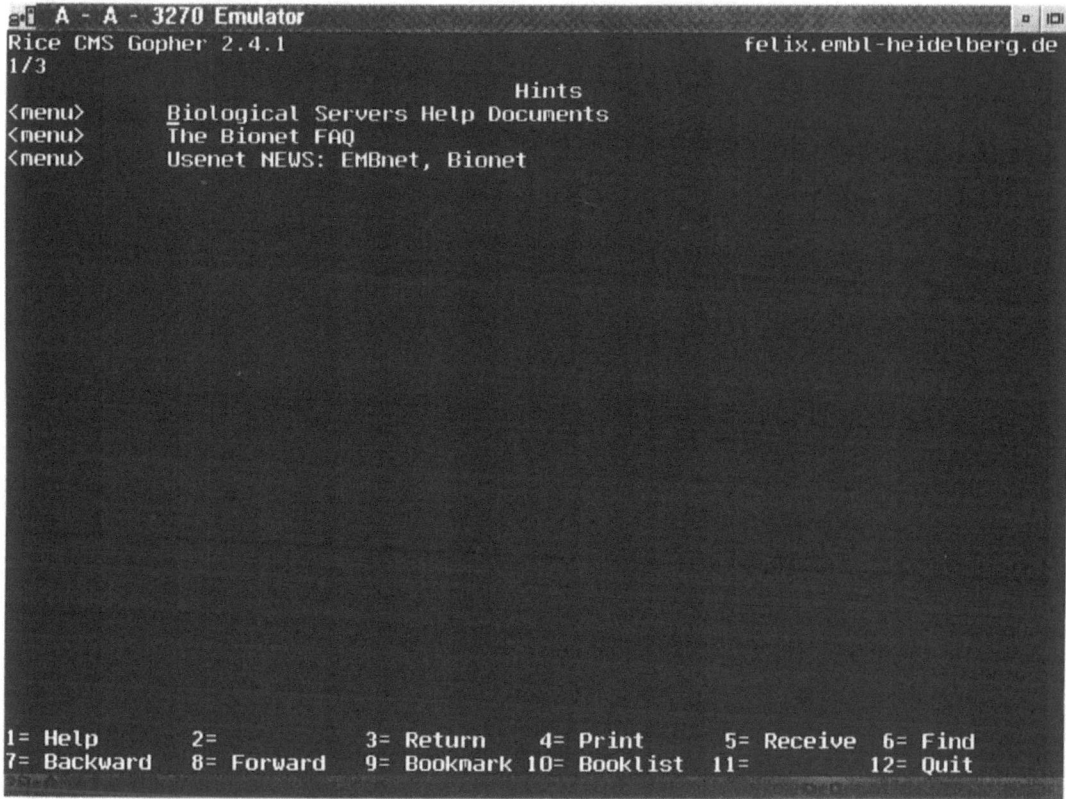

Der Aufruf des Menüs führt zu folgender Aufzweigung:

Als Beispiel eines solchen Help-Files soll hier das **bioscan** - Dokument aufgerufen werden:

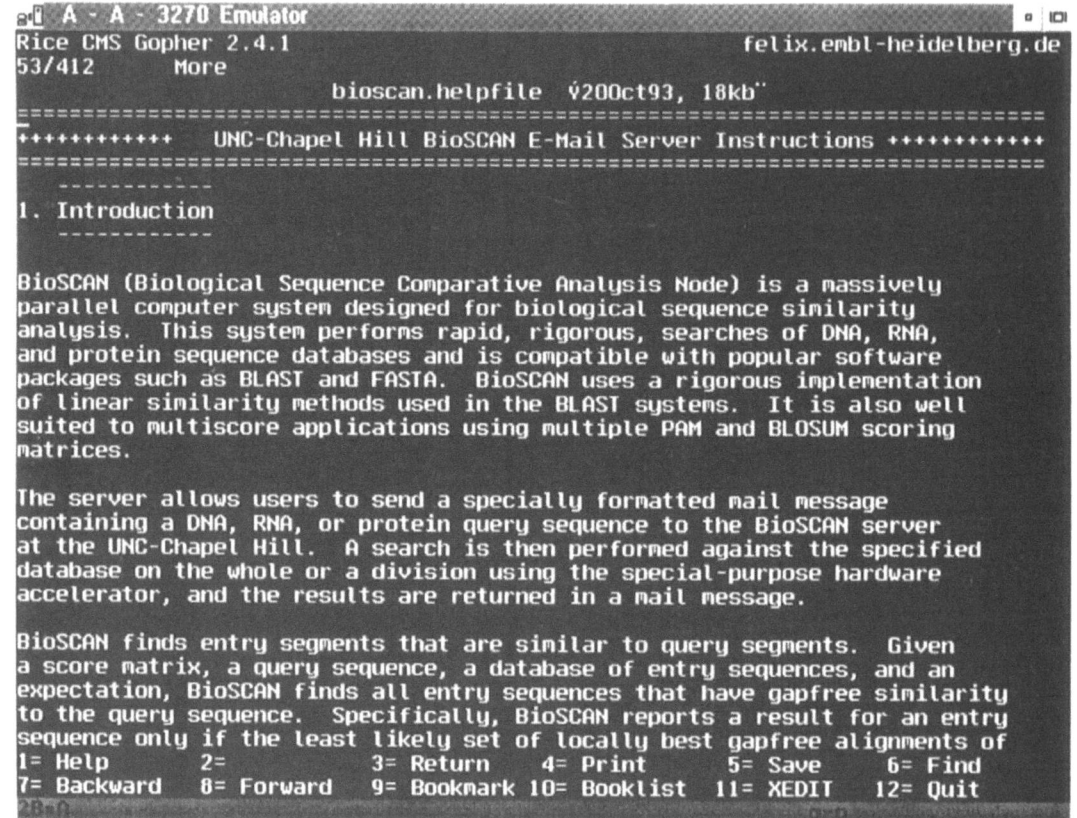

3. BIBLIOTHEKSKATALOGE

3.1. Kataloge amerikanischer Bibliotheken

Bei der Suche nach *Büchern* kann man entweder auf das vorgestellte *Verzeichnis lieferbarer Bücher* bei deutschsprachigen Titeln oder auf *Books in Print* bei englischsprachiger Literatur zurückgreifen oder man sieht in den Katalogen großer Bibliotheken nach.

Da viele Bibliothekskataloge per Computer abfragbar sind, stellt diese Option eine sehr bequeme und rasche Möglichkeit dar, Buchtitel abzufragen. Im folgenden soll als Beispiel der Katalog der *University of Minnesota* vorgestellt werden. Diese Bibliothek wurde gewählt, weil sie einerseits leicht über INTERNET zu erreichen ist und zweitens der Zugang öffentlich, also ohne Paßwort erfolgt.

Den Rechner der *University of Minnesota* erreicht man über das folgende Menü. Sollte diese Auswahl nicht möglich sein, so ist ein alternativer Weg über folgende Verzweigungen möglich: **Other Gopher... > North America > USA > Minnesota > University of Minnnesota > Libraries > Library Catalogs via Telnet > Libraries of the University of Minnesota Integrated Network Access**

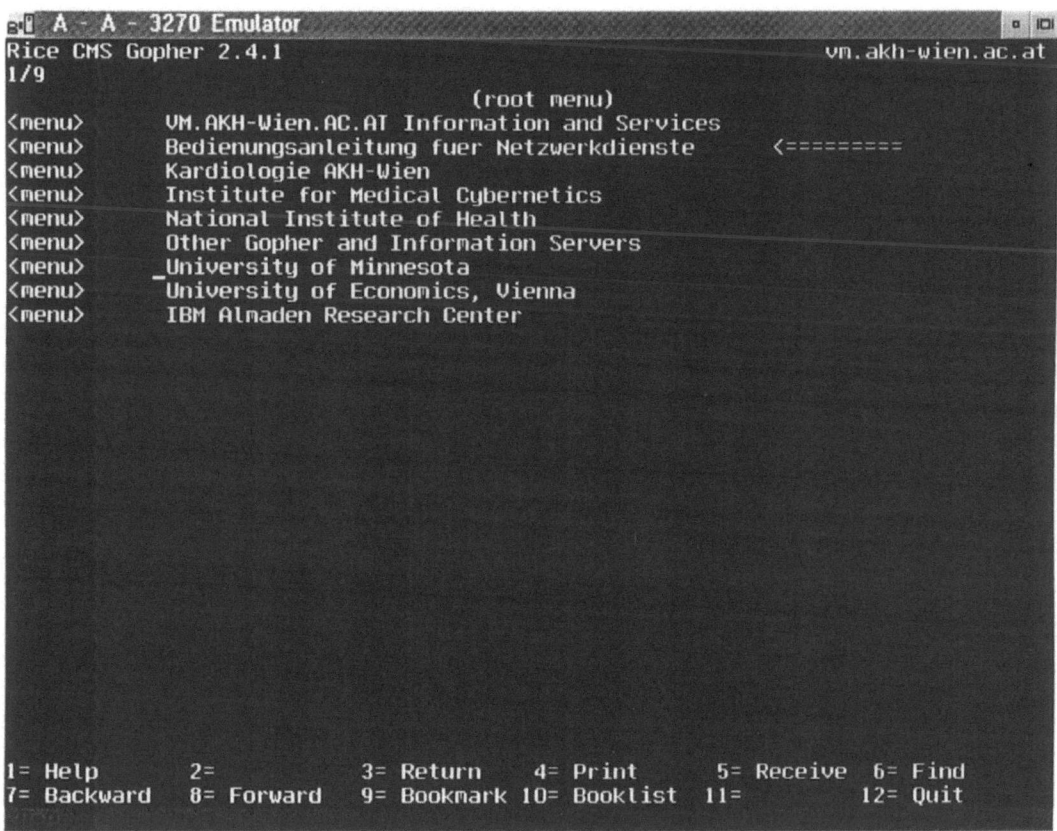

Die folgenden Schirme zeigen die letzten Schritte dieser Verzweigung an:

```
 A - A - 3270 Emulator
Rice CMS Gopher 2.4.1                                          gopher.micro.umn.edu
1/12
                       University of Minnesota
<menu>      Information About Gopher
<menu>      Computer Information
<menu>      Discussion Groups
<menu>      Fun & Games
<menu>      Internet file server (ftp) sites
<menu>      _Libraries
<menu>      News
<menu>      Other Gopher and Information Servers
<menu>      Phone Books
<search>    Search Gopher Titles at the University of Minnesota
<search>    Search lots of places at the University of Minnesota
<menu>      University of Minnesota Campus Information




1= Help       2=            3= Return    4= Print      5= Receive   6= Find
7= Backward   8= Forward    9= Bookmark 10= Booklist  11=          12= Quit
```

```
 A - A - 3270 Emulator
Rice CMS Gopher 2.4.1                                          gopher.tc.umn.edu
1/8
                              Libraries
<menu>      University of Minnesota Libraries
<menu>      Electronic Books
<menu>      Electronic Journal collection from CICnet
<menu>      Information from the U.S. Federal Government
<menu>      _Library Catalogs via Telnet
<menu>      Library of Congress Records
<menu>      Newspapers, Magazines, and Newsletters
<menu>      Reference Works




1= Help       2=            3= Return    4= Print      5= Receive   6= Find
7= Backward   8= Forward    9= Bookmark 10= Booklist  11=          12= Quit
```

Auf dem Eingangschirm der Universität wählt man *1 - University Libraries/LUMINA*.

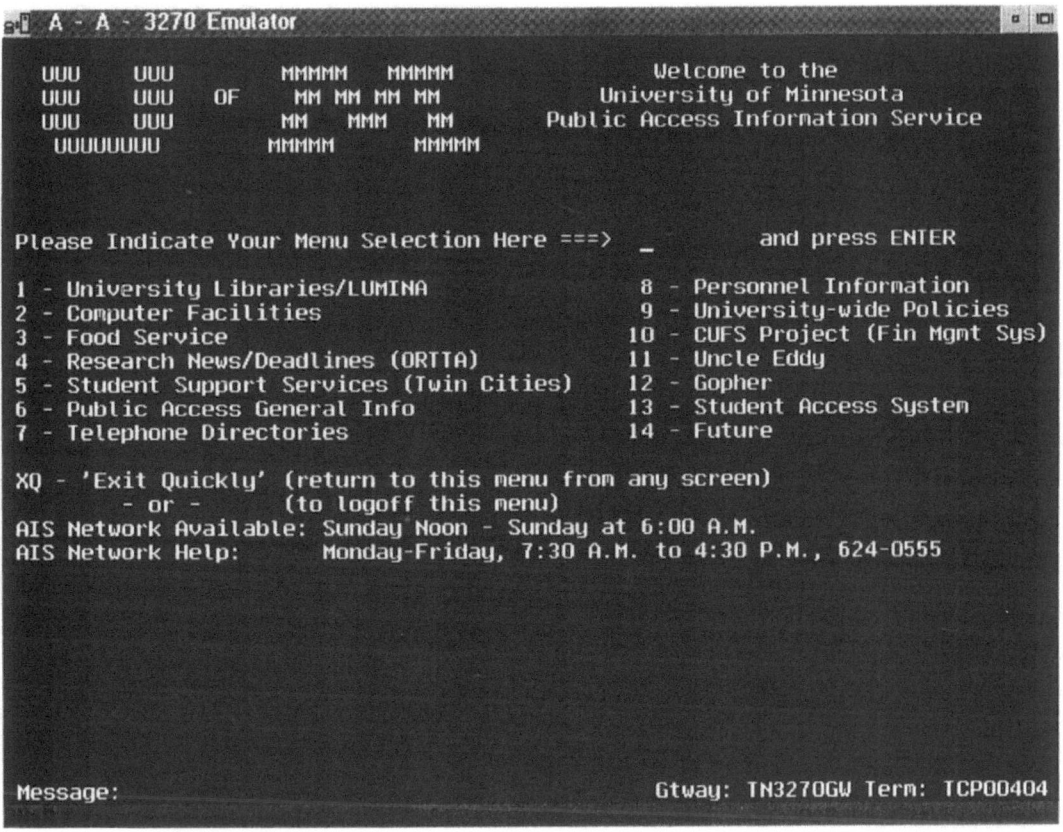

Durch nochmalige Eingabe von *1* gelangt man auf folgenden Schirm weiter. In der untersten Zeile können hinter **next command** die Suchbefehle eingegeben werden. Es kann nach **Author (a=)**, nach **Titel (t=)**, nach **Subject (s=)**, nach **Medical Subject (sm=)**, sowie nach **Keyword (k=)** gesucht werden. Auch Boole'sche Operatoren können verwendet werden.

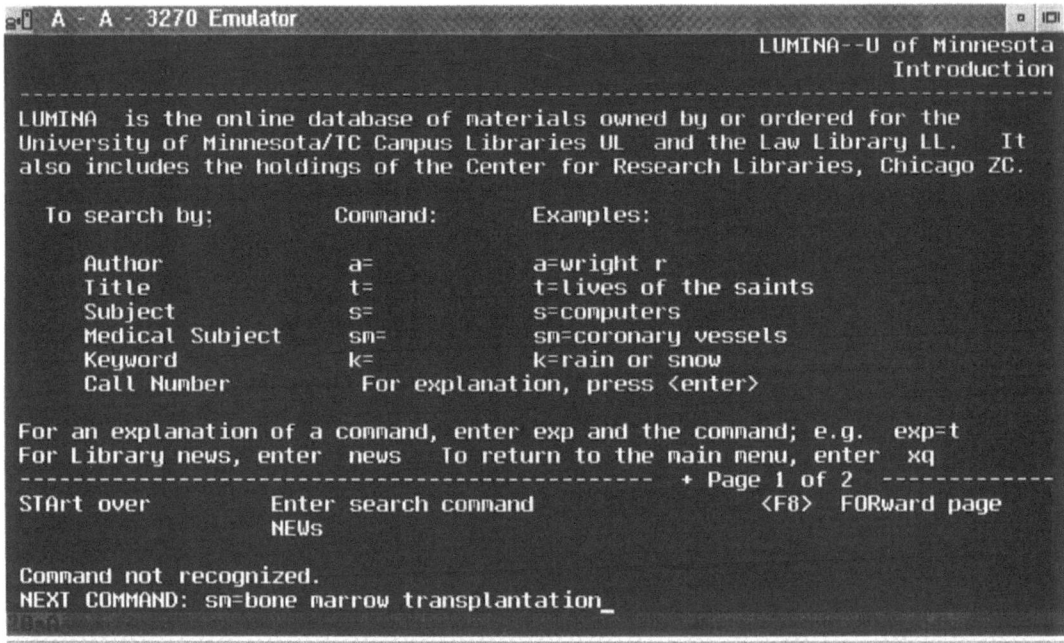

Die Eingabe **sm=bone marrow transplantation** führte zu folgendem Ergebnis:

Die genaue Zitation wird durch die Eingabe der entsprechenden Kennummer, die links neben den gefundenen Titeln steht, aufgerufen.

```
A - A - 3270 Emulator
Search Request: SM=BONE MARROW TRANSPLANTATION          LUMINA--U of Minnesota
BOOK - Record 2 of 12 Entries Found                                   Long View
-------------------------------------------------------------------------------
Title:            Bone marrow transplantation / edited by Stephen J. Forman,
                  Karl G. Blume, E. Donnall Thomas.

Published:        Boston : Blackwell Scientific Publications, c1994.

Description:      p. cm.

Subjects, Library of Congress (Use s=):
                  Bone marrow--Transplantation.

Subjects, Medical (Use sm=):
                  Bone Marrow Transplantation.

Contributors:     Forman, Stephen J.
                  Blume, Karl G.
------------------------------------------------ - Page 1 of 2 --------------
STArt over          BRIef view                      <F8>   FORward page
HELp                INDex                            <F6>   NEXt record
OTHer options                                        <F5>   PREvious record

NEXT COMMAND: _
```

3.2. Kataloge deutscher Bibliotheken

KOALA

In Deutschland bieten mehrere Universitätsbibliotheken eine Abfrage ihres Kataloges via Internet an; erwähnenswert sind unter anderem:

Justus - Liebig - Universität GIESSEN
TELNET: NOSVE.HRZ.UNI-GIESSEN.DE oder 134.176.2.1
User: gicis
Password: cs20
Family: Enter

Universität GÖTTINGEN
TELNET: OPAC.SUB.GWDG.DE oder 134.76.160.32
User: opc

Als Beispiel sei hier **KOALA,** das *Konstanzer Ausleih- und Anfragesystem* angeführt:

Universität KONSTANZ
TELNET: POLYDOS.UNI-KONSTANZ.DE oder 134.34.3.5 775

Nach Anwahl des genannten Internet-Rechners erhält man den folgende Schirm; von hier aus kann man auch in die *Euregio-Bodensee-Datenbank* verzwei gen:

```
kn3      BS2000-TELNET Server Version V02.1B10,   4 Aug 1992 11:11:47
              Willkommen in der                    (**.--.**)
         Bibliothek der Universitaet Konstanz    (**..    ..**)
              Sie sind verbunden mit              (* .  Q Q  . *)
                   K O A L A                      (*  .  ()  . *)
         (KOnstanzer AusLeih- und Anfragesystem)  (*   --   *)
                                                    * ------ *
 Sie koennen in unserem GESAMT-Bestand von derzeit  *  16.01.94  *
      ca. 1,75 Mio.  Titeln recherchieren          *  16:18:26  *
    wie? Gib Anweisung 'hilfe', 'info' oder 'ende'  *----------*
 ----------------------------------------------------------------
  Sie koennen auch in der EUREGIO-BODENSEE-DATENBANK
  recherchieren!   Wie?   Gib: open boddb (oder: o b)
 ----------------------------------------------------------------
 *




                                                              Telnet
```

Über das Programm KOALA können rund 1,75 Millionen Bücher abgefragt werden, dabei kann z.B. nach Autor, Titel, Schlagwort, ISBN-Nummer, Signatur und Erscheinungsjahr gesucht werden:

```
A - A - 3270 Emulator
Wichtig: Umlaute aufloesen ae oe ue ss
         Logische Verknuepfungen mit #u# #o# #n#
         Rechts-Trunkierung mit ?
*info suche

Anweisung: suche
Bewirkt Recherche in der Datenbank und zeigt Treffer-Anzahl an
suche aspekt=suchbegriff      Es gibt folgende Aspekte:
 at=Autor (nur Nachname) Titel Untertitel Erscheinungsjahr
 au=Autor (Nachname,Vorname z.B. boell,heinrich?)
 ti=Titel (ein oder mehrere Stichworte aus Sachtitel u. Untertitel)
 ko=Koerperschaftsname          sw=Schlagwort(e)
 sg=Signatur                    no=Notation
 vn=Verbuchungsnummer           ej=Erscheinungsjahr
 ib=ISBN                        is=ISSN
z.B.: suche at=boell 1987 oder: suche at=tschernobyl #o# chernobyl
      suche au=boell,h? #u# ti=frauen
      suche ti=umweltschutz bodensee #u# ej=1978
Wichtig: Umlaute aufloesen ae oe ue ss
         Logische Verknuepfungen mit #u# #o# #n#
         Rechts-Trunkierung mit ?
*
                                                              Telnet
```

Die Eingabe von **suche ti=geschichte medizin** führt zu folgenden 87 Buchtiteln, die über die *Geschichte der Medizin* handeln. Dabei wird zuerst eine Gesamtübersicht angegeben. Aus dieser können Signatur, Autor sowie der Anfang des Titels entnommen werden. Ferner ist auch ersichtlich, ob das Buch gerade entlehnt ist oder nicht.

Als nächsten Schritt gibt man nun mit **list** jenes Buch an, von dem man den vollen Eintrag angezeigt bekommen will, hier zum Beispiel: **list9,** um die exakte Zitation von Jaeckel's Buch über die Charité zu erhalten:

```
*suche ti=geschichte medizin

Es wurden      87 Treffer gefunden
*list

  1 Frei     phd 810/t93a Duin: Geschichte der Medizin. Von der Antike bis
  2 Frei     wrt 248.10/s42 Sierck: Arbeit ist die beste Medizin. zur Gesc
  3 Frei     phd 810/t93 Seidler: Geschichte der Medizin und der Krankenpf
  4 Frei     phd 811/t92c Wagner: Medizinprofessoren und aerztliche Ausbil
  5 Ausgel.  phd 810/t92 Ackerknecht: Geschichte der Medizin. 1992.
  6 Frei     phd 810/t91 Jetter: Geschichte der Medizin. Einfuehrung in di
  7 Frei     phd 816/t88c Preiser: Fuenfzig Jahre Senckenbergisches Instit
  8 Frei     D 87/161 Hainlein: Zur Geschichte der Gerichtlichen Medizin a
  9 Ausgel.  gsr 991/j12 Jaeckel: Die Charite. Die Geschichte eines Weltze
 10 Frei     phc 950:m25/t90b Klibansky: Saturn und Melancholie. Studien z
 11 Frei     phx 780.03:w/t81 Henkelmann: Zur Geschichte des pathophysiolo
 12 Ausgel.  gsr 990/l11 Labisch: Geschichte, Sozialgeschichte, historisch
 13 Ausgel.  phd 810/t90a Eckart: Geschichte der Medizin. Mit 13 Tab. 1990
 14 Frei     phd 810/t90 Schipperges: Geschichte der Medizin in Schlaglich
 15 Ausgel.  y 16556 Klibansky: Saturn und Melancholie. Studien zur Geschi
 16 Ausgel.  gsb 86/p36a Pfohl: Inschriften der Griechen. Epigraph. Quelle
 17 Ausgel.  y 16295 Klibansky: Saturn und Melancholie. Studien zur Geschi
 18 Frei     phc 950:m25/t90 Klibansky: Saturn und Melancholie. Studien zu
 19 Frei     bio 849:s/g28 Cramer: Geschichte der manuellen Medizin. Mit 6
 20 Frei     phd 816/t78a Schmid: Die Medizin im Oberhalbstein bis zum Beg
*


list9_
                                                                    Telnet
```

```
    9. Treffer von      87 auflistbaren
-----------------------------------------------------------------KOALA---
Sig: gsr 991/j12                                          0110.6955.88

Jaeckel: Die Charite. Die Geschichte eines Weltzentrums der Medizin. 1990.


Buch ist bis: 18.01.94 ausgeliehen  -  autom. Verlaengerung noch nicht ausgef.
 0 Vormerkungen eingetragen - 3 (weitere) moeglich
*
                                                                    Telnet
```

3.3. Kataloge österreichischer Bibliotheken

BIBOS

Der Buchbestand folgender **österreichischer Bibliotheken** kann über das Computernetz **BIBOS** abgerufen werden.

1. Österreichische Nationalbibliothek
2. Universitätsbibliothek Wien
3. Universitätsbibliothek der Technischen Universität Wien
4. Universitätsbibliothek der Wirtschaftsuniversität Wien
5. Universitätsbibliothek der Universität für Bodenkultur Wien
6. Universitätsbibliothek der Veterinärmedizinischen Universität Wien
7. Zentralbibliothek für Physik Wien
8. Österreichische Phonothek
9. Österreichisches Bundesinstitut für den wissenschaftlichen Film
10. Universitätsbibliothek Graz
11. Universitätsbibliothek Innsbruck
12. Forschungsinstitut Brenner-Archiv
13. Universitätsbibliothek Salzburg
14. Universitätsbibliothek Linz
15. Hochschulbibliothek für künstlerische und industrielle Gestaltung Linz
16. Universitätsbibliothek der Universität für Bildungswissenschaften Klagenfurt
17. Universitätsbibliothek der Montanuniversität Leoben
18. Bibliothek St. Gabriel

BIBOS kann von Computerterminals in den genannten Bibliotheken abgefragt werden. Es ist aber auch möglich, per *Modem* und Verwendung des Terminalemulationsprogrammes *BIBKERM\Kermit* (das vom Großrechner der Universität Wien als Freeware heruntergeladen werden kann) das Rechenzentrum der Universität Wien anzurufen (Tel.: 0222/438971) > Identifikation: **1** > Eingabe des Terminaltyps: z.B.: **vt102** > Eingabe in der nun erscheinenden *Command line:* **dial vtam** (UserID und Paßwort sind nicht nötig) > danach erscheint ein weiterer Auswahlschirm, von dem man mit > **O** den Bibliothekskatalog anwählt.

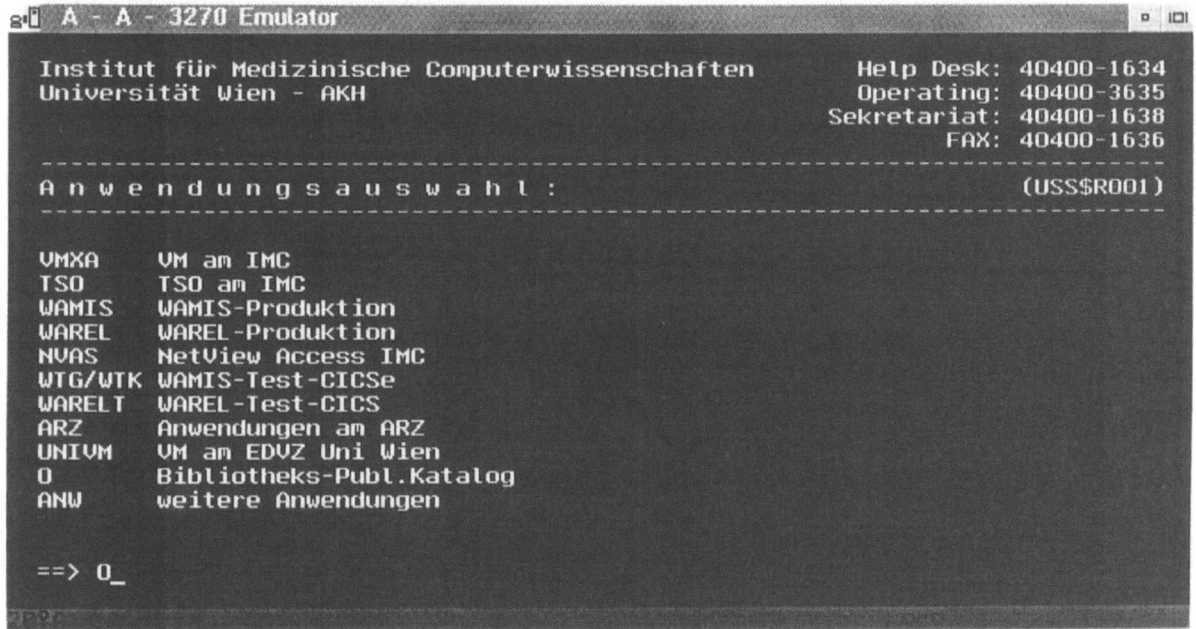

Um gleich in allen der genannten Bibliotheken suchen zu können gibt man als Code **Verbund** ein

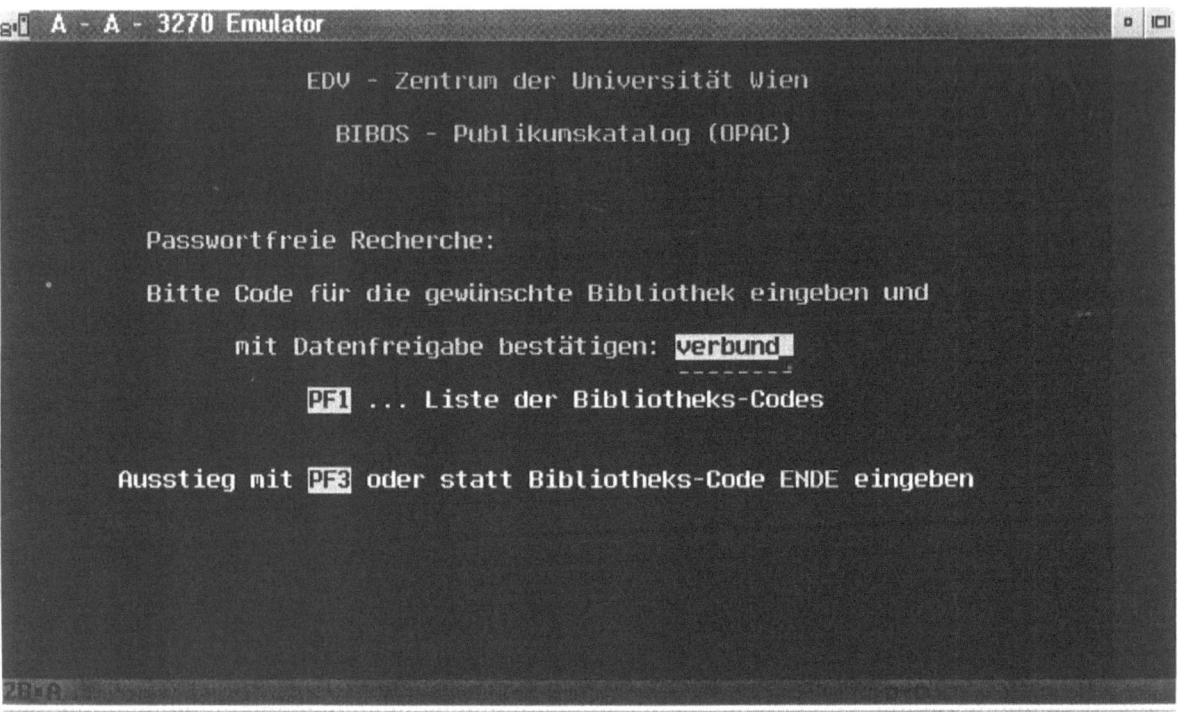

Mit PF1 gelangt man in das HELP-Menü, mit Datenfreigabe kann man die Suche beginnen. Das genannte Terminalemulationsprogramm BIBKERM\Kermit simuliert die PF1 bis PF12 - Tasten des Großrechners, ihnen entsprechen die Tasten F1 bis F12 am PC, die für andere Anwendungen, z.B. für INTERNET-Anwendungen sehr wichtige Pause-Taste des Großrechners wird durch die +-Taste (rechts neben dem Nummernblock) simuliert!

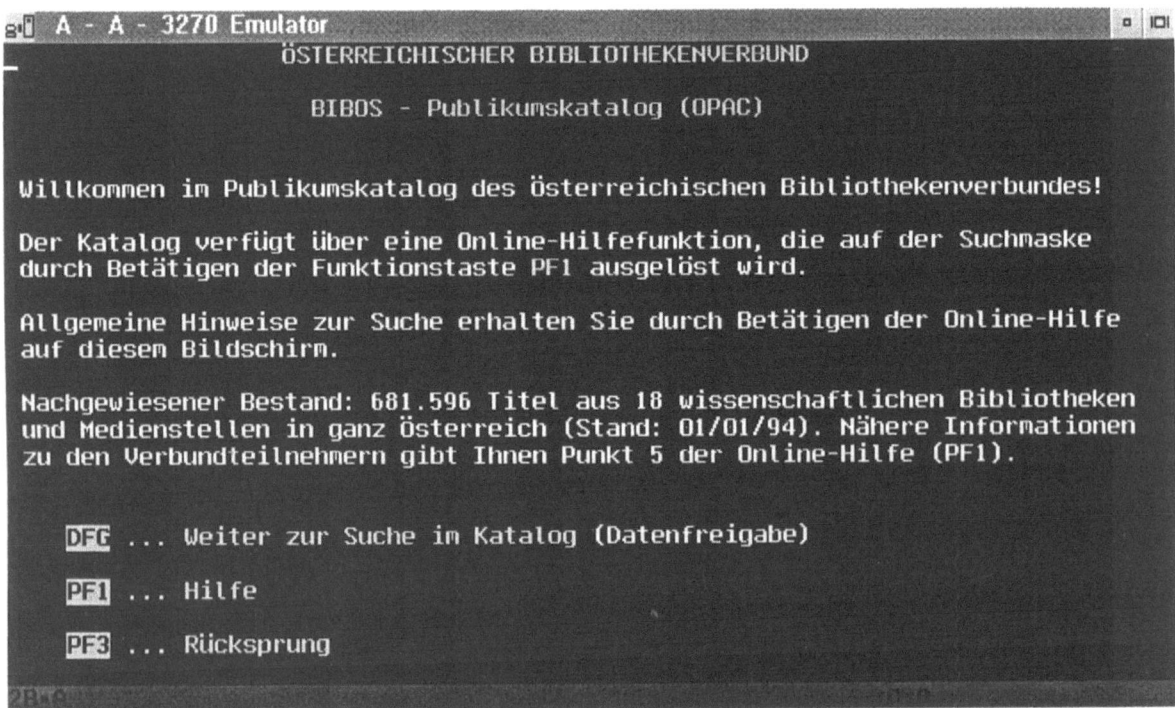

BIBOS kennt leider nicht die Suche mit Boole'schen Operatoren. Ebenso ist die Suche mit Schlagworten bzw. Klassifikation/Systematik sehr schwierig. Am ehesten führt die Eingabe von Titelworten zum Erfolg. Nicht so schwierig gestaltet sich die Suche von Titeln per Eingabe von Autoren. Insgesamt empfiehlt es sich *möglichst wenig* einzugeben. Je mehr Information man eintippt, um so eher stimmt ein einziger Buchstabe nicht und die Suche bleibt ergebnislos.

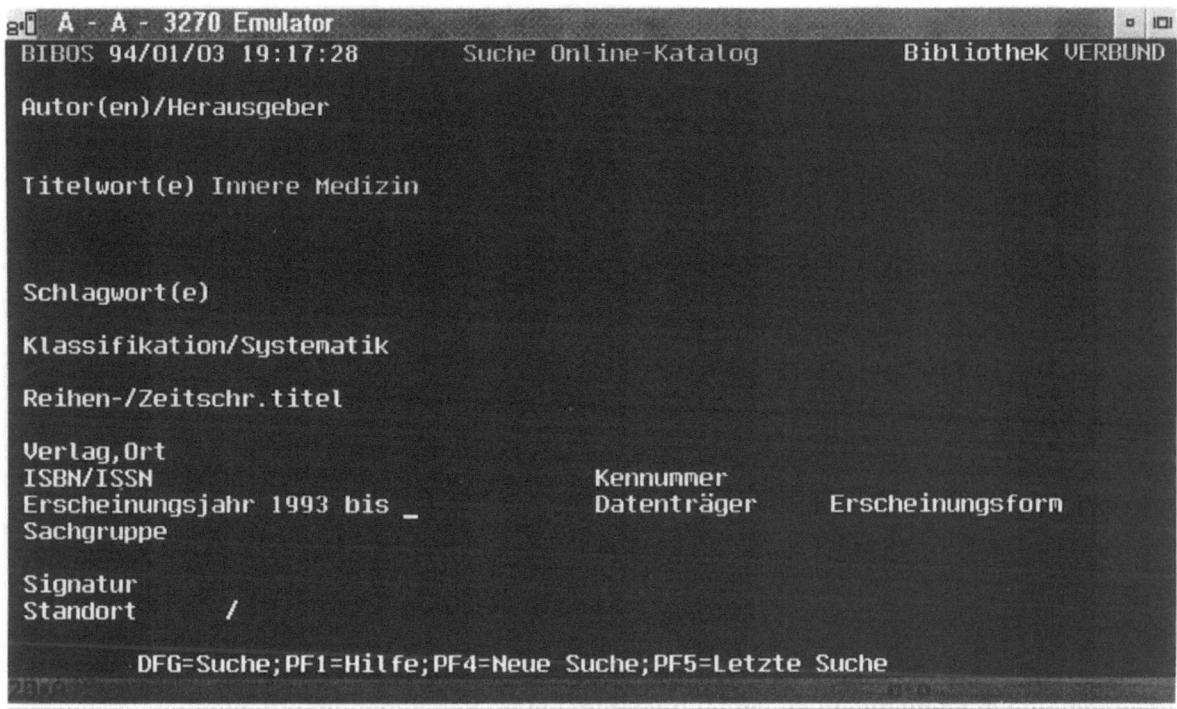

In diesem Beispiel wurden durch Eingabe der Titelworte **Innere Medizin** und durch Eingabe des Jahres **1993** die folgenden Titel gefunden.

Durch Eingabe der Ziffer **4** gelangt man zur vollständigen Zitation und sieht auch, an welcher Bibliothek das gesuchte Werk vorhanden ist und anhand der Signatur, wo es steht.

```
A - A - 3270 Emulator
BIBOS 94/01/03 19:19:24    Anzeige gefundener Titel Verbund    Bibliothek VERBUND
                                                               Titel     4 von    5
Gesucht war nach: TITEL: Innere Medizin JAHR: 1993


Hiezu existiert folgender Titel:
Sig.

 Innere Medizin : mit 501 Tabellen, 207 Kasuistiken, sowie 137 Praxisfragen
 zur Vorbereitung auf die mündliche Prüfung / Classen ; Diehl ; Kochsiek.
 Hrsg. von M. Classen ... - 2., überarb. Aufl. - München ; Wien [u.a.] :
 Urban & Schwarzenberg, 1993. - XXVII, 1435 S. : Ill., graph. Darst.
  ISBN 3-541-11672-2

    Fakultätsbibliothek für Medizin an der Universität Wien

 SIG:  WB-115-50 /<2> : FH  5
 KS:   WB-115




Es gibt keine weiteren Seiten zu diesem Dokument
        PF1=Hilfe;PF4=Neue Su;PF5=Letzte;PF7=Zurück;PF8=Vorw.;PF11=Kurzanz.
```

Mit Hilfe des **$ - Zeichens** ist das Trunkieren von Suchbegriffen möglich.

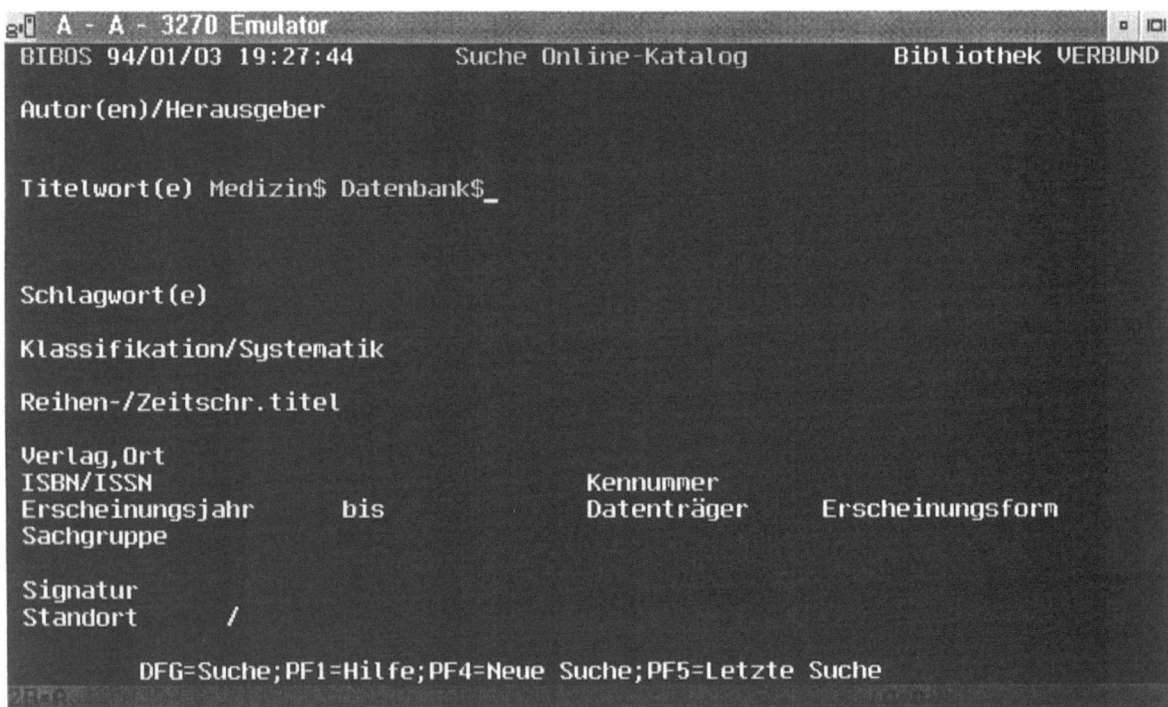

In den meisten Fällen wird das Trunkieren mit einer wesentlich höheren Trefferquote belohnt!

```
A - A - 3270 Emulator
BIBOS 94/01/03 19:29:02 Kurzanzeige gefundene Titel Verbund Bibliothek VERBUND
                                                    Titel    1 bis    5 von   5
Gesucht war nach:   TITEL: Medizin$ Datenbank$


1 Breitfuss, Anton: Kostenvergleich ausgewählter naturwissenschaftlicher und
  medizinischer Online-Datenbanken / vorgelegt von Anton Breitfuss. -      | 1985
2 KASTNER, ANGELA: Der Aufbau einer Datenbank für ein medizinisches
  Informations- und Expertensystem. [Mit Abb.] (Wien) 1987. 172 Bl.        | 1987
3 KASTNER, ANGELA: Der Aufbau einer Datenbank für ein medizinisches
  Informations- und Expertensystem. [Mit Abb.] (Wien) 1987. 172 Bl.        | 1987
4 König, Josef: Literatursuche in medizinischen Datenbanken / Josef König. -
  Wien, 1993. - 141 S. : Ill.                                              | 1993
5 Öhlknecht, Martin: ¬Der¬ Einsatz der relationalen Datenbank ORACLE zur Daten-
  und Wissensspeicherung im medizinischen Informations- und                | 1989
6

7

8


Es wurden insgesamt     5 Titel gefunden
      PF1=Hilfe;PF4=Neue Suche;PF5=Letzte Suche;PF7=Zurück;PF8=Vorwärts
```

4. GALE DIRECTORY OF DATABASES - DIE „DATENBANK DER DATENBANKEN"

Gale Directory of Databases ist ein elektronisches Nachschlagewerk auf CD-ROM; in ihm findet man nahezu alle derzeit online, auf CD-ROM oder auf Diskette bzw. Magnetband verfügbaren Datenbanken. Insgesamt werden 8 800 Datenbanken beschrieben, davon sind 5 300 online zugänglich und 3 500 auf CD-ROM gespeichert.

Die Felder dieser Datenbank unterscheiden sich naturgemäß von anderen, mehr themenorientierten, Datenbanken:

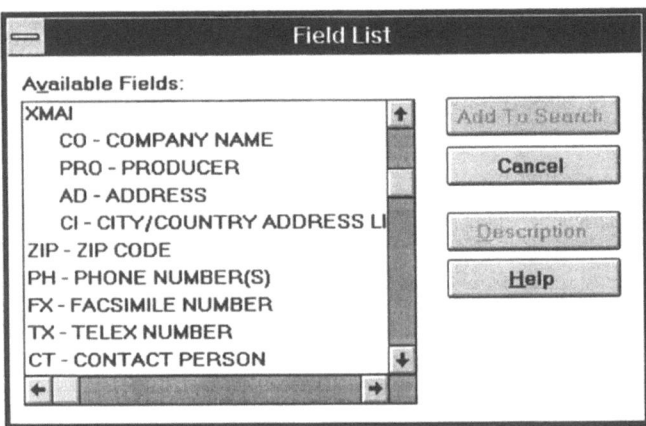

Beispielsweise ergibt die Suche **DIMDI in CO** die folgende Information über das **Deutsche Institut für Medizinische Dokumentation und Information (DIMDI)** in Köln:

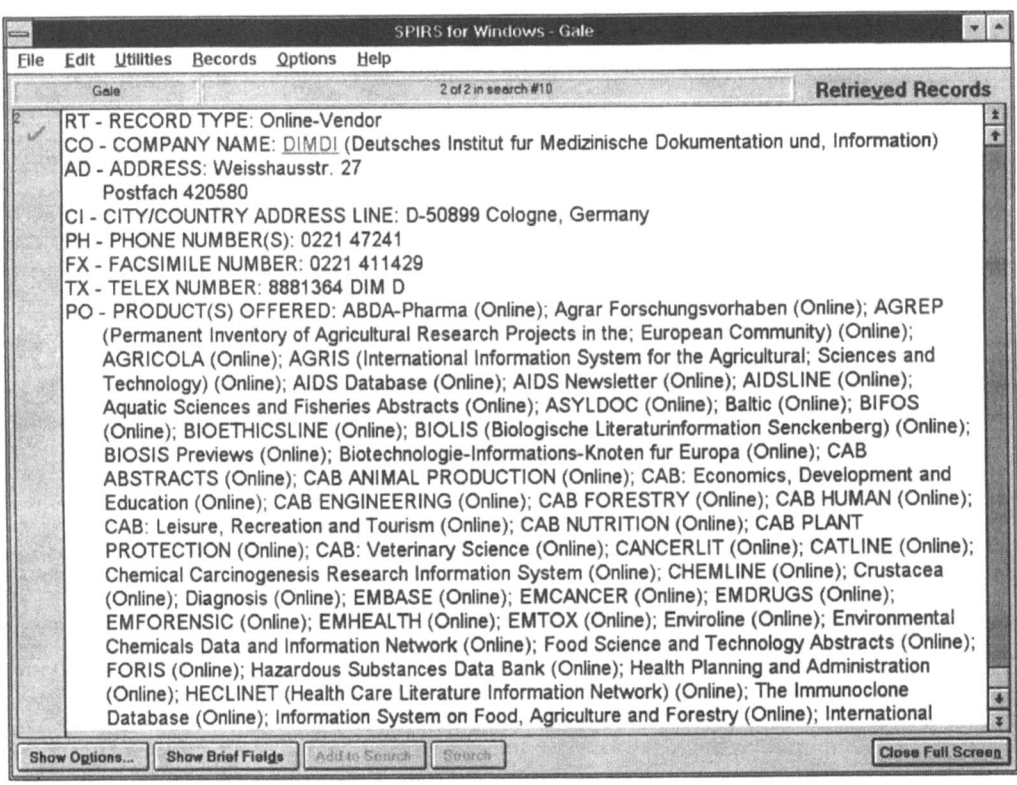

Ausgedruckt sieht dann das eben gefundene Dokument über DIMDI so aus:

Gale Directory of Databases

RT - RECORD TYPE: Online-Vendor

CO - COMPANY NAME: DIMDI (Deutsches Institut fuer Medizinische Dokumentation und Information)

PO - PRODUCT(S) OFFERED: ABDA-Pharma (Online); Agrar Forschungsvorhaben (Online); AGREP (Permanent Inventory of Agricultural Research Projects in the; European Community) (Online); AGRICOLA (Online); AGRIS (International Information System for the Agricultural; Sciences and Technology) (Online); AIDS Database (Online); AIDS Newsletter (Online); AIDSLINE (Online); Aquatic Sciences and Fisheries Abstracts (Online); ASYLDOC (Online); Baltic (Online); BIFOS (Online); BIOETHICSLINE (Online); BIOLIS (Biologische Literaturinformation Senckenberg) (Online); BIOSIS Previews (Online); Biotechnologie-Informations-Knoten fur Europa (Online); CAB ABSTRACTS (Online); CAB ANIMAL PRODUCTION (Online); CAB: Economics, Development and Education (Online); CAB ENGINEERING (Online); CAB FORESTRY (Online); CAB HUMAN (Online); CAB: Leisure, Recreation and Tourism (Online); CAB NUTRITION (Online); CAB PLANT PROTECTION (Online); CAB: Veterinary Science (Online); CANCERLIT (Online); CATLINE (Online); Chemical Carcinogenesis Research Information System (Online); CHEMLINE (Online); Crustacea (Online); Diagnosis (Online); EMBASE (Online); EMCANCER (Online); EMDRUGS (Online); EMFORENSIC (Online); EMHEALTH (Online); EMTOX (Online); Enviroline (Online); Environmental Chemicals Data and Information Network (Online); Food Science and Technology Abstracts (Online); FORIS (Online); Hazardous Substances Data Bank (Online); Health Planning and Administration (Online); HECLINET (Health Care Literature Information Network) (Online); The Immunoclone Database (Online); Information System on Food, Agriculture and Forestry (Online); International Pharmaceutical Abstracts (Online); INTOX (Online); ISTP&B Search (Online); Medizinische Technik (Online); MEDLINE (Online); Packaging Science and Technology Abstracts (Online); PHYTOMED (Online); PsycINFO (Online); PSYNDEX (Online); PSYTKOM (Online); Public Health and Tropical Medicine Data Base (Online); Registry of Toxic Effects of Chemical Substances (Online); SciSearch (Online); SEDBASE (Online); SERLINE (Online); Social SciSearch (Online); Sociological Abstracts (Online); SOLIS (Online); SOMED (Online); SOVMED Articles (Online); SOVMED Books (Online); SPORT (dropped) (Online); Sportliteratur (Online); Sportwissenschaftliche Forschungsprojekte (Online); SUPPLIER (Online); VITIS-Viticulture and Enology Abstracts (Online)

AN - ACCESSION NUMBER: 3999753

Auch komplexe Suchabfragen können eingegeben werden. Im folgenden Beispiel wurde nach Datenbanken zum Thema Notfallmedizin des Anbieters DIALOG gefragt.

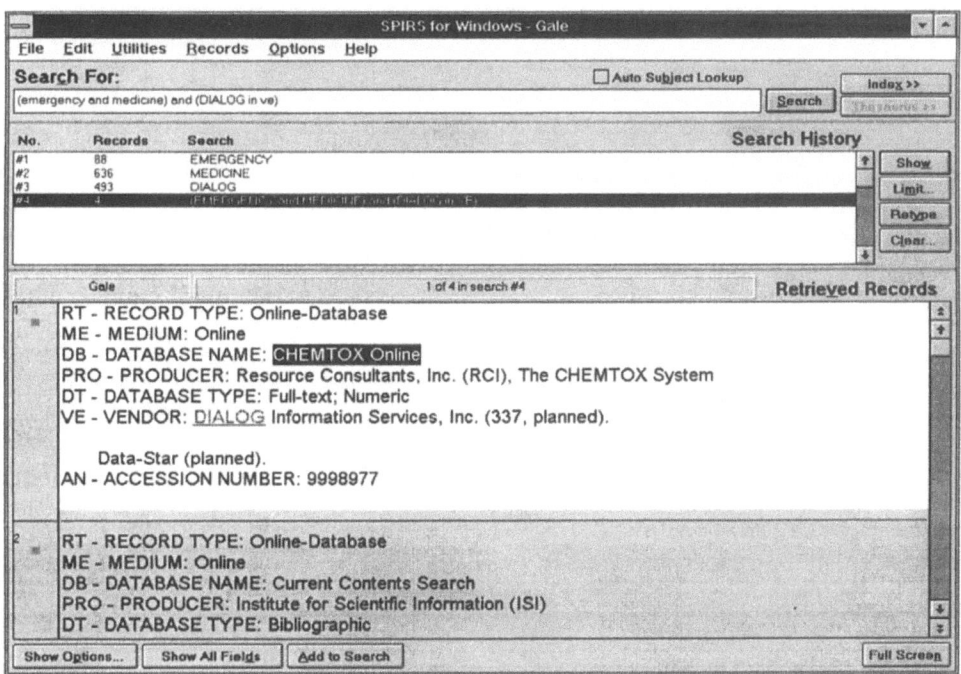

Art der Datenbank: Faktendatenbank
Bestand: ca. 14 000 Records
Updating: halbjährlich
Information provider: Gale Research Inc.[9]
Publisher: SilverPlatter[5]

5. ORIGINALLITERATUR INNERHALB VON 24 STUNDEN

> **Zentralbibliothek der Medizin**
>
> Zentrale Medizinische Fachbibliothek für die Bundesrepublik Deutschland
>
> Joseph Stelzmann - Straße 9
> D - 50924 Köln
> Tel.: (0221) 478 - 5608
> FAX: (0221) 478 - 5697

In den meisten Datenbanken findet man als Ergebnis seiner Literaturrecherche die genaue Zitation eines Zeitschriftenartikels und in vielen Fällen auch eine englische Zusammenfassung, das Abstract. Häufig reichen diese Abstracts für einen ersten Überblick über ein Thema.

Benötigt man hingegen *Originalliteratur,* so findet man diese entweder in der eigenen Universitäts-, Instituts- oder Firmenbibliothek oder man wendet sich an die *Zentralbibliothek der Medizin* in Köln, die die Originalliteratur *innerhalb von 24 Stunden* per FAX zusendet.

Die **Zentralbibliothek der Medizin** zeichnet sich durch eine sehr gute Betreuung Ihrer Kunden und ein außergewöhnliches Maß an Benutzerfreundlichkeit aus! Diese Bibliothek wurde im Jahre 1969 gegründet, reicht in ihren Buchbeständen jedoch bis ins 15. Jahrhundert zurück. Sie zählt zu den größten medizinischen Bibliotheken der Welt.

Der *Bestand* an medizinischer Literatur ist beeindruckend: Der Buchbestand beläuft sich auf ca. 900 000 Bände, das Zeitschriftenverzeichnis weist rund 15 000 Titel auf, davon werden über 7 600 laufend gehalten. Zum Buchbestand zählen: Monographien, Kongreßliteratur, Firmenschriften, Schrifttum von Behörden, Normen sowie Dissertationen und Habilitationen.

Folgende *Sachgebiete* werden erschlossen: Das gesamte Gebiet der Medizin sowie ihre Randgebiete und ihre Grundlagenfächer. Ferner Pharmakologie, Pharmazie, Biologie, Biochemie, Analytik, Mikrobiologie, Molekularbiologie und Genetik, Biophysik und Biotechnologie, Neuro- und Computerwissenschaften, Psychologie. Literatur, die sich an Patienten und an den Laien richtet, wird nicht erfaßt.

Die *Zentralbibliothek der Medizin* arbeitet eng mit *DIMDI* zusammen. Das, ebenfalls in Köln ansässige, *Deutsche Institut für Medizinische Dokumentation und Information (DIMDI)*, ist weltweit einer der bedeutendsten Online - Anbieter von Datenbanken. So ist es z.B. auch möglich, Literaturstellen, die man bei DIMDI findet, sofort im Original bei der Zentralbibliothek der Medizin zu bestellen.

Der *Katalog* der *Zentralbibliothek der Medizin* ist in Mikroficheform erhältlich, ebenso ist es möglich, ein Zeitschriftenverzeichnis, sowohl auf Mikrofilm als auch gedruckt, zu beziehen. Die Kataloge sind auch online abfragbar; bei DIMDI heißt die entsprechende Datenbank **MEDIKAT**.

Wie kann nun Literatur bei der *Zentralbibliothek der Medizin* bestellt werden? Folgende Varianten werden angeboten:

1) **FAX - Bestellung**: Ein <u>Musterbestellschein findet sich im Anhang dieses Buches</u>. Er kann kopiert und zur Bestellung bei der *Zentralbibliothek der Medizin* verwendet werden.

2) **Bestellung per POST**: Dies geschieht am besten mittels *vorausbezahlter Bestellscheine*, die von der *Zentralbibliothek der Medizin* formlos bezogen werden können. Diese kostengünstige Bestellform eignet sich vor allem für Dauerkunden, die die Literatur nicht sofort benötigen.

3) **ONLINE - Bestellung**: Mehrere Datenbankanbieter, z.B. DIMDI und Data-Star, bieten die Möglichkeit, gefundene Literatur online bei der *Zentralbibliothek der Medizin* zu bestellen. Nähere Auskünfte dazu erteilen diese Anbieter.

Bei allen diesen Varianten ist jeweils eine **EILBESTELLUNG** möglich. Diese Bestellungen werden am selben Tag bearbeitet und **innerhalb von 24 Stunden** per Post versandt oder innerhalb weniger Stunden **per FAX** übermittelt.

Die Gebühr für die Kopie eines Zeitschriftenartikels (bis zu 20 Seiten) beträgt:	*Bearbeitungsform*			
	Normal-	*Eilbestellung*		
		Post	*FAX*	*FAX + Post*
für Bestellungen von überwiegend aus öffentlichen Mitteln finanzierten Einrichtungen in der Bundesrepublik Deutschland	8,00 DM	16,00 DM	26,00 DM	32,00 DM
für Bestellungen von sonstigen Institutionen, Firmen, usw. und einzelnen Personen in der Bundesrepublik Deutschland	12,00 DM	24,00 DM	34,00 DM	40,00 DM
für Bestellungen von außerhalb der Bundesrepublik Deutschland	16,00 DM	32,00 DM	42,00 DM	48,00 DM

6. MEDIZINISCHE DATENBANKEN

6.1. Abledata

Abledata basiert auf den Herstellerinformationen von Produkten für Behinderte, wie z.B. Hörgeräte, Rollstühle, spezielle Unterrichtsmittel. Von 17 000 kommerziell erhältlichen Artikeln von mehr als 2 000 Herstellern wird die genaue Bezeichnung, der Handelsname, die Adresse und die Telephonnummer des Herstellers angegeben.

Art der Datenbank: Faktendatenbank
Bestand: ca. 25 000 Records
Zuwachs: ca. 3 000 pro Jahr
Updating: monatlich
Information Provider: National Rehabilitation Information Center (NARIC)[10]
Publisher: National Rehabilitation Information Center (NARIC)[10]

6.2. Acubase

ACUBASE beinhaltet mehr als 7000 Zitationen von Zeitschriftenartikeln über Akupunktur. Es kommen dabei 80 Zeitschriften, europäische und chinesische, sowie Konferenzliteratur und Dissertationen zur Auswertung.

Art der Datenbank: Bibliographie
Bestand: ca. 7 000 Records
Updating: halbjährlich
Information Provider: Bibliotheque Interuniversitaire du Montpellier in Zusammenarbeit mit der Association Francaise pour l'Etude des Reflexotherapie et de l'Acupuncture[11]
Publisher: Bibliotheque Interuniversitaire du Montpellier[11]

6.3. Aesculapis Project - WHO

Aesculapis Project - WHO informiert über die Veröffentlichungen der WHO (WHO Bulletin, WHO Weekly EP Record, WHO Technical Report Series). Der Berichtszeitraum erstreckt sich über zwei Jahrzehnte (1970 - 1990). Die Inhalte beziehen sich auf die Themen *Health & Health Care*.

Art der Datenbank: Volltextdatenbank, Bibliographie, Bilder
Updating: vierteljährlich
Publisher & Information Provider: IKONA Srl[12]

6.4. Ageline

Ageline behandelt Probleme des Alterns im sozialen, psychologischen, ökonomischen und medizinisch-gerontologischen Kontext. Zielgruppe dieser Datenbank sind Wissenschaftler, Angehörige von medizinischen Berufen, Politiker, Ärzte und

Konsumentenschützer. Die Informationen beziehen sich auf Zeitschriften, Bücher und Berichte aus dem Gebiet der Gerontologie.

Art der Datenbank: Literaturdatenbank mit Abstracts und *Thesaurus of Aging Terminology*
Berichtszeitraum: von 1978 bis heute
Bestand: 34 720 Records
Updating: zweimonatlich
Information Provider: American Association of Retired Persons[13]
Publisher: DIALOG[4], BRS[14], CompuServe[15]

6.5. AIDS-Database

AIDS-Database enthält Abstracts von Arbeiten über AIDS, das HIV-Virus und verwandte humane Retroviren. Dabei werden besonders die sozialen Aspekte von AIDS sowie die Epidemiologie berücksichtigt. Ferner werden diese Abstracts von Wissenschaftlern kritisch beurteilt. Mehr als 1 400 Zeitschriften aus dem Gebiet *Public health* werden ausgewertet; sie stammen aus der ganzen Welt und auch aus nichtenglischsprachigen Journals.

Art der Datenbank: Literaturdatenbank, Abstracts, Annotations
Berichtszeitraum: 1984 bis heute
Bestand: ca. 20 000 Records
Updating: monatlich
Information Provider: Bureau of Hygiene and Tropical Diseases[16]
Publisher: DataStar[3], BRS[14]

6.6. AIDS Information and Education Worldwide

AIDS Information and Education Worldwide enthält ca. 10 000 Seiten an Basisinformation über AIDS. Die Sammlung umfaßt 310 große Publikationen im Volltext, weiters Artikel und Case Reports über alle Aspekte, die diese Krankheit betreffen. Abstracts und bibliographische Hinweise vervollständigen diese Sammlung. Zum Themenbereich dieser Datenbank gehören medizinische, biologische und epidemiologische Aspekte ebenso wie die juristische Seite und die Verhaltensänderung, die AIDS zur Folge hat. Auch über Präventivmaßnahmen wird informiert.

Art der Datenbank: Volltextdatenbank
Updating: jährlich
Publisher: CD Resources Inc.[17]
Information Provider: WHO, Center for Disease Control[18]

6.7. AIDSLINE

AIDSLINE enthält jene Einträge von MEDLINE, die diese Krankheit betreffen, ferner die Records von HEALTH PLANNING & ADMINISTRATION, CANCERLIT, Beiträge von Meetings und Konferenzen sowie Monographien zu diesem Thema. Alle Bereiche der AIDS-Forschung, der Klinik, der Epidemiologie und der Gesundheitspolitik werden berücksichtigt.

Art der Datenbank: Literaturdatenbank, Abstracts, Thesaurus
Bestand: 92 900 Records
Zuwachs: 10 000 Records pro Jahr
Updating: monatlich
Information Provider: US National Library of Medicine[1]
Publisher: DIMDI[2], DIALOG[4], DataStar[3], SilverPlatter[5]

6.8. *AIDS-Newsletter-BHTD*

AIDS-Newsletter-BHTD ist ein Newsletter, das wissenschaftliche Zeitschriften und auch die Tagespresse auswertet, wobei über medizinische, soziale und auch statistische Entwicklungen berichtet wird; ferner finden sich auch Informationen über wissenschaftliche Kongresse.

Art der Datenbank: Bibliographie, Zusammenfassungen
Bestand: ca. 11 000 Records
Zuwachs: ca. 1 200 pro Jahr
Updating: monatlich
Information Provider: Bureau of Hygiene and Tropical Diseases[16]
Publisher: DIMDI[2]

6.9. *AIDS-Supplement*

AIDS-Supplement enthält ca. 40 000 Records, z.T. mit Abstracts, die die biomedizinische Forschung, die Epidemiologie, die Klinik, die Soziologie sowie die Gesundheitspolitik betreffen.

Art der Datenbank: Bibliographie
Bestand: 40 000 Records
Updating: vierteljährlich
Information Provider: NLM[1]
Publisher: Digital Diagnostics Incorporated[18]

6.10. *Alcohol and Alcohol Problems Science Database*

Alcohol and Alcohol Sciences Database umfaßt alle Aspekte der Alkoholismusforschung; Prävention, Psychologie und Soziologie, Erziehung, Sicherheit und Unfälle, juristische Aspekte, die Situation am Arbeitsplatz sowie die medizinische Therapie des Alkoholkranken sind Themen dieser Datenbank.

Art der Datenbank: Artikel aus wissenschaftlichen Zeitschriften, Monographien, Konferenzberichte, Dissertationen sowie unveröffentlichte Studien.

<u>Bestand</u>: 100 000 Records
<u>Zuwachs</u>: 5 000 pro Jahr
<u>Updating</u>: monatlich
<u>Information provider</u>: National Institute on Alcohol Abuse and Alcoholism[19]
<u>Publisher</u>: BRS[14]

6.11. Alcohol Information for Clinicians and Educators Database

Datenmaterial des *Project Cork Resource Center* wird hier Ärzten und Pflegern sowie Angehörigen der Öffentlichen Verwaltung und Politikern, die sich über das Thema Alkoholismus informieren wollen, bereitgestellt.

<u>Art der Datenbank</u>: Volltextdatenbank
<u>Bestand</u>: 17 000 Records
<u>Zuwachs</u>: ca. 8 000 pro Jahr
<u>Berichtszeitraum</u>: 1978 bis heute
<u>Updating</u>: vierteljährlich
<u>Information Provider</u>: Dartmouth Medical School, Project CORK Institute[20]
<u>Publisher</u>: BRS[14]

6.12. Allied & Alternative Medicine

Allied & Alternative Medicine berichtet über das große Gebiet der Alternativmedizin. Die Datenbank hat als Zielgruppe interessierte Ärzte und Krankenschwestern, Selbsthilfegruppen, Bibliotheken und Firmen aus der pharmazeutischen Industrie. 350 Zeitschriften werden ausgewertet.

<u>Art der Datenbank</u>: Bibliographie, Abstracts
<u>Berichtszeitraum</u>: 1985 bis heute
<u>Updating</u>: monatlich
<u>Information Provider</u>: British Library, Medical Information Service[21]
<u>Publisher</u>: DataStar[3]

6.13. American Journal of Diseases of Children

Dieses Journal ist als Volltext, online seit 1982, auf CD-ROM seit 1985, erhältlich. Es ist eine offizielle Publikation der 1911 gegründeten *American Medical Association*. Auf der CD-ROM ist der gesamte Zeitschrifteninhalt, inklusive aller Graphiken und Photos enthalten. Innerhalb der Datenbank kann mit allen üblichen Suchmöglichkeiten Information aufgefunden werden.

<u>Art der Datenbank</u>: Volltextdatenbank, Graphiken, Photos
<u>Information Provider</u>: American Medical Association[22]
<u>Publisher</u>: CMC ReSearch Inc.[23]

6.14. American Medical Association Journals Online

In DIALOG findet man unter dem *File MEDTEXT* als *File 442* die **American Medical Association Journals Online**. Diese umfassen die Volltextausgaben von:

1. *American Journal of Diseases of Children*
2. *Archives of Dermatology*
3. *Archives of General Psychiatry*
4. *Archives of Internal Medicine*
5. *Archives of Neurology*
6. *Archives of Ophthalmology*
7. *Archives of Otolaryngology*
8. *Archives of Pathology & Laboratory Medicine*
9. *Archives of Surgery*
10. *The Journal of the American Medical Association (JAMA)*

Ferner findet sich unter *File 444* eine Volltextausgabe des *New England Journal of Medicine*.

Art der Datenbank: Volltextdatenbank
Bestand: 55 000 Records
Updating: wöchentlich
Information Provider: American Medical Association[22]
Publisher: DIALOG[4]

6.15. AMIA Communications Network

Diese von der *American Medical Informatics Association* **(AMIA)** herausgegebene Datenbank beinhaltet Zitate und Artikel des laufenden Vierteljahres aus den folgenden Zeitschriften:

1. *Computers in Health Care*
2. *Computers in Biology and Medicine*
3. *Medical Informatics*
4. *Computer Programs in Biomedicine*
5. *Journal of Medical Systems*

Art der Datenbank: Bibliographie, z.T. Volltextdatenbank
Updating: vierteljährlich
Information Provider: American Medical Informatics Association[24]
Publisher: CompuServe Information Service[15]

6.16. Anatomist

Der **Anatomist** ist eine multimediale Darstellung der Anatomie. Die vorliegende Version ist für die Benützung mit einem Apple Macintosh ausgelegt.

Art: Bildliche Darstellung der Anatomie auf CD-ROM

Information Provider: Harper & Row[18]
Publisher: Folkstone Design[25]

6.17. Ärzte Zeitung

Dies ist eine Datenbank, die den Volltext der in Deutschland täglich erscheinenden *Ärzte Zeitung* sowie die Artikel der 14-tägig erscheinenden *Arzneimittel Zeitung* beinhaltet. Die Hauptthemen sind neue diagnostische und therapeutische Entwicklungen, Fortschritte der Medizin, nationale und internationale Gesundheitspolitik, Firmennachrichten, Marktdaten und Trends in der pharmazeutischen Industrie.

Art der Datenbank: Volltextdatenbank
Bestand: mehr als 100 000 Records
Berichtszeitraum: 1987 bis heute
Updating: wöchentlich
Information Provider: Ärzte Zeitung Verlagsgesellschaft[26]
Publisher: DataStar[3]

6.18. Bacteriology Abstracts

Bakteriologie, Taxonomie, Biochemie und Genetik der Bakterien, bakterielle Toxine, Immunologie, Impfungen, Antibiotika sind einige der Themen, über die in **Bacteriology Abstracts** Informationen gefunden werden können.

Art der Datenbank: Bibliographie, Abstracts
Bestand: 160 000 Records
Berichtszeitraum: 1979 bis heute
Updating: monatlich
Information Provider: Cambridge Scientific Abstracts[27]
Publisher: Nerac Inc.[28]

6.19. BGA-Pressedienst

Er entspricht inhaltlich den Pressemitteilungen des deutschen Bundesgesundheitsamtes. Inhaltlich umfassen die Mitteilungen die Bereiche Human- und Veterinärmedizin, insbesondere die Bereiche Arzneimittel, Infektionserkrankungen, Sozialmedizin, Epidemiologie, Toxikologie, Wasser-, Boden- und Lufthygiene, Umweltchemikalien in Lebensmitteln, Strahlenschutz.

Art der Datenbank: Volltextdatenbank
Bestand: 545 Dokumente
Zuwachs: 50 pro Jahr
Updating: wöchentlich
Information Provider: BGA[29]
Publisher: DIMDI[2]

6.20. Biomedical Engineering Citation Index

Diese Datenbank informiert über Medizintechnik. Hier findet man z.B. Angaben über chirurgische Instrumente, bildgebende Verfahren sowie Informationen über die dazu nötigen Geräte, Angaben über biokompatible Materialien, künstliche Organe, Biosensoren sowie Daten über den Einsatz des Computers in der Medizin.

Art der Datenbank: Bibliographie, Abstracts
Bestand: 30 000 Records
Updating: alle zwei Monate
Information Provider: ISI[6]
Publisher: ISI[6]

6.21. British Medical Association's Press Cuttings Database

Auswertung britischer Medienberichterstattung über medizinische Themen. Es werden ca. 30 Zeitungen sowie Rundfunk- und Fernsehprogramme analysiert und zusammengefaßt.

Art der Datenbank: Zusammenfassungen
Updating: täglich
Information Provider: British Medical Association[30]
Publisher: DataStar[3]

6.22. Cancer-CD

Cancer-CD ist eine auf Onkologie spezialisierte Datenbank auf CD-ROM, wobei die an sich schon sehr umfangreichen Bestände von CANCERLIT und die die Onkologie betreffenden Records von EMBASE auf einer CD-ROM zusammengefaßt werden (Duplikate wurden eliminiert). Eine CD-ROM umfaßt bis zu 5 Jahrgänge, es werden ca. 4 000 verschiedene Journals ausgewertet. Die *CANCER-CD* wird am Ende des Kapitels über *Medline (s. Kap. 2.2.1.1.)* mit den Datenbeständen von *Cancerlit* und *Medline* verglichen.

Art der Datenbank: Bibliographie, Abstracts
Bestand: 650 000 Records
Berichtszeitraum: Vol. 1: 1984-1987
Vol. 2: 1988-1993
Updating: vierteljährlich
Information Provider: NCI[31], NIH[32]
Publisher: SilverPlatter[5]

6.23. CANCERLIT

CANCERLIT ist die große Literaturdatenbank des amerikanischen National Cancer Institutes, Bethesda, Maryland (NCI). Sie umfaßt die Artikel von ca. 3 500 Zeitschriften, ferner onkologische Literatur, die in Büchern erschienen ist, *Meeting proceedings,* Dissertationen. Inhaltlich wird das gesamte Gebiet der Onkologie erfaßt: alle

Aspekte der experimentellen und klinischen Onkologie, Informationen über Zytostatika, alle Teilgebiete der Carcinogenese, biochemische, immunologische, physiologische und biologische Informationen aus der Krebsforschung. Es wird sowohl über die in vivo- als auch über die in vitro-Forschung berichtet. Weitere Gebiete sind: Mutagenität und Wachstumsfaktoren.

Am Beispiel der Onkologie soll gezeigt werden, wie wichtig die Auswahl der Datenbanken ist, in denen eine bestimmte Suche durchgeführt werden soll. Dies wird durch einen Vergleich von zwei Datenbanken, die auf dieses Fachgebiet spezialisiert sind, *Cancerlit* und *Cancer-CD,* mit der die Medizin in sehr breiter Weise abdeckenden Datenbank *Medline,* demonstriert. Diese Gegenüberstellung findet sich am Ende des Abschnittes 2.2.1.1., dem Kapitel über *Medline.*

Art der Datenbank: Bibliographie, Abstracts
Bestand: 900 000 Einträge
Zuwachs: 75 000 pro Jahr
Updating: monatlich
Information provider: National Cancer Institute (NCI)[31]
Publisher: DIMDI[2], DataStar[3], DIALOG[4], SilverPlatter[5]

6.24. Cancer Researcher Weekly

Cancer Researcher Weekly ist eine Volltextdatenbank des gleichnamigen Journals, das wöchentlich über Neuentwicklungen auf dem Gebiet der Prävention, der Diagnose, und der Therapie von Krebs berichtet. Ferner finden sich in dieser Zeitschrift Ankündigungen von Kongressen und Seminaren.

Art der Datenbank: Volltextdatenbank
Berichtszeitraum: ab 1988
Updating: wöchentlich
Information provider: AIDS Weekly / Cancer Weekly, NCI Cancer Weekly Infoline[33]
Publisher: NCI Cancer Weekly Infoline[31]

6.25. CAB: Human Nutrition

CAB: Human Nutrition umfaßt alle Aspekte der Ernährungswissenschaften und Diätetik inklusive der experimentellen biochemischen und physiologischen Forschung auf diesem Gebiet. Ernährungsanalytische Methoden, methodologische Fragestellungen, der klinische Bereich sowie Studien am Menschen und Tierversuche werden ebenso berücksichtigt. Malnutrition, metabolische Erkrankungen sowie die Rolle der Ernährung bei der Entstehung von Krankheiten bilden einen weiteren Schwerpunkt.

Art der Datenbank: Bibliographie, Abstracts
Bestand: 315 000 Records
Berichtszeitraum: 1984 bis heute
Updating: monatlich
Information provider: CAB International[34]
Publisher: DataStar[3], BRS[14]

6.26. CAB: Medical Parasitology and Mycology

Parasiten, deren Biologie, die Übertragungsmechanismen und Untersuchungsmethoden sind Inhalt dieser Datenbank. Es sind Zeitschriftenartikel mit Abstracts sowie Konferenzberichte aufgenommen. Die Epidemiologie, Pathogenese, Pathologie, Immunologie, das Wechselspiel zwischen Wirt und Erreger, die Serologie, Resistenzbildung, Allergie, Toxikologie sind Thema, ebenso die Evolution und Genetik sowie das Verhalten dieser Organismen. Auch die Prävention dieser Erkrankungen und die Therapie gehören zum Inhalt. Diese Datenbank besteht aus vier Teilen:

1. HELMINTHOLOGICAL ABSTRACTS
2. PROTOZOOLOGICAL ABSTRACTS
3. REVIEW OF MEDICAL AND VETERINARY ENTOMOLOGY
4. REVIEW OF MEDICAL AND VETERINARY MYCOLOGY

Art der Datenbank: Bibliographie, Abstracts
Bestand: 60 000 Records
Berichtszeitraum: 1984 bis heute
Updating: monatlich
Information provider: CAB International[34]
Publisher: DataStar[3]

6.27. CATLINE

Catline stellt die Online-Version des Katalogs der National Library of Medicine dar. Die Bestände der NLM umfassen die folgenden Gebiete: Human-, Zahn- und Veterinärmedizin, Psychologie, Psychiatrie, Pharmazie, Pharmakologie, Anthropologie, Öffentliches Gesundheitswesen, Sozialmedizin, Arbeitsmedizin, Rehabilitation, Gerichtsmedizin, Umweltmedizin, Sportmedizin, Gerontologie, Geriatrie, Medizintechnik, Biologie, Biochemie und Biophysik und ferner didaktisches Material für die medizinische Ausbildung.

Art der Datenbank: Katalog der NLM, in dem mit Hilfe von MESH-Begriffen gesucht werden kann.
Bestand: 673 000 Werke
Zuwachs: 12 000 pro Jahr
Updating: alle zwei Monate
Information provider: NLM[1]
Publisher: DIMDI[2]

6.28. CD-Plus Health

Inhalt von **CD-Plus Health** ist der Bereich *Health care,* mit besonderer Berücksichtigung der Themenbereiche: Budgetplanung, Finanzierung, Organisation und Administration, Management, *personnel resource development.* Der Erfassungsbereich ist weltweit; es werden ca. 3 200 Journals ausgewertet.

Art der Datenbank:	Bibliographie, z.T. mit Abstracts
Bestand:	620 000 Records
Berichtszeitraum:	1975 bis heute
Updating:	monatlich
Information provider:	NLM[1]
Publisher:	CD Plus Inc.[35]

6.29. Combined Health Information Database

Dies ist eine weitere Datenbank des NIH. Sie umfaßt insbesondere häufige Erkrankungen, wie Diabetes, Hypertonie, Arthritis, Morbus Alzheimer; auch Themen wie Rauchen und Gesundheitserziehung gehören zum Inhalt. Es werden Journals, aber auch Bücher, Berichte und z.T. auch unveröffentlichtes, sonst nur schwer auffindbares Material ausgewertet.

Art der Datenbank:	Bibliographie, Abstracts, z.T. Volltextdatenbank
Bestand:	ca. 84 000 Records
Updating:	vierteljährlich
Information provider:	NIH[32]
Provider:	BRS[14]

6.30. Computer Retrieval of Information on Scientific Projects

Ca. 58 000 laufende Forschungsprojekte, die durch das amerikanische *Public Health Service*, das *NIH* sowie der *Alcohol, Drug Abuse and Mental Health Administration* finanziert werden, sind Inhalt von **Computer Retrieval of Information on Scientific Projects**. Es finden sich Informationen über Personalplanung sowie über Forschungseinrichtungen.

Art der Datenbank:	Bibliographie mit Abstracts
Bestand:	58 000 Records
Berichtszeitraum:	1985 bis heute
Information provider:	NIH[32]
Publisher:	BRS[14]

6.31. Conference Papers Index

CONFERENCE PAPERS INDEX ermöglicht den Zugriff auf Veröffentlichungen, die im Rahmen eines Kongresses der Öffentlichkeit vorgestellt wurden. Primär werden dabei die Gebiete *Life Sciences*, Medizin, Chemie und Physik berücksichtigt. Jeder Eintrag dieser Datenbank enthält folgende Informationen:

1. Name und Adresse des Autors
2. Konferenztitel
3. Konferenzort
4. Datum der Konferenz
5. Angaben, wie die *Conference Papers* erhältlich sind.

Art der Datenbank: Bibliographie
Bestand: 58 000 Records
Berichtszeitraum: 1981 bis heute
Updating: alle zwei Monate
Information provider: Cambridge Scientific Abstracts (CSA)[27]
Publisher: Cambridge Scientific Abstracts (CSA)[27]

6.32. *Dermal Absorption*

In **Dermal Absorption** wird in rund 3000 Records über die quantitativen und qualitativen Auswirkungen einer transdermalen Applikation von rund 650 verschiedenen Substanzen auf Menschen und auf Versuchstiere berichtet. Dabei werden detaillierte Angaben über Absorption, Metabolismus, Verteilung und Ausscheidung der Substanz gemacht. Jeder Eintrag referiert ein Experiment; genau angegeben sind: untersuchte Substanz, Studienprotokoll und Testorganismus.

Art der Datenbank: Volltextdatenbank
Bestand: 3 000 Records
Updating: unregelmäßig
Information provider: U.S. Environmental Protection Agency, Office of Health and Environment Review Division, Office of Pollution, Prevention, and Toxics[36]
Publisher: Chemical Information Systems[18]

6.33. *DHSS-Data*

DHSS-Data ist eine Datenbank der *Department of Social Security Library in London*. Kerngebiete sind *Health service,* Krankenhausadministration, medizinische Geräte, Berufskrankheiten, Pflege, Sozialpolitik, soziale Sicherheit. Es werden 1 500, hauptsächlich in englischer Sprache erscheinende Zeitschriften, ferner Bücher, Berichte und offizielle Publikationen ausgewertet.

Art der Datenbank: Bibliographie, Abstracts
Bestand: 125 000 Records
Berichtszeitraum: 1983 bis heute
Updating: wöchentlich
Information provider: Department of Social Security Library[37]
Publisher: DataStar[3]

6.34. *Diagnosis*

Diagnosis ist eine Datenbank, die von Symptomen und Befunden ausgehend zur Diagnose führen soll. Es finden sich Falldarstellungen und Lehrbuchtexte. Der abgedeckte Bereich umfaßt die *Innere Medizin* sowie andere klinische Fächer, soweit sie für die Innere Medizin relevant werden können.

Art der Datenbank: Expertensystem
Bestand: ca. 2 061 Dokumente
Updating: unregelmäßig

Information provider: Medisoft[38]
Publisher: DIMDI[2]

6.35. EMBASE

EMBASE gehört zu den umfassendsten und qualitativ hochwertigsten Datenbanken der Medizin. Über 3 500 Zeitschriften werden ausgewertet, wobei das Gesamtgebiet der Medizin abgedeckt wird; besondere Schwerpunkte liegen auf der Pharmakologie, dem Krankenhauswesen, der Umweltmedizin und der Gerichtsmedizin. Es wird Literatur aus vielen Ländern ausgewertet, der *geographische Schwerpunkt* ist *Europa*. Diese Datenbank ist von allen großen Hosts aus abfragbar und ebenso auf CD-ROM erhältlich.

Art der Datenbank: Bibliographie mit Abstracts
Berichtszeitraum: 1974 bis heute
Bestand: 5,57 Millionen Records
Zuwachs: ca. 350 000 Records pro Jahr
Updating: wöchentlich
Information provider: Elsevier Science Publishers[8]
Publisher: DIMDI[2], DataStar[3], DIALOG[4], SilverPlatter[5]

6.36. EMBASE Alert

EMBASE Alert deckt sich inhaltlich mit EMBASE, unterscheidet sich aber vom Berichtszeitraum: es wird nur die *in den letzten 8 (online) bzw. 12 (CD-ROM) Wochen erschienene Literatur* referiert. Durch ein *besonders häufiges Updating* soll höchstmögliche Aktualität gewährleistet werden.

Art der Datenbank: Bibliographie, z.T. mit Abstracts
Bestand: Literatur der letzten 8 bzw. 12 Wochen, wobei jedes Update 7 000 bzw. 14 000 neue Records beinhaltet
Updating: wöchentlich (online), alle zwei Wochen (CD-ROM)
Information provider: Elsevier Science Publishers[8]
Publisher: DIMDI[2], SilverPlatter[5]

6.37. EMFORENSIC

EMFORENSIC berichtet über gerichtsmedizinische Literatur. Die 69 000 Zitationen umfassende Datenbank umfaßt alle Teildisziplinen der Gerichtsmedizin; besondere Berücksichtigung finden: Toxikologie, Serologie, Mikrobiologie, Odontologie, Anthropologie, Verkehrsmedizin sowie die Rechtswissenschaften. Ferner enthält die Datenbank Literatur über ärztliche Kunstfehler, plötzliche Todesfälle, Kindesmißbrauch, Alkohol und Drogen, Selbstmord und Mord, Elektrizität, Ballistik sowie über kriminologische Untersuchungsmethoden.

Art der Datenbank: Bibliographie, z.T. mit Abstracts
Bestand: 69 000 Records
Berichtszeitraum: ab 1974

Updating: monatlich
Information provider: Elsevier Science Publishers[8]
Publisher: DIMDI[2]

6.38. Emergindex System

Emergindex ist eine Datenbank auf dem Gebiet der *Notfall- und Unfallmedizin.* Die Datenbank besteht aus zwei Untereinheiten:
1. CLINICAL REVIEWS: - bestehend aus ca. 300 Behandlungsprotokollen
2. CLINICAL ABSTRACTS: - bestehend aus ca. 17 000 Zitationen mit Abstracts

Art der Datenbank: Bibliographie, z.T. Volltextdatenbank
Berichtszeitraum: ab 1974
Updating: vierteljährlich
Information provider: Micromedex Inc.[39]
Publisher: Micromedex Inc.[39]

6.39. F-D-C-Reports

F-D-C-Reports informiert extensiv über die weltweite *Health care industry.* Informationen über Firmen, Produkte, Märkte, Personal, Gesetze und Regulationen sowie Nachrichten aus Natur- und Rechtswissenschaften werden geboten. F-D-C-Reports unterteilen sich in **The Pink Sheet** mit Informationen über die pharmazeutische Industrie, **The Gray Sheet**, das über neue Entwicklungen von Diagnostika und medizinischen Geräten berichtet, **The Blue Sheet,** eine wöchentliche Publikation über Neuentwicklungen auf biomedizinischem und gesundheitspolitischem Gebiet, wobei besonders die USA berücksichtigt wird - und schließlich **The Rose Sheet,** mit eingehender Information über die kosmetische Industrie.

Art der Datenbank: Volltextdatenbank
Bestand: 45 135 Records
Updating: wöchentlich
Information provider: F-D-C Reports[40]
Publisher: DIALOG[4], DataStar[3]

6.40. Food, Science and Technology Abstracts (FSTA)

Ernährungswissenschaften und -technologie bilden den Hauptinhalt. Die Auswertung umfaßt Publikationen aus allen Ländern, wobei 1 800 wissenschaftliche Zeitschriften sowie Bücher, Patentschriften, Berichte und Gesetzestexte berücksichtigt werden. Alle Aspekte, wie Mikrobiologie, Hygiene, diätetische Lebensmittel, Statistik, Verpackungstechnologie werden erfaßt.

Art der Datenbank: Bibliographie, Abstracts
Bestand: 421 000 Records
Zuwachs: 20 000 Records pro Jahr
Updating: monatlich (online), jährlich (CD-ROM)

Information provider: International Food Information Service (IFIS)[41]
Publisher: DIMDI[2], DataStar[3], SilverPlatter[5]

6.41. Forensic Science Database

Forensic Science Database bringt die neuesten Entwicklungen auf dem Gebiet der Gerichtsmedizin. In multidisziplinärer Sicht werden alle infrage kommenden Teilgebiete dargestellt: Medikamente, Toxikologie, forensische Biologie und Pathologie, Fallstudien, ferner die speziellen Probleme, die sich bei der Analyse von Körperflüssigkeiten in der Gerichtsmedizin ergeben. Es werden 250 gerichtsmedizinische Zeitschriften sowie über 1 500 Bücher ausgewertet.

Art der Datenbank: Bibliographie, z.T. mit Abstracts
Bestand: 40 000 Records
Berichtszeitraum: 1976 bis heute
Updating: zweimonatlich
Information provider: Home Office Forensic Science Service[42]
Publisher: DataStar[3]

6.42. GENTEC

GENTEC ist eine deuschsprachige Datenbank, die über Gentechnologie informiert. Der geographische Schwerpunkt der Berichte ist Europa, insbesondere Deutschland, jedoch wird Literatur aus der gesamten Welt gespeichert. Ein weiteres Hauptthema ist die Reproduktionsmedizin. Besonders erwähnenswert ist, daß nicht nur wissenschaftliche Berichte aufgenommen werden, sondern auch die öffentliche Meinung, wie sie von politischen Parteien, den Kirchen, usw. zum Ausdruck gebracht wird, Berücksichtigung findet.

Art der Datenbank: Bibliographie, Abstracts
Bestand: ca. 7 000 Dokumente
Zuwachs: ca. 300 monatlich
Updating: unregelmäßig
Information provider: Gesellschaft für Biotechnologische Forschung[43]
Publisher: DIMDI[2]

6.43. HEALTH

Health ist eine Datenbank der NLM, die die *nichtklinischen* Aspekte des Gesundheitswesens behandelt. Dabei werden mehr als 4 000 Zeitschriften sowie Monographien und Dissertationen ausgewertet.

Art der Datenbank: Bibliographie, Abstracts; ein Thesaurus mit MESH-Begriffen steht zur Verfügung.
Bestand: 716 400 Records
Zuwachs: 50 000 pro Jahr
Updating: monatlich
Information provider: NLM[1]
Publisher: DIMDI[2]

6.44. Health Devices Alerts

Health Devices Alerts informiert über Probleme, die mit Geräten auftraten, die im diagnostischen und therapeutischen Einsatz stehen, wie z.B. mit Röntgengeräten, CTs, NMRs, Implantat-Material, Labor-Diagnostika, Krankenhausmobiliar.

Art der Datenbank:	Bibliographie, Thesaurus
Berichtszeitraum:	1977 bis heute
Bestand:	211 000 Records
Updating:	wöchentlich
Information provider:	ECRI[44]
Publisher:	DIALOG[4]

6.45. Health Devices Sourcebook

Health Devices Sourcebook ist ein Verzeichnis amerikanischer Hersteller und Lieferfirmen von über 4000 verschiedenen Arten medizinischer Einrichtungsgegenstände, Geräte und Instrumente. Die Datenbank enthält Informationen über die Erzeuger sowie über die Produkte und deren Service. Alle Materialien, Geräte, Einrichtungsgegenstände, Reagenzien und Instrumente, die zur Diagnose und Therapie verwendet werden, sind verzeichnet.

Bestand:	8 400 Records
Updating:	jährlich
Information provider:	ECRI[44]
Publisher:	DIALOG[4]

6.46. Health News Daily

Health News Daily ist eine Volltextpublikation, die täglich über das breite Spektrum der *Health care industry* berichtet. Es wird von Neuigkeiten auf dem Gebiet der Pharmazeutika und Diagnostika, der Kosmetika, der Gesundheitspolitik berichtet, ebenso wird auf Fragen der Kosten im Gesundheitswesen bezug genommen. Informationen über Firmen, Produkte, Entwicklungen am juristischen und Finanzsektor vervollständigen das Angebot.

Art der Datenbank:	Volltextdatenbank
Berichtszeitraum:	von 1989 bis heute
Updating:	täglich
Information provider:	F-D-C Reports Inc.[40]
Publisher:	DIALOG[4], DataStar[3], BRS[14]

6.47. Health Periodicals Database

Mehr als 260 000 Artikel stehen z.T. in Volltextversion zur Verfügung, wobei 200, vor allem englischsprachige medizinische Journals und 600 weitere Periodika aus dem medizinnahen Bereich ausgewertet werden. Inhaltlich wird ein weites Feld abgedeckt, das durch folgende Begriffe beschrieben werden kann: Medizin, Biotechnologie, *Health,* Umwelt, Sportmedizin, Fitneß, Ernährung, Diät, nicht-ärztliche medizinische Berufe, Produkte, Produktanalysen, Gesetzgebung.

Art der Datenbank: Bibliographie, z.T. Volltext
Bestand: 333 000 Records
Updating: wöchentlich
Information provider: Information Access Company[45]
Publisher: DataStar[3], DIALOG[4]

6.48. Health-Plan CD

Die *nichtklinischen* Aspekte des Gesundheitswesens sind Inhalt dieser CD-ROM. Zum Inhalt gehören Themen auf dem Gebiet: Administration, Planung im Gesundheitswesen, Krankenversicherung, Finanzmanagement, *Personnel management,* Qualitätssicherung, *Health maintenance organizations.*

Art der Datenbank: Bibliographie, Abstracts
Bestand: 350 000 Records
Berichtszeitraum: ab 1981
Updating: vierteljährlich
Information provider: NLM[1]
Publisher: SilverPlatter[5]

6.49. Health Planning & Administration

Health Planning & Administration ist die online Version der in 6.48. besprochenen *Health-Plan CD.*

Art der Datenbank: Bibliographie, Abstracts
Bestand: 639 000 Records
Berichtszeitraum: ab 1975
Updating: monatlich
Information provider: NLM[1]
Publisher: DataStar[3], DIALOG[4]

6.50. Healthlawyer

Healthlawyer ist eine Datenbank auf dem Gebiet der *Gerichtsmedizin.* Bibliographische Informationen und Abstracts, z.T. auch im Volltext, informieren über ausgewählte Fallbeispiele. Artikel aus Fachzeitschriften und Konferenzberichte werden ausgewertet.

Art der Datenbank: Bibliographie, Volltext, Thesaurus
Berichtszeitraum: von 1984 bis heute
Bestand: ca. 7 500 Records
Updating: monatlich
Information provider: Office of Legal Communication[46]
Publisher: BRS[14]

Medizinische Datenbanken 131

6.51. Health and Psychosocial Instruments

Inhalt dieser Datenbank sind Berichte über medizinische Tests, Fragebögen, Skalierungen und über medizinische Geräte.

Art der Datenbank: Bibliographie, Abstracts
Berichtszeitraum: 1985 bis heute
Bestand: ca. 3 500 Records
Updating: vierteljährlich
Information provider: Health Instrument File[47]
Publisher: BRS[14]

6.52. Health Care Literature Information Network

Das *Krankenhauswesen* ist Schwerpunkt dieser Datenbank. Das von ihr abgedeckte Gebiet erstreckt sich auf Deutschland, die ehemalige DDR, Österreich, die Schweiz, Dänemark, die USA und auch andere Länder aus Europa sowie nicht-europäische Länder. Inhaltlich finden sich Informationen über den Krankenhausbau, Hygienemaßnahmen in Krankenhäusern, Krankenversicherung, Gesundheitspolitik. Die Informationen stammen aus der Auswertung von ca. 500 Zeitschriften sowie aus Büchern, Dissertationen, Kongreßberichten und der Grauen Literatur.

Art der Datenbank: Bibliographie, Abstracts, Thesaurus
Bestand: ca. 96 000 Records
Zuwachs: 5 000 pro Jahr
Updating: alle zwei Monate
Information provider: Technische Universität Berlin[48]

6.53. Helminthological Abstracts

Human- und veterinärmedizinische Helminthologie ist Inhalt dieser Datenbank.

Art der Datenbank: Bibliographie, Abstracts
Berichtszeitraum: 1973 bis heute
Updating: monatlich
Information provider: CAB International[34]

6.54. History of Medicine

Hier finden sich Informationen über die *Geschichte der Medizin, bedeutende historische Persönlichkeiten, Krankheiten, die in bestimmten Epochen eine besondere Rolle gespielt haben.* Es wurden zumeist Zeitschriften ausgewertet, jedoch finden sich auch Hinweise auf Monographien sowie auf Kongreßliteratur.

Art der Datenbank: Bibliographie
Bestand: ca. 96 000 Records
Berichtszeitraum: 1964 bis heute
Zuwachs: 6 000 pro Jahr

Updating: monatlich
Information provider: NLM[1]
Publisher: BL[49]

6.55. HSEline

Sicherheit am Arbeitsplatz bildet den inhaltlichen Schwerpunkt dieser Datenbank; sie informiert über Aspekte wie Hygiene, Sicherheitsmaßnahmen, Schutz vor Explosionen, Ingenieurwesen, Bergbau und Nukleartechnologie. 250 verschiedene Zeitschriften werden ausgewertet.

Art der Datenbank: Bibliographie, Abstracts
Bestand: ca. 150 000 Records
Zuwachs: 12 000 pro Jahr
Updating: monatlich
Berichtszeitraum: 1977 bis heute
Information provider: Great Britain Health and Safety Executive[50]
Publisher: DataStar[3]

6.56. Human Nutrition

Human Nutrition informiert über alle Aspekte der Ernährungswissenschaft, wobei folgende Quellen ausgewertet werden:

1. MEDLINE (NLM)
2. FOOD SCIENCE AND TECHNOLOGY ABSTRACTS (IFIS)
3. CAB ABSTRACTS (CABI)
4. BIOTECHNOLOGY RESEARCH ABSTRACTS (CSA)
5. CALCIFIED TISSUE ABSTRACTS (CSA)
6. CHEMORECEPTION ABSTRACTS (CSA)
7. ENDOCRINOLOGY ABSTRACTS (CSA)
8. IMMUNOLOGY ABSTRACTS (CSA)
9. MICROBIOLOGY ABSTRACTS - Algology, Mycology & Protozoology (CSA)
10. MICROBIOLOGY ABSTRACTS - Bacteriology (CSA)
11. MICROBIOLOGY ABSTRACTS - Industrial & Applied Microbiology (CSA)
12. TOXICOLOGY ABSTRACTS (CSA)
13. VIROLOGY AND AIDS ABSTRACTS (CSA)

Human Nutrition beschäftigt sich mit dem Einfluß der menschlichen Ernährung auf die Gesundheit des Menschen; dabei werden besonders folgende Aspekte berücksichtigt: Ernährungsmittelzusatzstoffe, Mittel zur Steigerung der Haltbarkeit, Rückstände von Pestiziden, Cholesterin, Cancerogene in der Ernährung, Bestrahlung von Nahrungsmitteln, Nahrungsmittelallergien, Lactoseintoleranz, Diät.

Art der Datenbank: Bibliographie, Abstracts
Bestand: 400 000 Records
Berichtszeitraum: 1983 bis heute
Updating: vierteljährlich
Information provider: Cambridge Scientific Abstracts (CSA)[27]
Publisher: SilverPlatter[5]

6.57. International Nuclear Information System

Der *friedliche Nutzen der Atomenergie* wird dargestellt. Die Reichweite dieser Datenbank ist weltweit, Informationen aus über 90 internationalen Instituten werden angeboten. Inhaltlich ist diese Informationsquelle auf das Ingenieurwesen, Energiefragen und die Sicherheitsbelange der Nuklearindustrie spezialisiert. Weitere Stichworte sind: Hochenergiephysik, Elementarteilchenphysik, Materialkunde.

Art der Datenbank: Bibliographie, Abstracts
Bestand: 1,3 Millionen Records
Berichtszeitraum: ab 1970
Updating: vierteljährlich
Information provider: IAEA[51]
Publisher: SilverPlatter[5]

6.58. Japanese Information on Scientific and Technical Information

Diese Datenbank informiert über japanische Hightech-Entwicklungen aus folgenden Gebieten: Medizin, Biologie und Biotechnologie, Chemie, Ernährungswissenschaften, Landwirtschaft sowie über alle technisch-elektronischen Bereiche. Zur Auswertung gelangt graue Literatur.

Art der Datenbank: Bibliographie, Abstracts
Berichtszeitraum: 1987 bis heute
Bestand: 58 000 Records
Updating: monatlich
Information provider: France Institut de l'Information Scientifique et Technique (INIST)[53]
Publisher: DataStar[3]

6.59. Journal of the American Medical Association (JAMA)

Die Wochenzeitschrift JAMA wurde 1883 gegründet; mit einer Auflage von fast 400 000 Stück pro Ausgabe und einem Verbreitungsgebiet von 142 Ländern gehört sie zu den bedeutendsten Zeitschriften der Medizin. Originalartikel, Buchbesprechungen, Fragen an den Herausgeber, usw. finden sich in dieser Volltextausgabe der Zeitschrift auf CD-ROM, die auch graphische Darstellungen und Bilder beinhaltet.

Art der Datenbank: Volltext, Graphiken, Bilder
Updating: halbjährlich
Information provider: American Medical Association[22]
Publisher: CMC ReSearch Inc.[23]

6.60. Journal of Trauma on Disc (1985 - 1989)

Diese von der *American Association for the Surgery of Trauma* unterstützte Zeitschrift berichtet laufend über Neuentwicklungen der Unfallchirurgie.

Art der Datenbank: Volltext, Graphiken, Bilder

Updating: jährlich
Information provider: Williams &Wilkins[18]
Publisher: CMC ReSearch Inc.[23]

6.61. Kosmet

Der Bereich der *Kosmetik und Parfumindustrie* wird hier in wissenschaftlicher und technischer Hinsicht dargestellt. Inhaltlich werden folgende Punkte abgedeckt: Die Physiologie der gesunden Haut und ihrer Anhangsgebilde, Neuentwicklung von Produkten, Erforschung und Entwicklung der Ausgangsprodukte, Herstellungsverfahren, Sicherheitsfragen, Fragen der Analyse, klinische Studien, Stabilität und Verpackung.

Art der Datenbank: Bibliographie, Abstracts
Berichtszeitraum: 1968 bis heute
Bestand: ca. 4 000 Records
Updating: monatlich
Information provider: International Federation of the Societies of Cosmetic Chemists[53]
Publisher: DataStar[3]

6.62. Labor/Stats I

Labor/Stats I ist eine *statistische Datenbank,* die sich aus 9 Teildatenbanken zusammensetzt:

1. Industry Employment and Earnings
2. Employment Cost Index
3. International Labor and Price Trend Comparison
4. Labor Force
5. Occupational Employment Statistics
6. Occupational Injuries and Illnesses
7. Productivity and Cost Indexes
8. Productivity - Federal Government
9. Productivity - Industry

Art der Datenbank: Statistiken
Information provider: US Department of Labor[18]
Publisher: Hopkins Technology[54]

6.63. Life Sciences Collection

Das Gebiet der *Life Sciences* wird sehr breit abgedeckt. Mehr als 5 000 verschiedene Zeitschriften, Monographien, Konferenzberichte, statistische Publikationen, internationale Patentschriften werden ausgewertet. In **Life Sciences Collection** finden sich Einträge zu folgenden Wissenschaftssparten: Verhaltensforschung, Biochemie, Ökologie, Endokrinologie, Entomologie, Genetik, Immunologie, Mikrobiologie, Onkologie, Onkogene, Wachstumsfaktoren, Neurologie, Toxikologie, Virologie, Meeresbiologie, Genetik.

Art der Datenbank:	Bibliographie, Abstracts
Bestand:	1,5 Millionen Records
Zuwachs:	10 000 pro Monat
Updating:	monatlich
Information provider:	Cambridge Scientific Abstracts[27]
Publisher:	DIALOG[4], SilverPlatter[5]

6.64. Lilacs

Bei **Lilacs** handelt es sich um die einzige Datenbank, die in medizinischer Hinsicht den geographischen Bereich von *Lateinamerika und der Karibik* abdeckt.

Art der Datenbank:	Bibliographie, Abstracts
Bestand:	75 000 Records
Berichtszeitraum:	1982 bis heute
Updating:	vierteljährlich
Information provider and Publisher:	BIREME Latin American and Caribbean Center on Health Sciences Information[55]

6.65. *MAXX - Maximum Access to Diagnosis and Therapy*

MAXX ist eine Datenbank auf dem Gebiet der *Inneren Medizin*, die aus den folgenden 4 Files besteht:

1. DISEASES: Hier werden rund 500 Erkrankungen mit ihrer Diagnose, Differenzialdiagnose, Klinik und Therapie vorgestellt.
2. LIBRARY: *Library* enthält den kompletten Text der folgenden 15 Lehrbücher:

   1) *Adler et al.*, Handbook of Differential Diagnosis
   2) *Wallach,* Interpretation of Diagnostic Tests
   3) *Lawlor et al.,* Manual of Allergy and Immunology
   4) *Casciato et al.,* Manual of Bedside Oncology
   5) *Alpert et al.,* Manual of Cardiovascular Diagnosis and Therapy
   6) *Spivak et al.,* Manual of Clinical Problems in Internal Medicine
   7) *Bordow et al.,* Manual of Clinical Problems in Pulmonar Medicine
   8) *Lavin,* Manual of Endocrinology
   9) *Eastwood,* Manual of Gastroenterology
   10) *Mazza,* Manual of Hematology
   11) *Washington University (ed.),* Manual of Medical Therapeutics
   12) *Schrier,* Manual of Nephrology

13) *Samuels,* Manual of Neurologic Therapeutics
14) *Beary et al.,* Manual of Rheumatology and Outpatient Orthopedics
15) *Reese et al.,* A Practical Approach to Infectious Disease

3. DRUGS: *Drugs* enthält den vollständigen Inhalt der jeweils aktuellsten Ausgabe von USP-Drug Information, die von der U.S. Pharmacopeial Convention herausgegeben wird.

4. LAB: *Lab* informiert über Normalwerte, Labortests sowie über den Einfluß verschiedener Medikamente auf die Ergebnisse der Laboruntersuchungen.

Art der Datenbank: Volltextdatenbank, Bilder (WINDOWS und Maus erforderlich)
Berichtszeitraum: ab 1989
Updating: alle vier Monate
Information provider: Little, Brown and Company Inc.[56]
Publisher: Little, Brown and Company Inc.[56]

6.66. *MediConf*

MediConf ist eine Datenbank, die alle Kongresse und Tagungen, die die Medizin in allen ihren Disziplinen betreffen, gespeichert hat.

Art der Datenbank: Faktendatenbank
Bestand: Information über ca. 4 000 Konferenzen
Updating: monatlich
Information provider: FAIRBASE Database[57]
Publisher: DataStar[3]

6.67. *Medikat*

MEDIKAT verzeichnet die Bestände der *Zentralbibliothek der Medizin (Köln)* ab dem Erscheinungsjahr 1977. MEDIKAT ist eine Datenbank auf dem Gesamtgebiet der Medizin einschließlich der Randgebiete und der Grundlagenfächer. Die Datenbank enthält Monographien, Dissertationen und Habilitationsschriften sowie Kongreßpublikationen aber *keine* Zeitschriftenartikel! (Über die *Zentralbibliothek der Medizin* kann auch **Originalliteratur** bestellt werden - eine ausführliche Beschreibung dieser Bibliothek wird im Kapitel 5 dieses Buches gegeben, der FAX-Bestellschein der Zentralbibliothek findet sich im Anhang.)

Art der Datenbank: Literaturdatenbank (Bibliothekskatalog)
Bestand: ca. 250 000 Dokumente
Updating: zweimal Jährlich
Information provider: Zentralbibliothek der Medizin in Köln[58]
Publisher: DIMDI[2]

6.68. Meditec

Meditec ist eine Datenbank, die auf *Medizintechnik* spezialisiert ist; in ihr finden sich Informationen zu folgenden Bereichen: Biophysik und Meßtechnik, Biomechanik, medizinische Datenverarbeitung und Labordiagnostik. Der größte Teil der angebotenen Informationen stammt aus der Auswertung von Zeitschriften, z.T. werden auch Konferenzberichte sowie Bücher und in sehr geringem Ausmaß auch Patentschriften ausgewertet.

Art der Datenbank: Bibliographie, Abstracts, Thesaurus
Bestand: 124 000 Dokumente
Zuwachs: 600 pro Monat
Updating: monatlich
Information provider: MEDITEC[59]
Publisher: DIMDI[2]

6.69. MEDLINE

MEDLINE umfaßt die Zitationen und Abstracts von rund 8 Millionen Artikel medizinisch-wissenschaftlicher Zeitschriftenarikel. Diese von der National Library of Medicine hergestellte Datenbank wird **ausführlich im Kapitel 2.2.1.1. vorgestellt.** Am Beispiel von MEDLINE wird auch ausführlich dargestellt, wie man erfolgreich in Datenbanken sucht.

Art der Datenbank: Bibliographie, Abstracts, Thesaurus
Bestand: über 7,7 Millionen Records
Zuwachs: 370 000 pro Jahr
Updating: online: wöchentlich
 CD-ROM: monatlich
Berichtszeitraum: 1966 bis heute
Information provider: NLM[1]
Publisher: DIMDI[2], DataStar[3], DIALOG[4], SilverPlatter[5]

6.70. Medtext

Medtext ist jenes *File,* unter dem man die unter 6.14. angeführten Zeitschriften bei DIALOG findet.

6.71. Mental Health Abstracts

Mental Health, Psychoanalyse, Psychiatrie, Psychopharmakologie und Drogenabhängigkeit sind Schlagworte, die diese Informationsquelle charakterisieren. Rund 1 200 Journals aus 41 Ländern und in 21 Sprachen bilden die Basis von **Mental Health Abstracts.** Ferner wird Literatur aus dem fernen Osten eingearbeitet.

Art der Datenbank: Bibliographie, Abstracts
Bestand: ca. 500 000 Records
Zuwachs: 18 000 pro Jahr
Updating: monatlich

Information provider: National Clearinghouse for Mental Health Information[60]
Publisher: DIALOG[4]

6.72. MERCK - Index Online

Hierbei handelt es sich um die Online-Version der gedruckten Enzyklopädie *The Merck Index*, die 1989 bereits in 11. Auflage erschien und die schon seit Ende des 19. Jahrhunderts existiert. Jedes Record dieser Datenbank behandelt eine einzelne Chemikalie bzw. eine kleine Gruppe sehr eng verwandter chemischer Stoffe. Fast 10 000 Einträge stehen zur Verfügung. Es werden der genaue chemische Namen und auch eventuelle Trivialnamen angeführt, der therapeutische Gebrauch dieser Stoffe besprochen, sowie die genaue chemische Zusammensetzung, das Molekulargewicht und die Hersteller angegeben.

Art der Datenbank: Faktendatenbank
Bestand: ca. 10 200 Records
Updating: halbjährlich
Information provider: Merck & Co.[61]
Publisher: DIALOG[4], BRS[14]

6.73. Microbial Information Network Europe (MINE)

MINE ist eine Faktendatenbank in englischer Sprache auf dem Gebiet der Mikrobiologie. Sie enthält Informationen über Stammkulturen von Bakterien, Pilzen und Hefen aus nationalen Sammlungen von derzeit 12 europäischen Ländern.

Art der Datenbank: Faktendatenbank
Bestand: ca. 74 000 Dokumente
Updating: unregelmäßig
Information provider: Nationale Sammlungen in 12 Europäischen Ländern
Publisher: DIMDI[2]

6.74. Nursing and Allied Health (CINAHL)

Krankenpflege, *Nursing,* ist in Amerika ein Universitätsstudium; daher wird dieser Bereich nicht nur auf einem sehr hohem Niveau gelehrt, sondern es wird auch wissenschaftlich auf diesem Gebiet gearbeitet. **Nursing and Allied Health** bietet eingehende Information über die Krankenpflege durch die Analyse von rund 500 Journals sowie durch die Aufnahme von Dissertationen, die im Fach Krankenpflege geschrieben wurden. Es finden sich Einträge zu den Stichworten: *Cardiopulmonary technology emergency services, Health education, the Medical assistant, Radiologic technology, Social service in health care, Surgical technology.*

Art der Datenbank: Bibliographie, z.T. Abstracts
Bestand: ca. 145 710 Records
Updating: monatlich
Information provider: CINAHL Information Systems[62]
Publisher: DIALOG[4], DataStar[3], BRS[14], SilverPlatter[5]

6.75. Occupational Safety and Health

Occupational Safety and Health ist *die* Datenbank für *Berufskrankheiten*. Das zur Verfügung stehende Wissen wird aus mehr als 2000 Journals sowie über 70 000 Monographien zusammengetragen. Dieses Feld charakterisierende Stichworte sind: Verhaltenswissenschaften, Ergonomie, Sicherheit am Arbeitsplatz, gefährliche Stoffe, Toxikologie, Epidemiologie und Materialwissenschaften - die Informationen über den zuletzt genannten Punkt wurden auch retrospektiv aufgenommen, die ältesten stammen aus dem 19. Jahrhundert.

Art der Datenbank: Bibliographie, Abstracts
Bestand: 176 000 Records
Updating: vierteljährlich
Information provider: US National Institute for Occupational Safety and Health[63]
Publisher: DIALOG[4]

6.76. Oncogenes & Growth Factors Abstracts

Onkogene, Antionkogene, Wachstumsfaktoren, Tyrosinkinaseaktivität, Tumorsuppressorgene, Cancerogenese durch Viren sind Inhalte dieser Datenbank.

Art der Datenbank: Bibliographie, Abstracts
Bestand: 3 000 Records
Updating: vierteljährlich
Information provider: Cambridge Scientific Abstracts[27]

6.77. Physician Data Query (PDQ)

PDQ ist eine Volltextdatenbank des National Cancer Institutes, die über die Behandlung der häufigsten 85 Krebsarten berichtet. Aufgrund der exzellenten Qualität der darin enthaltenen Informationen wird diese Datenbank **im Kapitel 2.2.2.3. ausführlich dargestellt.**

6.78. Pediatrics in Review and Report of the Committee on Infectious Diseases

Dies ist eine Volltextdatenbank der Pädiatrie, basierend auf den gedruckten Werken *Pediatrics in Review and Handbook* sowie auf dem *Report of the Committee on Infectious Diseases*.

Art der Datenbank: Volltextdatenbank, Graphiken, Photos
Updating: jährlich
Information provider: American Academy of Pediatrics[64]
Publisher: CMC ReSearch Inc.[23]

6.79. Phytomed

Phytomedizin mit besonderer Berücksichtigung der im folgenden genannten Teilgebiete ist Inhalt dieser Datenbank: Bakteriologie, pflanzliche Bakteriologie und pflanzliche Virologie, Mykologie, tropischer und subtropischer Pflanzenschutz, Pflanzenkrankheiten, Nematologie, Pflanzenschutzmittel, biologischer Pflanzenschutz, Erforschung der Nützlinge, Unkrautforschung, Toxikologie, Entomologie, Ökologie. In die Auswertung geht die Analyse von Zeitschriften, Kongreßberichten, Büchern, Dissertationen ein; auch Graue Literatur findet Berücksichtigung.

Art der Datenbank: Bibliographie, Abstracts, Thesaurus
Bestand: 419 221
Berichtszeitraum: 1965 bis heute
Updating: vierteljährlich
Information provider: Biologische Bundesanstalt für Land- und Forstwirtschaft[65]
Publisher: DIMDI[2]

6.80. Popline

Bevölkerungswachstum und Familienplanung sind die Hauptinhalte dieser von der *United States Agency for International Development* unterstützen Datenbank; sie wird betreut vom *Population Information Program at The Johns Hopkins University* und vom *Population Index* der *University of Princeton.* Sie umfaßt ca. 150 000 Records, die bis ins Jahr 1827 zurückdatieren. Ausgewertet werden Zeitschriftenartikel, Monographien und ansonsten unveröffentlichtes Material.

Art der Datenbank: Bibliographie, Abstracts
Bestand: ca. 200 000 Records
Updating: halbjährlich
Information provider: NLM[1]
Publisher: SilverPlatter[5]

6.81. Protozoological Abstracts

Protozoenerkrankungen des Menschen und der Tiere stehen im Mittelpunkt der **Protozoological Abstracts.** Insbesondere wird über Malaria, Trypanosomiasis, Amöbenerkrankungen, Toxoplasmose, Coccidiose, Giardiasis, die Leishmaniose sowie über opportunistische Erkrankungen bei AIDS berichtet.

Art der Datenbank: Bibliographie, Abstracts
Berichtszeitraum: 1977 bis heute
Updating: monatlich
Information provider: CAB International[34]
Publisher: SilverPlatter[5]

6.82. Public Health and Tropical Medicine / AIDS

Infektionskrankheiten, Tropenkrankheiten und Hygiene sowie AIDS als besonderer Schwerpunkt sind der Hauptinhalt dieser Datenbank. Zumeist werden die Informationen aus Zeitschriften erhoben, nur in geringem Ausmaß werden auch Bücher, Dissertationen, Berichte, Graue Literatur und Patentschriften herangezogen.

Art der Datenbank: Bibliographie, Abstracts
Bestand: 81 000 Records
Zuwachs: 8 400 pro Jahr
Updating: monatlich
Information provider: Bureau of Hygiene and Tropical Diseases[16]
Publisher: DIMDI[2]

6.83. Rehabdata

Die Rehabilitation von körperlich- und geistig Behinderten ist das Fachgebiet von **Rehabdata**.

Art der Datenbank: Bibliographie, Abstracts, Thesaurus
Bestand: ca. 40 000 Records
Berichtszeitraum: 1956 bis heute
Information provider: National Rehabilitation Information Center[10]
Publisher: BRS[14]

6.84. RUSSMED Medical Articles

RUSSMED ist eine zweisprachige (Russisch - Deutsch) Datenbank, die die Gebiete Biomedizin und Öffentliches Gesundheitswesen umfaßt, wobei auch die Psychologie und ferner die Veterinärmedizin Berücksichtigung finden. Geographische beschränkt sich die Datenbank auf die ehemalige Sowjetunion. Es werden ca. 140 Zeitschriften ausgewertet, ferner Konferenzliteratur und Institutspublikationen miteinbezogen.

Art der Datenbank: Bibliographie
Bestand: 239 165 Records
Zuwachs: 4 500 pro Monat
Updating: unregelmäßig
Berichtszeitraum: von 1988 bis heute
Information provider: NPO Soyuzmedinform[66]
Publisher: DIMDI[2]

6.85. RUSSMED Medical Books

Für **RUSSMED Medical Books** gilt das eben für RUSSMED Medical Articles Gesagte, nur eben bezogen auf Bücher.

Art der Datenbank: Bibliographie, Abstracts
Bestand: 18 134 Dokumente

Zuwachs: ca. 300 pro Monat
Updating: unregelmäßig
Information provider: NPO Soyuzmedinform[66]
Publisher: DIMDI[2]

6.86. Smoking and Health

Die Chemie, Pharmakologie und Toxikologie des Rauchens, die damit verbundene Morbidität und Mortalität, die in der Folge entstehenden Krebserkrankungen sowie die nicht-neoplastischen Erkrankungen der Atemwege, cardiale Erkrankungen und Rauchen in der Schwangerschaft sind Inhalte von **Smoking and Health**. Ferner wird auf die psychologischen Aspekte des Rauchens und das Verhalten von Rauchern eingegangen. Ebenso finden sich Informationen über Methoden, die helfen sollen, das Rauchen einzustellen. Weiters sind Angaben zur Produktion von Zigaretten enthalten und es wird über Zusatzstoffe, die in den Rauchprodukten enthalten sind, informiert, die wirtschaftliche Seite des Rauchens wird dargestellt und weiters die Gesetzgebung, die das Rauchen betrifft.

Art der Datenbank: Bibliographie, z.T. Abstracts
Bestand: 50 000 Records
Updating: vierteljährlich
Berichtszeitraum: 1960 bis heute
Information provider: US Department of Health and Human Services[67]
Publisher: DIALOG[4]

6.87. SOMED

Somed behandelt die Themen Arbeitsmedizin, Sozialmedizin, die Suchtproblematik, Gesundheitserziehung und Gesundheitswesen.

Art der Datenbank: Bibliographie, Abstracts, Thesaurus
Bestand: 278 884 Records
Berichtszeitraum: 1978 bis heute
Updating: monatlich
Information provider: Institut für Dokumentation und Information über Sozialmedizin und öffentliches Gesundheitswesen[68]
Publisher: DIMDI[2]

6.88. Sportwissenschaftliche Forschungsprojekte (SPOFOR)

Sport ist das umfassende Thema von **SPOFOR**. Themen wie Sportmedizin, Sportpsychologie und -soziologie, Sportpädagogik, Geschichte des Sports, Bewegungs- und Trainingslehre, Biomechanik, Sportrecht, Sportorganisation sowie der Sportstättenbau geben umfassende Auskunft. Die Datenbank berichtet über ca. 5 500 Sportwissenschaftliche Forschungsprojekte.

Art der Datenbank: Bibliographie

Bestand: ca. 5 500 Records
Updating: unregelmäßig
Information provider: Bundesinstitut für Sportwissenschaft[69]
Publisher: DIMDI[2]

6.89. Sport Database

Diese Datenbank hat ebenfalls den Sport in all seinen Facetten zum Thema, insbesondere die folgenden Schlagwörter charakterisieren den Inhalt: Sportmedizin, Trainingsphysiologie, Biomechanik, Psychologie im Sport, *coaching,* Fitneß, Behindertensport ; auch über Trainingsgerät und Ausrüstungsgegenstände wird informiert. In die Auswertung werden über 1 000 verschiedene Sportzeitschriften miteinbezogen, die Reichweite ist international.

Art der Datenbank: Bibliographie
Bestand: 294 000 Records
Updating: monatlich
Information provider: Sport Information Resource Centre[70]
Publisher: DIALOG[4], DataStar[3]

6.90. Sport Discus

Klinische Sportmedizin und Forschung auf sportmedizinischem Gebiet sind Hauptthema von **Sport Discus.** Ferner wird über Biomechanik, Sportpsychologie, Trainingsprogramme, Fitneß und Sportpsychologie berichtet.

Art der Datenbank: Bibliographie, z.T. Abstracts
Bestand: 320 000 Records
Updating: vierteljährlich
Information provider: Sport Information Resource Centre[70]
Publisher: SilverPlatter[5]

6.91. The National Report on Computers & Health

Diese Datenbank ist die online - Version der gleichnamigen Zeitschrift, die über Hard- und Software für Anwendungen im Gesundheitswesen berichtet.

Art der Datenbank: Volltextdatenbank
Updating: alle zwei Wochen
Information provider: United Communications Group[119]
Publisher: NewsNet[71]

7. DATENBANKEN DER PHARMAKOLOGIE UND TOXIKOLOGIE

7.1. ABDA-Pharma

ABDA-Pharma ist eine deutschsprachige Faktendatenbank auf den Gebieten Pharmakologie und Pharmazie. Sie informiert über Fertigarzneimittel. Die Informationen wurden aus Journals, Pharmakopöen und Firmenmitteilungen erhoben.

Art der Datenbank: Faktendatenbank
Bestand: 195 000 Records
Updating: drei bis vier Mal pro Jahr
Information provider: Bundesvereinigung Deutscher Apothekerverbände[72]
Publisher: DIMDI[2]

7.2. Acid Rain

Acid Rain ist eine Volltextdatenbank, die über Umweltverschmutzung informiert. Die enthaltenen Dokumente setzen sich aus Schriften der canadischen Regierungsbehörden zusammen.

Art der Datenbank: Volltext, Bilder
Updating: jährlich
Information provider: University of Vermont[73]
Publisher: Knowledge Access International[74]

7.3. ADIS Drug News

Volltextdatenbank, die auf den gedruckten Wochenzeitschriften *Inpharma* und *Reactions* sowie auf sonst noch nicht publizierten Produktinformationen basiert. *Inpharma* berichtet über bedeutende neue Entwicklungen auf dem Gebiet der klinischen Pharmakologie; der abgedeckte Bereich umfaßt sowohl neue wissenschaftliche Ergebnisse als auch das Lizenzwesen. *Reactions* informiert über alle Experimente zur Feststellung von Arzneimittelnebenwirkungen, über Überdosierung, Medikamentenmißbrauch und -abhängigkeit. Es wird über alle bekannt gewordenen Arzneimittelzwischenfälle informiert, wobei vermerkt wird, ob es sich um *"first reports"* oder um *"serious drug reactions"* handelt.

Information provider: Adis Press International Ltd.[75]
Publisher: DataStar[3]

7.4. Air Pollution Technical Information Center File

Alle Aspekte der Luftverschmutzung, ihre Auswirkungen, Prävention und Kontrolle sind angeführt. Das Thema wird in breitester Weise dargestellt, wobei auch die sozialen, politischen, juristischen und administrativen Aspekte berücksichtigt werden. Weitere Schlagworte, die den Inhalt charakterisieren, sind: Atmosphärische Interaktionen, Kontrollmethoden, ökonomische Aspekte, Auswirkungen auf die menschliche

Gesundheit, Effekte der Luftverschmutzung, wie sie sich auf verschiedenen Materialien und an Pflanzen bemerkbar machen, Emissionsquellen.

Bestand: 88 572 Records
Updating: closed file
Berichtszeitraum: 1976 bis 1978
Information provider: U.S. Environmental Protection Agency[36]
Publisher: DIALOG[4]

7.5. Asbestos & Lead Abatement Report

Die Datenbank **Asbestos & Lead Abatement Report** basiert auf der gleichnamigen Wochenzeitschrift, die hier im Volltext nachzulesen ist. Der Inhalt bezieht sich auf die Erforschung der Asbest- und Bleibelastung von Mensch und Umwelt.

Updating: wöchentlich
Berichtszeitraum: 1988 bis heute
Information provider: Business Publishers Inc.[76]
Publisher: NewsNet Inc.[71]

7.6. Betäubungsmittelrecht-Informationssystem (BIFOS)

BIFOS informiert über die Rechtsprechung zum Betäubungsmittelgesetz mit Angaben zum *Täter* (Alter, Geschlecht, Beruf, Erwerbstätigkeit, Vorstrafen, Abhängigkeit, Nationalität), zur *Tat, Nennung des Tatbestandes, Betäubungsmittel* (Art, Menge, Herkunft), *Sanktion und Art des Gerichts.*

Art der Datenbank: Volltextdatenbank
Bestand und 17 000 Entscheidungen aus dem Jahre 1984 und
Berichtszeitraum: 30 000 Entscheidungen pro Jahr seither bis heute
Updating: jährlich
Information provider: Bundesministerium für Jugend, Familie und Gesundheit[77]
Publisher: DIMDI[2]

7.7. BMG - Pressemitteilungen

BMG - Pressemitteilungen ist eine Volltextdatenbank und entspricht inhaltlich den Pressemitteilungen des Bundesministeriums für Gesundheit (BMG) der Bundesrepublik Deutschland. Der Schwerpunkt liegt auf dem Gebiet der Gesundheitspolitik. Die Struktur der Datenbank ist ident mit der vom BGA - Pressedienst.

Art der Datenbank: Volltextdatenbank
Bestand: 282 Dokumente
Berichtszeitraum: ab 1992
Updating: laufend bei Bedarf
Information provider: Bundesministerium für Jugend, Familie und Gesundheit[77]
Publisher: DIMDI[2]

7.8. Chemical Carcinogenesis Research Information System (CCRIS)

CCRIS ist eine Faktendatenbank der NLM; sie enthält die Ergebnisse von Untersuchungen zur chemischen (Co-)Carcinogenese, Tumorpromotion, Hemmung der Carcinogene durch chemische Substanzen, ferner Ergebnisse von Studien zur Mutagenität. Alle diese Studienergebnisse wurden von Experten des NCI kritisch ausgewertet.

Art der Datenbank: Volltextdatenbank
Bestand: Information über ca. 5200 Chemikalien
Berichtszeitraum: 1938 bis heute
Updating: vierteljährlich
Information provider: NLM, Toxicology Information Program[1]
Publisher: DIMDI[2]

7.9. 21CFR-online

21CFR (CFR = U.S. Code of Federal Regulations) beschreibt alle Methoden und Richtlinien der amerikanischen Regierung, die gewähren sollen, daß 1. die Ernährung sicher ist, daß 2. Medikamente, biologische Produkte und medizinische Ausrüstungsgegenstände sicher und effektiv sind und daß 3. Kosmetika unverfälscht sind. Die Daten sind sehr extensiv. Auch Medikamente auf dem Gebiet der Veterinärmedizin werden berücksichtigt, sofern es sich um Tiere handelt, die der Nahrungsmittelproduktion dienen.

Art der Datenbank: Volltextdatenbank
Updating: monatlich
Information provider: FOI Services Inc.[78]
Publisher: DataStar[3], BRS[14]

7.10. Chem-Bank/Tosca

Chem-Bank/Tosca ist eine Volltextdatenbank auf CD-ROM, die sich aus vier Datenbanken zusammensetzt:

1. Registry of Toxic Effects of Chemicals Substances (RTECS)
2. Oil and Hazardous Materials - Technical Assistance Data System
3. Chemical Hazard Response Information System
4. Hazardous Substances Data Bank

Umwelt, Sicherheit, Chemie und Chemikalien sowie Toxikologie sind die Stichworte, die den Inhalt von **Chem-Bank/Tosca** beschreiben.

Art der Datenbank: Volltextdatenbank
Updating: vierteljährlich
Publisher: SilverPlatter[5]

7.11. Consumer Drug Information Fulltext

Diese Volltextdatenbank beinhaltet den kompletten Text des amerikanischen *Consumer Drug Digest*. Dieses enthält eine eingehende Beschreibung von mehr als 260 Gruppen von Pharmazeutika. Inhaltlich wird auf die Wirkungsweise der Medikamente, ihre möglichen Nebenwirkungen, die Dosierung, auf Vorsichtsmaßnahmen bei der Verabreichung sowie auf jene Lebensmittel und Tätigkeiten eingegangen, die der Patient bei Einnahme des Medikamentes meiden muß.

Art der Datenbank: Volltextdatenbank
Updating: vierteljährlich
Information provider: American Society of Hospital Pharmacists[7]
Publisher: DIALOG[4]

7.12. Criminal Justice Periodical Index

Diese Datenbank bietet Informationen zu folgenden Stichworten an: Gerichtsmedizin, *DNA-fingerprinting*, Alkohol im Straßenverkehr, Drogenkonsum, Kindesmißbrauch, Jugendkriminalität. Ferner werden folgende Themen behandelt: Polizeimethoden, organisiertes Verbrechen, Computerkriminalität, Gefängnisadministration und Gewalt.

Berichtszeitraum: 1975 bis heute
Bestand: 183 000 Records
Updating: monatlich
Information provider: University Microfilms International[79]

7.13. Developmental and Reproductive Toxicology

Diese von der NLM herausgegebene Datenbank besteht aus rund 10 000 Records zum Thema *Teratologie, Mißbildungen und Infertilität*.

Art der Datenbank: Bibliographie, Abstracts
Berichtszeitraum: ab 1989
Bestand: 10 000 Records
Zuwachs: 3 600 pro Jahr
Updating: jährlich
Information provider: NLM[1]
Publisher: NLM (Medlars Section)[1]

7.14. DHSS-MEDTEH

Kerngebiete dieser Datenbank sind: Toxikologie und Umweltmedizin. Folgende Felder werden genau erfaßt: Chemische Substanzen in Nahrungsmitteln, Pestizide, Raucherschäden, Strahlenschäden und Strahlenbiologie, Folgen von Lärmbelastung, Luft- und Wasserverschmutzung.

Berichtszeitraum: 1984 bis heute
Bestand: 26 000 Records
Updating: wöchentlich
Information provider: Department of Health, London[80]
Publisher: DataStar[3]

7.15. Diogenes

Zulassungen und Rückrufe von Arzneimitteln durch die *FDA (Food and Drug Administration)*, Warnungen vor Arzneimittelnebenwirkungen sowie Normen für medizinische Ausrüstungsgegenstände (z.B. Herzschrittmacher) findet man in **Diogenes.** Zur Auswertung kommen Artikel aus wissenschaftlichen Zeitschriften sowie sonst unveröffentlichtes Material der FDA.

Art der Datenbank: Bibliographie, tw. Volltextdatenbank
Bestand: 1,8 Millionen Records
Berichtszeitraum: 1938 bis heute
Updating: wöchentlich
Information provider: Foi Services, Inc.[78]
Publisher: DIALOG[4], DataStar[3], BRS[14]

7.16. Drug Information Fulltext

Drug Information Fulltext liegen die gedruckten Werke *The American Hospital Formulary Service* sowie *The Handbook on Injectable Drugs* zugrunde. Diese Datenbank wird **ausführlich im Kapitel 2.2.2.1. beschrieben.**

Bestand: 1 271 Records
Updating: vierteljährlich
Information provider: American Society of Hospital Pharmacists[7]
Publisher: DIALOG[4], SilverPlatter[5]

7.17. EINECS plus CD

Diese CD-ROM umfaßt zwei Datenbanken:

1. *Advance Edition of the European Inventory of Existing Commercial Chemical Substances*
   (EINECS)
2. *List of Dangerous Substances*, eine Auflistung der Europäischen Gemeinschaft

Insgesamt wird über mehr als 100 000 chemische Substanzen informiert.

Art der Datenbank: Bibliographie
Updating: closed file
Information provider: Office for the Official Publications of the European Community[81]
Publisher: SilverPlatter[5]

7.18. Environline

Environline informiert über die Umweltwissenschaften. Ihr geographischer Schwerpunkt ist Nordamerika. Alle Aspekte dieses Wissenschaftsgebietes werden durch die Auswertung von rund 5 000 Publikationen (Zeitschriftenartikel, Konferenzliteratur, Graue Literatur, Schriften von Firmen und Universitäten) abgedeckt.

Art der Datenbank:	Bibliographie
Bestand:	170 000 Records
Zuwachs:	7 000 pro Jahr
Berichtszeitraum:	1971 bis heute
Updating:	monatlich
Information provider:	Bowker Electronic Publishing[82]

7.19. Environmental Bibliography

Ökologie, Studien der Atmosphäre, Energie, Land- und Wasserresourcen, Ernährung und *Health* sind die Schlagworte, die den Inhalt von **Environmental Bibliography** charakterisieren. Als Wissensbasis werden mehr als 300 Periodica herangezogen.

Bestand:	450 000 Records
Berichtszeitraum:	1973 bis heute
Updating:	alle zwei Monate
Information provider:	Environmental Studies Institute[83]
Publisher:	DIALOG[4]

7.20. Environmental Fate

Environmental Fate ist eine Volltextdatenbank, die sich mit dem Abbau von ca. 800 verschiedenen Chemikalien, die die Umwelt belasten, beschäftigt. Themen sind z.B.: die Biodegradation, Hydrolyse, Oxidation oder die Wasserlöslichkeit von Substanzen.

Art der Datenbank:	Volltextdatenbank
Bestand:	13 000 Records
Updating:	unregelmäßig
Information provider:	U.S. Environmental Protection Agency, Office of Health and Environment Review Division, Office of Pollution, Prevention, and Toxics[36]
Publisher:	Chemical Information Systems[18]

7.21. Gefahrgut CD-ROM

Diese CD-ROM faßt sieben Datenbanken in sich zusammen:

1. *Hommel Handbook of Dangerous Goods*
2. *Operation Files from the Swiss Fire Brigades in German and French*

3. *Chemdata from Harwell Laboratories in English and German*
4. *VCI (Chemical Industries Association)*
5. *BAG Listing of Toxic Substances*
6. *Catalog of Fluka*
7. *Safety Codes of Liquids and Gases from the Swiss Accident Insurance Institution*

Art der Datenbank: Volltextdatenbank
Updating: jährlich
Publisher: Springer-Verlag[84]

7.22. Hazardous Substances Data Bank (HSDB)

HSDB ist eine Faktendatenbank der NLM. Die einzelnen Records sind z.T. sehr umfangreich. Zur Auswertung kamen Handbücher, Monographien, amerikanische Regierungsberichte und wissenschaftliche Zeitschriften. Inhaltlich kann zu folgenden Themen Information gefunden werden: Substanzidentifizierung, ihre physikalische und chemische Zusammensetzung, Toxizität, biomedizinische Wirkung von Chemikalien, Sicherheitsbestimmungen, Pharmakologie, Auswirkung von Chemikalien auf die Ökologie, gesetzliche Bestimmungen.

Art der Datenbank: Faktendatenbank
Bestand: Information über 4 200 toxische Substanzen
Updating: unregelmäßig
Information provider: NLM, Toxicology Information Program[1]
Publisher: DIMDI[2], DataStar[3]

7.23. IDIS Drug File - IOWA

Arzneimitteltherapie am Menschen ist Inhalt von IDIS. Grundlage dieser Datenbank ist die Auswertung von 160 hervorragenden wissenschaftlichen Zeitschriften auf medizinischem und pharmazeutischem Gebiet.

Art der Datenbank: Bibliographie
Information provider: IOWA[85]
Publisher: DataStar[3]

7.24. IMSWorld Pharmaceutical Company Profiles

Hier werden im Volltext die pharmazeutischen Firmen und Konzerne eingehend beschrieben. Die Reichweite ist weltweit. Von jedem Unternehmen werden die Aktivitäten auf der Finanzseite ebenso beschrieben wie diejenigen in Forschung und Entwicklung, ferner wird über wichtige, das jeweilige Unternehmen betreffende, Ereignisse berichtet.

Art der Datenbank: Faktendatenbank, Volltext

Berichtszeitraum: 1991 bis heute
Updating: monatlich
Information provider: IMSWorld Publications Limited[86]
Publisher: DataStar[3]

7.25. IMSWorld News Product Launch Letter

IMSWorld World News Product Launch Letter beobachtet die Lancierung neuer Arzneimittel in 44 Ländern. Es wird der Name des Produkts und des Herstellers angegeben, das Land und das Datum, wann ein Medikament in einem bestimmten Land zugelassen wurde, die therapeutische Zuordnung, die Indikationen, die Verpackungsinformation und der Preis.

Art der Datenbank: Faktendatenbank, Volltext
Berichtszeitraum: 1987 bis heute
Zuwachs: 400 Records pro Monat
Updating: monatlich
Information provider: IMSWorld Publications Limited[86]
Publisher: DataStar[3]

7.26. International Drug Library

International Drug Library gibt einen Überblick über die weltweite Drogenkriminalität, über die gegenwärtig am illegalen Markt erhältlichen Drogen, das geographische Verbreitungsgebiet der jeweiligen Drogen, Legalisierungsversuche, Drogenschmuggel, Verbrauchsdaten, medizinische Effekte der jeweiligen Drogen, ökonomische und politische Auswirkungen, die sozialen Implikationen und über die internationalen Anstrengungen, den Drogenhandel unter Kontrolle zu bringen.

Der geographische Bereich über den berichtet wird, ist: USA und Lateinamerika, Europa, Australien und Asien

Art der Datenbank: Bibliographie, Volltext, Graphiken und Bilder
Updating: jährlich
Information provider: US Information Agency[18]
Publisher: Abt Books Inc.[87]

7.27. International Pharmaceutical Abstracts

Diese Datenbank gibt Auskunft über alle Phasen der Entwicklung von Arzneimitteln, über klinische Studien, informiert exakt über das Studiendesign, die Patientenanzahl pro Studie, die Dosierung. Klinische, theoretische, wissenschaftliche und ökonomische Aspekte der Arzneimittelentwicklung werden berücksichtigt.

Bestand: 207 423 Records
Zuwachs: 17 000 pro Jahr
Berichtszeitraum: 1970 bis heute
Updating: monatlich

Information provider: American Society of Hospital Pharmacists[7]
Publisher: DIALOG[4], DataStar[3], SilverPlatter[5]

7.28. INTOX (Vergiftungsfälle)

INTOX ist eine Faktendatenbank, basierend auf dem Archivmaterial deutscher Vergiftungszentralen und rechtsmedizinischer Institute. INTOX entstand in Zusammenarbeit mit DIMDI und der Toxikologischen Abteilung der II. Medizinischen Klinik rechts der Isar. In dieser Datenbank findet man medizinische Falldarstellungen von Vergiftungen. Die Records gliedern sich in Felder, die den Patienten betreffen und in Felder, die sich auf das eingenommene Gift beziehen (Stoff, Metabolite, Menge, Analytik).

Art der Datenbank: Faktendatenbank
Bestand: 323 792 Records
Zuwachs: 20 000 Fälle pro Jahr
Updating: unregelmäßig
Information provider: DIMDI[2]
Publisher: DIMDI[2]

7.29. LMS Drug Alerts Online

Diese Datenbank basiert auf dem *Adis Literature Monitoring and Evaluation Service*. Es werden von dieser Einrichtung Zusammenfassungen erstellt, wobei die durchgesehene Literatur kritisch von unabhängigen Pharmakologen evaluiert wird. Die Dokumente haben sehr hohe Qualität. Zu 13 verschiedenen klinischen Gebieten sind Informationen erhältlich: Antibiotika, Medikamente gegen Viren, Hypertonie, Hyperlipidämie, Coronare Herzkrankheit, Herzversagen, Antiarhythmika, Chronisch obstruktive Atemwegserkrankungen, Diabetes, Ulcera des Gastrointestinaltrakts, Rheuma, Zytostatika und Neuro- und Psychopharmaka.

Updating: monatlich
Information provider: Adis[88]
Publisher: DataStar[3]

7.30. Martindale Online

Volltextdatenbank, basierend auf: *Martindale, The Extra Pharmacopoeia*. Sorgfältig zusammengestellte Daten zu folgenden Gebieten können aufgefunden werden: Exakte Nomenklatur eines Arzneimittels (CAS-Nummer, Synonyme, *generic names*, chemische Bezeichnungen), physikalische und pharmazeutische Eigenschaften, Indikationen, Dosierung, Nebenwirkungen, Vorsichtsmaßnahmen und Kontraindikationen, pharmakokinetische Angaben, erhältliche Darreichungsformen. Diese Datenbank ist von allen großen Hosts und auch auf CD-ROM erhältlich.

Art der Datenbank: Bibliographie, Faktendatenbank, Abstracts

Pharmakologische und toxikologische Datenbanken 153

Bestand: 44 000 Records
Updating: jährlich
Information provider: The Pharmaceutical Society of Great Britain[89]
Publisher: DIALOG[4], DataStar[3], Micromedex[39]

7.31. Pharmaceutical and Healthcare Industry News Database

Dies ist eine Volltextdatenbank, die vier Zeitschriften beinhaltet:

1. World Pharmaceutical News (SCRIP)
2. World Medical Device and Diagnostic News CLINICA)
3. World Animal Health News ANIMAL PHARM)
4. World Crop Protection News AGROW)

Alle vier Publikationen haben einen ähnlichen Aufbau, wobei das folgende Schema eingehalten wird: Product & Research News, Company News, International News, People and Conferences, ferner erfolgt eine regelmäßige Berichterstattung über Institutionen wie *the Food and Drug Administration, the US Environmental Protection Agency, the European Economic Community, the WHO.*

Art der Datenbank: Volltextdatenbank
Bestand: 180 000 Records
Updating: täglich
Information provider: PJB Publications[90]
Publisher: DIALOG[4], DataStar[3], BRS[14]

7.32. Pharmaceutical News Index

Es werden laufend Neuigkeiten aus den Gebieten Pharmazeutika, Kosmetika und medizinische Einrichtungsgegenstände gebracht. Auch über Gesetzesinitiativen der Regierung und über Ansuchen für *Grants* wird berichtet.

Art der Datenbank: Bibliographie
Bestand: 380 000 Records
Updating: wöchentlich
Information provider: UMI/Data Courier[91]
Publisher: DIALOG[4]

7.33. Pharmacontacts

Pharmacontacts enthält die Namen, Adressen, Telephon- und FAX-Nummern von mehr als 7 000 pharmazeutischen Firmen in Europa und Amerika sowie von 2 400 Firmen, die Tiere für Tierversuche züchten. Ferner die Adressen von Instituten auf Human- und Veterinärmedizinischem Gebiet.

Art der Datenbank: Faktendatenbank

Information provider: PJB Publications[90]
Publisher: DataStar[3]

7.34. Pharma Marketing Services

Pharma Marketing Services ist die On-line-Version der gleichnamigen, in deutscher Sprache erscheinenden, Wochenschrift. Firmennachrichten, Marktberichte, Informationen über die Gesundheitspolitik, über Neuentwicklungen aus Wissenschaft und Forschung gehören zum Inhalt. Auch der Bereich Werbung und *Public relations* wird dargestellt.

Berichtszeitraum: 1987 bis heute
Updating: wöchentlich
Information provider: Ärzte Zeitung Verlags-GmbH[26]
Publisher: DataStar[3]

7.35. Pharmaprojects

Pharmaprojects informiert über in Entwicklung stehende Pharmazeutika; es werden alle Phasen der Entwicklung erfaßt, der geographische Bereich ist weltumspannend. Rund 800 pharmazeutische Firmen werden berücksichtigt. Ferner wird über jene Substanzen informiert, die aus Gründen der Toxizität oder aus marktwirtschaftlichen Gründen nicht mehr weiter untersucht werden. Pharmaprojects beinhaltet die Information über 5 400 gegenwärtig in Entwicklung stehenden Medikamenten sowie über 4 700 weitere, deren Entwicklung bereits eingestellt wurde, bzw. deren weitere Erforschung infrage steht.

Jedes Record besteht aus folgenden Feldern: Name des Stoffes und Synonyme, *Research code,* Handelsname, CAS-Nummer, chemische Formel, Firma, die an der Entwicklung arbeitet, detaillierte Information über den gegenwärtigen Entwicklungsstand. Ferner finden sich die wichtigsten Literaturstellen zur besprochenen Substanz.

Art der Datenbank: Faktendatenbank
Bestand: 14 526 Records
Updating: monatlich
Information provider: PJB Publications[90]
Publisher: BRS[14], DIALOG[4], DataStar[3]

7.36. Pharmaprojects Discontinued Drugs

Hier finden sich Informationen über Medikamente, deren weitere Entwicklung eingestellt worden ist. Diese Datenbank ist Teil von **Pharmaprojects**, die in 2.32. besprochen wurde.

Art der Datenbank: Faktendatenbank
Information provider: PJB Publications[90]
Publisher: DataStar[3]

7.37. Pharmaprojects Launched Products

In **Pharmaprojects Launched Products** findet man Informationen über jene Medikamente, die vom Markt zurückgezogen worden sind.

Art der Datenbank: Faktendatenbank
Updating: monatlich
Information provider: PJB Publications[90]
Publisher: DataStar[3]

7.38. Pharmline

Pharmline ist eine vom *Drug Information Service at the National Health Services* herausgegebene Datenbank. Der besondere Schwerpunkt liegt auf Arzneimittelnebenwirkungen und auf der Anwendung von Medikamenten in der Schwangerschaft sowie bei stillenden Müttern.

Art der Datenbank: Bibliographie, Abstracts
Berichtszeitraum: 1978 bis heute
Updating: wöchentlich
Information provider: Regional Drug Information Service[92]
Publisher: DataStar[3]

7.39. Poisindex

Poisindex ist eine toxikologische Datenbank, die über 500 000 Stoffe aus Haushalt, Industrie, Pharmakologie, Zoologie und Botanik Auskunft gibt. Der gesuchte Stoff kann über seinen exakten chemischen Namen, über den *generic name,* über den Handels-, aber auch über Trivialnamen gefunden werden.

Art der Datenbank: Bibliographie und Volltextdatenbank
Updating: vierteljährlich
Information provider: Micromedex Inc.[39]
Publisher: Microinfo Ltd.[93]

7.40. Pollution Abstracts

Pollution Abstracts ist eine Umweltdatenbank; sie enthält zu folgenden Schlagworten Informationen: Luftverschmutzung, Lärmbelastung, Müllablagerungen, Wasserverschmutzung, Radioaktivität.

Art der Datenbank: Bibliographie

Bestand:	185 551 Records
Updating:	monatlich
Berichtszeitraum:	1970 bis heute
Information provider:	Cambridge Scientific Abstracts[27]
Publisher:	DIALOG[4], DataStar[3]

7.41. Registry of Toxic Effects of Chemical Substances (RTECS)

RTECS ist eine Faktendatenbank auf dem Gebiet der Toxizität. Die enthalten Daten werden in folgende Untergruppen eingeteilt:
1. Studien zur Carcinogenese
2. Studien zur Mutagenität
3. Studien zur allgemeinen Toxizität
4. Studien zur Teratogenität
5. Studien zu Haut- und Augenirritationen

Ferner finden sich Informationen zu wichtigen toxikologischen Schwellenwerten, wie z.B. LD_{50} oder zu Grenzschwellenwerten. Auch über gesetzliche Regelungen in den USA wird berichtet. Zur Auswertung kamen 950 wissenschaftliche Zeitschriften, Kongreßliteratur und Bücher.

Art der Datenbank:	Volltextdatenbank, Bibliographie
Bestand:	120 225 Records
Updating:	vierteljährlich
Information provider:	National Institute for Occupational Safety and Health[63]
Publisher:	DIMDI[2], DataStar[3]

7.42. Meyler's Side Effects of Drugs (SEDBASE)

Meyler's Side Effects of Drugs ist eine Datenbank, die über Arzneimittelneben- und Wechselwirkungen informiert. Aufgrund ihrer enormen Leistungsfähigkeit wird diese Datenbank **im Kapitel 2.2.2.2. ausführlich beschrieben.**

7.43. Siemens-Gefahrstoff-Datenbank (SIGEDA)

SIGEDA ist eine Faktendatenbank der Firma SIEMENS. Schwerpunkt ist die Arbeitsmedizin in Bezug auf gefährliche Arbeitsstoffe. Die Angaben zu diesen Stoffen entstammen der Loseblattsammlung: *Kühn-Birrett, Merkblätter Gefährliche Arbeitsstoffe.* Inhaltlich findet man Angaben zu: Substanzidentifizierung, physikalische und chemische Eigenschaften der Stoffe, Gefahreinstufung, Grenzwerte, vorbeugende Schutzmaßnahmen, Gesundheitsschutz, Gefahrguttransport, Umweltschutz, Maßnahmen im Schadensfall. Der Inhalt wurde mit äußerster Akribie erstellt.

Art der Datenbank:	Faktendatenbank
Bestand:	über 3955Records
Updating:	vierteljährlich
Information provider:	SIEMENS[94]
Publisher:	DIMDI[2]

Pharmakologische und toxikologische Datenbanken 157

7.44. The Carcinogenicity Predictor

The Carcinogenicity Predictor ermöglicht es, potentielle Carcinogene auf deren Mutagenität zu untersuchen.

Art der Datenbank: Numerisch, graphisch
Bestand: über 2000 Records
Updating: unregelmäßig
Information provider: Technical Database Services Inc.[95]
Publisher: TDS Numerica[18]

7.45. Toxicological Information from BIOSIS (TOXBIO)

TOXBIO ist eine Literaturdatenbank, die alle Aspekte der Toxikologie abdeckt. Sie ist eine Teildatenank von BIOSIS.

Art der Datenbank: Literaturdatenbank
Bestand: 477 400 Records
Updating: monatlich
Information provider: BIOSIS[96]
Publisher: DIMDI[2]

7.46. Toxicological Information from CAS (TOXCAS)

TOXCAS ist eine bibliographische Datenbank, die alle Aspekte der Toxikologie abdeckt. Sie ist eine Teildatenbank der *Chemikal Abstracts* und ermöglicht auch die Suche nach toxikologischer Information mit Hilfe der *CAS Registry Numbers*.

Art der Datenbank: Literaturdatenbank
Bestand: 1,97 Millionen Records
Updating: monatlich
Information provider: Chemical Abstracts Service[97]
Publisher: DIMDI[2]

7.47. TOXLINE

Toxline gibt über folgende toxikologisch relevante Daten Auskunft: Arzneimittelnebenwirkungen, Carcinogenese, Mutagenese, Teratogenese, Umweltverschmutzung, Nahrungsmittelrückstände. TOXLINE besteht aus den folgenden 14 Teildatenbanken:

1. ANEUPLOIDY: - enthält 3600 Zitationen über die Erforschung von numerischen Chromosomenaberrationen des Menschen sowie in experimentellen Systemen. Die Zitationen sind in folgende Gruppen unterteilt:

    a) Populationsstudien zur Erfassung der spontanen Inzidenz der Aneuploidie in menschlichen Bevölkerungen.

b) Screeningstudien über die Induktion einer Aneuploidie durch verschiedene Chemikalien und physikalische Einflüsse.

c) Studien, die nicht den beiden eben genannten Kategorien zuordbar sind.

2. CIS - Abstracts: - diese vom *International Labour Office* des *International Safety and Health Information Centre* gesammelten Zitationen und Abstracts referieren die weltweite Literatur über Berufserkrankungen und Sicherheit am Arbeitsplatz.

3. ENVIRONMENTAL MUTAGEN INFORMATION CENTER FILE:
Enthält die internationale Literatur über die Mutagenität verschiedener chemischer Substanzen.

4. ENVIRONMENTAL TERATOLOGY INFORMATION CENTER FILE:
Diese Teildatenbank referiert die Ergebnisse der Erforschung der Teratogenität von Medikamenten und von Chemikalien.

5. EPIDEMIOLOGY INFORMATION SYSTEM:
Berichtet über Auswirkungen von Nahrungsmittelverunreinigungen auf die Gesundheit des Menschen.

6. HAZARCOUS MATERIALS TECHNICAL CENTER:
Zitiert Literatur über den Umgang mit und den Transport und der Lagerung von gefährlichen Chemikalien. Hersteller dieser Datenbank ist das *Hazardous Materials Technical Center of the U.S. Defense Logistics Agency.*

7. INTERNATIONAL PHARMACEUTICAL ABSTRACTS:
Siehe ausführliche Beschreibung unter 7.27.

8. NIOSH Technical Information Database:
Diese vom *U.S. National Institute for Occupational Safetyand Health (NIOSH)* herausgegebene Datenbank referiert in mehr als 177 000 Zitationen und Abstracts alle Aspekte über die *Sicherheit am Arbeitsplatz*. Die Literatur stammt aus 150 verschiedenen Ländern. Der Berichtszeitraum geht bis zum Jahre 1900 zurück!

9. PESTICIDES ABSTRACTS:
Hier finden sich Informationen über die Auswirkungen von Pestiziden auf den Menschen. Diese Datenbank wird vom *Office of Pesticides and Toxic Substances of the U.S. Environmental Protection Agency* erstellt.

10. POISONOUS PLANTS BIBLIOGRAPHY:
Die Toxizität von Giftpflanzen ist Thema dieser Datenbank, die die Literatur vor 1976 berücksichtigt.

11. TOXIC SUBSTANCES CONTROL ACT TEST SUBMISSIONS:
In dieser Datenbank der *U.S. Environmental Protection Agency of the Office of Health and Environment Review Division, Office of Pollution, Prevention, and*

Toxics findet sich in mehr als 7600 Berichten ansonsten nicht publizierte Daten über ca. 4200 Chemikalien. Die Informationen beziehen sich auf die Auswirkungen auf Gesundheit und Umwelt. Diese Studien sind auf Mikrofilm aufgezeichnet; ene Kopie kann online bestellt werden.

12. TOXICITY BIBLIOGRAPHY:
Hierbei handelt es sich um einen Auszug aus MEDLINE. Es wird über die Toxizität von Chemikalien berichtet, über Vergiftungen sowie über die Auswirkungen auf die Umwelt.

13. TOXICOLOGY RESEARCH PROJECTS:
Es werden Informationen über laufende Forschunsprojekte zum Thema Toxikologie gegeben.

14. TOXICOLOGY DOCUMENT AND DATA DEPOSITORY:
Angabe toxikologischer Literatur aus der Datenbank NTIS (U.S. National Technical Information Service).

Art der Datenbank: Bibliographie, Abstracts
Bestand: 1,7 Millionen Records
Updating: monatlich
Information provider: NLM[1]
Publisher: DIMDI[2], DIALOG[4], DataStar[3], SilverPlatter[5]

7.48. TOXLINE plus

TOXLINE plus ist eine CD-ROM - Datenbank zu allen Aspekten der Toxikologie, einschließlich der Themen Medikamente, Chemikalien, Pestizide, Umweltgifte, Mutagene und Teratogene. Die CD-ROM vereint die Daten aus den online - Datenbanken TOXLINE und TOXLIT sowie aus Datenbanken der *American Society of Hospital Pharmacists,* von *BIOSIS* und aus Datenbeständen vom *Chemical Abstract Service.*

Art der Datenbank: Bibliographie, Abstracts
Bestand: mehr als1 Million Records
Zuwachs: 170 000 pro Jahr
Updating: vierteljährlich
Information provider: NLM[1], BIOSIS[96], American Society of Hospital Pharmacists[7], CAS[97],
Publisher: SilverPlatter[5]

7.49. TOXLIT

TOXLIT, eine von der NLM herausgegebene Datenbank zum Thema Toxikologie, besteht aus den folgenden 3 Teildatenbanken:

1. CHEMICAL - BIOLOGICAL ACTIVITIES:
    - informiert über die Interaktionen chemischer Substanzen mit biologischen Systemen.

2. INTERNATIONAL PHARMACEUTICAL ABSTRACTS:

3. TOXICOLOGICAL ASPECTS OF ENVIRONMENTAL HEALTH:
   - der Einfluß von Umweltchemikalien auf die Gesundheit des Menschen, Umweltverschmutzung, Abfallbeseitigung und Berufserkrankungen sind Themen dieser Datenbank.

Art der Datenbank: Bibliographie, Abstracts
Updating: monatlich
Information provider: NLM[1]
Publisher: BRS[14], DataStar[3]

7.50. Umweltforschungsdatenbank

Die **Umweltforschungsdatenbank** des deutschen Umweltbundesamtes informiert über *laufende Forschungs- und Entwicklungsprojekte* in Deutschland, Österreich und der Schweiz. Inhaltlich kann nach folgenden Stichworten gesucht werden: Ökologie, Umweltaspekte in der Landwirtschaft, der Fischerei, im Forstwesen, Nahrungsindustrie, Energieerzeugung, Umwelterziehung, Luft- und Wasserverschmutzung, Lärmbelastung.

Die Einträge geben den Namen des Projektleiters, Name und Adresse der durchführenden Institution und die Kosten des Projektes an.

Art der Datenbank: Bibliographie, Abstracts
Berichtszeitraum: 1974 bis heute
Bestand: 30 000 Records
Updating: halbjährlich
Information provider: Umweltbundesamt[98]
Publisher: DataStar[3]

7.51. Umweltliteraturdatenbank

Die **Umweltliteraturdatenbank** berichtet über alle Aspekte des Umweltschutzes: Verschmutzung von Wasser, Land und Luft, Ökologie, Energieresourcen, Fischerei, Landwirtschaft, Ernährungsindustrie.

Berichtszeitraum: 1976 bis heute
Updating: monatlich
Information provider: Umweltbundesamt[98]
Publisher: DataStar[3]

8. DATENBANKEN DER BIOLOGIE, IMMUNOLOGIE UND GENETIK

8.1. Applied Genetics News

APPLIED GENETIC NEWS ist eine Volltextdatenbank, die den Inhalt der gleichnamigen Monatszeitschrift in elektronischer Form zugänglich macht. Entwicklungen der Biotechnologie, neue Produkte und Firmeninformationen werden hier verzeichnet. Inhaltlich werden die genetischen Aspekte folgender Gebiete abgedeckt: Altern, Krebs, Zelldifferenzierung, Wachstumshormone, Interferone, Impfungen, Diagnostika und Medikamente, Fermentation und Klonierung, DNA und RNA, monoklonale Antikörper und *Protein Engeneering*.

Art der Datenbank: Volltextdatenbank
Berichtszeitraum: 1989 bis heute
Updating: monatlich
Information Provider: Business Communications Company[99]
Publisher: NewsNet Inc.[71]

8.2. Biotechnologie - Informationsknoten für Europa (BIKE)

BIKE ist eine Faktendatenbank mit Informationen über Biotechnologieforschung in Europa. Sie enthält Industrie- und Forschungseinträge, Information über Verbände, Vereine, Behörden, Technologie-Transferstellen etc. Neben Adressenmaterial bietet sie auch Informationen über Firmenstruktur, Ansprechpartner und Produkte.

Art der Datenbank: Faktendatenbank
Bestand: 4480 Dokumente
Updating: vierteljährlich
Information Provider: Fachinformationszentrum Chemie, Berlin[18]
Publisher: DIMDI[2]

8.3. BioBusiness

In **BioBusiness** wird über biologische und biomedizinische Produkte berichtet. Dabei stehen Informationen über die Vermarktung dieser Produkte im Mittelpunkt. Finanzanalysen, Produktentwicklung und Marketing sind Bereiche, die mit dieser Datenbank abgedeckt werden. Folgende Wissensgebiete kommen in BioBusiness vor: Landwirtschaft, Tierproduktion, Biomasse-Verwertung, Biotechnologie, Diät und Ernährung, Fermentation, Nahrungsmitteltechnologie, Forstwirtschaft, Gentechnologie, *Health care*, industrielle Mikrobiologie, medizinische Diagnostika, medizinische Instrumente, Berufskrankheiten, Pestizide, Pharmazeutika, Proteinproduktion, Toxikologie, Veterinärmedizin, Abfallwirtschaft.

Zur Auswertung kommen etwa 500 Wirtschaftsjournale, Magazine, *Meetings proceedings*, Patentschriften und Bücher, wobei es geographisch keinerlei Einschränkungen gibt.

Bestand:	372 000 Records
Berichtszeitraum:	1985 bis heute
Updating:	wöchentlich
Information provider:	BIOSIS[96]
Publisher:	DIALOG[4], DataStar[3]

8.4. BioCommerce

Aktuelle Neuigkeiten über den Wirtschaftszweig Biotechnologie werden durch die Analyse von Wirtschaftszeitungen und -zeitschriften und von wissenschaftlichen Periodika geboten. Die geographischen Schwerpunkte sind die USA und Großbritannien.

Folgende Teilgebiete der Biotechnologie werden ausgewertet: Zell-Hybridisierung, industrielle Enzymproduktion, Fermentation, Protein-Biochemie, Gentechnologie, monoklonale Antikörper, rekombinante DNA, Immundiagnostika, Zellkulturen, Immunologie, Mikrobiologie und Molekularbiologie.

Art der Datenbank:	Bibliographie, Abstracts
Berichtszeitraum:	1981 bis heute
Zuwachs:	3 000 Records pro Monat
Updating:	alle zwei Wochen
Information provider:	BioCommerce Data[100]
Publisher:	DIALOG[4], DataStar[3]

8.5. Biologische Literatur-Information Senckenberg (BIOLIS)

BIOLIS ist eine Datenbank auf dem Gebiet der Biologie, die sich als Ergänzung zu der amerikanischen Datenbank *Biosis Previews* versteht; ihr geographischer Schwerpunkt ist Deutschland, Österreich und die Schweiz.

Art der Datenbank:	Bibliographie
Bestand:	63 508 Records
Zuwachs:	5 500 Records pro Jahr
Updating:	alle zwei Monate
Information provider:	Informationszentrum für Biologie am Forschungsinstitut Senckenberg[101]
Publisher:	DIMDI[2]

8.6. BIOSIS Previews

Biosis Previews ist die umfangreichste Datenbank auf biologischem Gebiet, wobei auch die Biomedizin berücksichtigt wird. Folgende Stichworte geben einen kleinen Einblick in diese Datenbank: Anatomie, Bakteriologie, Biochemie und Biophysik, Botanik, Ernährungswissenschaften, Genetik, Gesundheitswesen, Immunologie, Landwirtschaft, Mikrobiologie, Mykologie, Parasitologie, Pathologie, Pharmakologie, Physiologie, Radiobiologie, Verhaltensforschung, Veterinärmedizin, Virologie, Weltraumbiologie, Zoologie.

Bemerkenswert ist der Umfang der eingearbeiteten Literatur: es kommen ca. 9 000 wissenschaftliche Zeitschriften und Monographien zur Auswertung.

Art der Datenbank: Bibliographie, Abstracts
Bestand: 8,75 Millionen Records
Updating: wöchentlich
Zuwachs: 275 000 Records pro Jahr
Information provider: BIOSIS[96]
Publisher: DIMDI[2], DataStar[3], DIALOG[4], BRS[14], SilverPlatter[5]

8.7. Biotechnology Abstracts

Biotechnology Abstracts sind die CD-ROM-Version von BIOSIS, der in 3.4. besprochenen Datenbank.

Art der Datenbank: Bibliographie, Abstracts
Bestand: 280 000 Records
Updating: vierteljährlich
Information provider: BIOSIS[96]
Publisher: SilverPlatter[5]

8.8. Biotechnology Citation Index

Alle Aspekte der Genetik, der Molekularbiologie sowie der Mikrobiologie werden durch die Auswertung der wichtigsten 250 Zeitschriften aus dem Gebiet der Biotechnologie sowie weiterer 7 000 biomedizinischer und allgemein-naturwissenschaftlicher Journals abgedeckt.

Art der Datenbank: Bibliographie, Abstracts
Bestand: 50 000 Records
Updating: alle zwei Monate
Information provider: ISI[6]
Publisher: ISI[6]

8.9. Current Biotechnology Abstracts

Die **Current Biotechnology Abstracts** basieren auf dem gedruckten Werk *The Royal Society of Chemistry*. Inhaltlich werden alle Aspekte der Biotechnologie, Genetik und Gentechnologie, monoklonalen Antikörper, Enzyme, der Zellbiologie, der Proteine, der Fermentationstechnologie berücksichtigt.

Art der Datenbank: Bibliographie, Abstracts
Bestand: 50 000 Records
Berichtszeitraum: 1983 bis heute
Updating: monatlich
Information provider: The Royal Society of Chemistry[102]
Publisher: DIALOG[4], DataStar[3]

8.10. Derwent Biotechnology Abstracts

Dies ist eine Datenbank auf dem Gebiet der Biotechnologie. Folgende Teilbereiche werden besonders berücksichtigt: Gentechnologie, Fermentation, Zellkultur, Abfallbeseitigung. Als Besonderheit dieser Datenbank ist hervorzuheben, daß 27% der Records Patentschriften sind.

Art der Datenbank: Bibliographie, Abstracts, Angabe der Patentnummer
Bestand: 141 000 Records
Zuwachs: 1 100 pro Monat
Updating: monatlich
Information provider: DIALOG[4], Derwent Inc.[18]

8.11. GenBank Nucleotide Sequence Database

In **GenBank** findet man die Daten von mehr als 72 000 Nukleotidsequenzen. Jedes Record besteht aus der Nennung einer Nukleotidsequenz zusammen mit der Beschreibung des biologischen Ursprungs und Hinweisen zur biologischen Bedeutung dieser Sequenz; ferner finden sich Literaturangaben.

Art der Datenbank: Faktendatenbank
Bestand: 31 000 Records
Updating: vierteljährlich
Berichtszeitraum: 1967 bis heute
Information provider: NLM, National Center for Biotechnology Information[1]
Publisher: NLM, National Center for Biotechnology Information[1]

8.12. Genetics Abstracts

Genetics Abstracts umfaßt alle Aspekte der Genetik. Dabei wird sowohl die Genetik des Menschen als auch die der Viren, Bakterien und Pilze sowie der Pflanzen und Tiere berücksichtigt. Auf medizinischem Gebiet finden besonders Hämatologie und Onkologie Berücksichtigung.

Art der Datenbank: Bibliographie, Abstracts
Bestand: 160 000 Records
Berichtszeitraum: 1978 bis heute
Updating: monatlich
Information provider: Cambridge Scientific Abstracts[27]
Publisher: Cambridge Scientific Abstracts[27], Nerac[28]

8.13. ICDB-Immunoclone Database

ICDB-Immunoclone Database ist eine Faktendatenbank über *Immunoclones* und deren Produkte, wie z.B. monoklonale Antikörper, Interleukine, usw. Die Records enthalten detaillierte Informationen über die Produktion und die Verfügbarkeit der angebotenen Zellkulturen und über die daraus hergestellten Produkte.

Art der Datenbank: Fakendatenbank
Bestand: 45 207 Records
Updating: monatlich
Information provider: Centre Europeen de Recherches Documentaires sur les Immunoclones[103]
Publisher: DIMDI[2], DataStar[3]

8.14. Lasergene System 2000

Lasergene System 2000 faßt mehrere molekularbiologische Datenbanken zusammen:

1. *GenBank:* GenBank enthält mehr als 27 000 Artikel über Genforschung, insbesondere eine genaue Beschreibung von DNA- und RNA-Sequenzen mit 50 oder mehr Nukleotidbasen.
2. *PIR Protein Sequence Database:*
   Hier findet man Angaben zu ca. 6 700 Proteinsequenzen.
3. *VectorBank:* VectorBank informiert über 136 häufig gebrauchte Cloningvectors.

Art der Datenbank: Bibliographie
Updating: vierteljährlich
Information provider: National Biomedical Research Foundation[104]
Publisher: DNASTAR Inc.[105]

8.15. PC/Gene Databanks

PC/Gene Databanks ist eine weitere Faktendatenbank, die über Nukleotidsequenzen informiert. Sie faßt in sich zwei Datenbanken zusammen:

1. *Die Datenbank des European Molecular Biology Laboratory und*
2. *SWISS-PROT, eine Protein-Sequenz-Datenbank der Universität Genf.*

Art der Datenbank: Faktendatenbank
Updating: halbjährlich
Information provider: Intelligenetics Inc.[18]
Publisher: Intelligenetics Inc.[18]

9. DATENBANKEN DER CHEMIE

9.1. Analytical Abstracts

Analytical Abstracts umfaßt alle Aspekte der analytischen Chemie. Folgende Stichworte beschreiben den Inhalt dieser Datenbank: Anorganische und organische Chemie, angewandte Chemie, pharmazeutische Chemie. Die Datenbank enthält ihre Informationen aus ca. 1 300 Journals und ferner aus Konferenzliteratur und Büchern. Angegeben wird jeweils der chemische Name einer Substanz, Synonyme, Handelsnamen und die CAS-Nummer.

Art der Datenbank: Bibliographie, Abstracts
Bestand: 160 000 Records
Updating: monatlich
Information provider: The Royal Society of Chemistry[102]
Publisher: DIALOG[4], DataStar[3], SilverPlatter[5]

9.2. Beilstein online

Beilstein online entspricht dem gedruckten Werk *Beilstein's Handbuch der Organischen Chemie*. Dies ist die umfangreichste Datensammlung über Komponenten der organischen Chemie, inklusive heterozyklischer, isozyklischer und azyklischer Substanzen. Folgende Angaben sind zu finden: Natürliches Vorkommen, Isolierung, Präparation, genaue Molekülbeschreibung, Analyse, Salze und Reaktionsprodukte.

Art der Datenbank: Faktendatenbank
Bestand: 3,4 Millionen Records
Berichtszeitraum: 1779 (!) bis heute
Information provider: Beilstein Institut[106]
Publisher: DIALOG[4], Beilstein Institut[106] (als CD-ROM)

9.3. Chapman and Hall Chemical Database

Diese Datenbank umfaßt den kompletten Text zweier großer chemischer Handbücher:

1. *Dictionary of Organic Compounds, 5th edition*
2. *Dictionary of Organometallic Compounds*

Ferner sind folgende Bücher in **Chapman's and Hall Chemical Database** aufgenommen:

1. *Carbohydrates*
2. *Amino Acids and Peptides*
3. *The Dictionary of Antibiotics and Related Compounds*
4. *The Dictionary of Organophosphorus Compounds*

Diese Datenbank ist ein Informationsquelle, die über die wichtigsten Substanzen, die weltweit verwendet werden, Auskunft gibt. Die Einträge werden von einem Expertenteam ausgewählt. Folgende Informationen sind zu finden: Name der Substanz, Synonyme und CAS-Nummer, chemische Formel und Molekulargewicht, Derivate, Schmelzpunkt, Gefrierpunkt, Siedepunkt, Löslichkeit, Dichte, optische Drehung, Dissoziationskonstante.

Art der Datenbank: Faktendatenbank
Bestand: 98 000 Records
Updating: halbjährlich
Information provider: Chapman & Hall Ltd.[18]
Publisher: DIALOG[4]

9.4. Chemical Abstracts, CA Search

Chemical Abstracts bringt neue Errungenschaften über: chemische Substanzen, chemische Reaktionen, Materialien, Techniken, Apparate, Theorien und Anwendungen. Es wird der Bereich Chemie und chemische Ingenieurwissenschaften umfaßt.

Art der Datenbank: Bibliographie
Bestand: 11 Millionen Records
Updating: alle zwei Wochen
Berichtszeitraum: 1967 bis heute
Information provider: Chemical Abstracts Service[97]
Publisher: DIALOG[4]

9.5. Chemical Business News Base

Diese Datenbank stellt eine Hauptquelle für Informationen auf dem Wirtschaftssektor, der die Chemische Industrie betrifft, dar. Der geographische Schwerpunkt liegt auf Europa, jedoch werden auch die USA, Japan und weitere wichtige Industriestandorte einbezogen. Es werden Firmen, Produkte und Preise dargestellt, ferner wird über Wirtschaftspolitik und Gesetzgebung berichtet. Zusammenfassungen von europäischen, US-amerikanischen und japanischen Quellen werden geboten.

Berichtszeitraum: 1984 bis heute
Information provider: Royal Society of Chemistry[102]
Publisher: DataStar[3]

9.6. Chemical Engineering & Biotechnology Abstracts

Die Verarbeitung von Chemikalien, chemische Reaktionen, Trennen und Vermischen von Substanzen, Erhitzen bzw. Abkühlen sowie der Transport von Substanzen sind Hauptthema von **Chemical Engineering & Biotechnology Abstracts.**

Berichtszeitraum: 1971 bis heute
Bestand: 306 349 Records
Updating: monatlich

Information provider: Royal Society of Chemistry[102]
Publisher: DIALOG[4], DataStar[3]

9.7. Chemical Industry Notes

Chemical Industry Notes berichtet über Neuigkeiten aus der chemischen Industrie, inklusive folgender Bereiche: Produktion, Preisgestaltung, Verkauf, Aktivitäten von Institutionen und Regierungen.

Information provider: Chemical Abstracts Service[97]
Publisher: DataStar[3]

9.8. Chemical Nomenclature

Chemical Nomenclature ist eine Datenbank, die als Suchhilfe zur Benützung in der Datenbank *Chemical Abstracts* dient. Dieses System benützt die CAS-Nummern.

Information provider: Chemical Abstracts Service[97]
Publisher: DataStar[3]

9.9. Chemical Plants Worldwide

Chemical Plants Worldwide ist eine Faktendatenbank, die über mehr als 100 organische und anorganische Chemikalien, einschließlich von petrochemischer Substanzen, Düngemittel, Polymeren, Gummi und von synthetischen Fasern. Es wird über ca. 14 500 Materialien, die von rund 4 000 Firmen hergestellt werden, berichtet. Genannt werden: der Hersteller, seine laufende und seine geplante Produktionskapazität, der Produktionsprozeß, der Handelsname.

Art der Datenbank: Faktendatenbank
Updating: monatlich
Information provider: Chemical Intellligence Service[18]
Publisher: DataStar[3]

9.10. Chemical Safety NewsBase

Chemical Safety NewsBase informiert über gefährliche Substanzen, die in Industrie sowie in Labors zu einer Bedrohung werden können. Zusätzlich wird über gefährliche mikrobiologische und radiologische Arbeitsstoffe berichtet. Diese Datenbank stellt das Wissen insbesondere für Verantwortliche aus dem Bereich Sicherheit sowie für all jene, die mit solchen Stoffen umgehen, zur Verfügung. Es wird über alle Auswirkungen dieser Substanzen auf Mikroorganismen, Tiere und Menschen berichtet; ferner finden sich Hinweise zur Erstellung von Unfall- und Katastrophenplänen, zur Brennbarkeit und Explosivität dieser Substanzen sowie zur Arbeitsplatzgestaltung im Hinblick auf die Sicherheit, Lagerungs- und Transportvorschriften und zur

Abfallbeseitigung. Diese Datenbank basiert auf dem gedruckten Werken *Chemical Hazards in Industry* und auf *Laboratory Hazards Bulletin*.

Art der Datenbank: Faktendatenbank
Berichtszeitraum: 1981 bis heute
Bestand: 30 281 Records
Updating: monatlich
Information provider: Royal Society of Chemistry[102]
Publisher: DIALOG[4], DataStar[3]

9.11. Chemline

Chemline ist eine Datenbank der NLM zur Nomenklatur chemischer Substanzen. Es wird die CAS-Nummer angegeben, ferner Synonyma, die Summenformel und die Ringstruktur. Man verwendet diese Datenbank, um eine gesuchte Substanz in einem ersten Schritt eindeutig benennen zu können, was vorzugsweise mit der CAS-Nummer geschehen soll - danach sucht man dann in anderen Datenbanken weiter.

Art der Datenbank: Nomenklatur-Datenbank
Bestand: 1,17 Millionen Records
Updating: alle zwei Monate
Information provider: NLM[1]
Publisher: DIMDI[2]

9.12. Chemname

Auch **Chemname** ist eine Datenbank zur Nomenklatur chemischer Substanzen. Sie enthält die CAS-Nummern, die chemische Formel, die Ringstruktur, synonyme Bezeichnungen und weitere Informationen über die Substanz. Auch die Handelsnamen werden genannt.

Art der Datenbank: Nomenklatur-Datenbank
Bestand: 2,4 Millionen Records
Berichtszeitraum: 1967 bis heute
Updating: monatlich
Information provider: Chemical Abstracts Service[97]
Publisher: DIALOG[4]

9.13. Chemsearch

Chemsearch ist eine Nomenklatur-Datenbank, die es ermöglicht nach chemischen Substanzen, besonders, wenn sie in verschiedenen Substrukturen vorkommen, zu suchen.

Art der Datenbank: Nomenklatur-Datenbank
Bestand: 12 Millionen Records
Berichtszeitraum: 1965 bis heute

Updating: monatlich
Information provider: Chemical Abstracts Service[97]
Publisher: DIALOG[4]

9.14. Environmental Chemicals Data and Information Network (ECDIN)

ECDIN ist eine Faktendatenbank, die über folgende Bereiche Auskunft gibt: Substanzidentifizierung, physikalische und chemische Eigenschaften, Risikobeurteilung beim Menschen, Arbeitsmedizin, Toxizität, biomedizinische Wirkung, Ökotoxizität, Lagerungs- und Transportvorschriften.

Art der Datenbank: Faktendatenbank
Bestand: 124 000 Records
Updating: halbjährlich
Zuwachs: 2 000 pro Jahr
Information provider: Commission of the European Communities[107]
Publisher: DIMDI[2]

10. ALLGEMEIN NATURWISSENSCHAFTLICHE DATENBANKEN

10.1. Conference Papers Index

Pro Jahr werden mehr als 100 000 wissenschaftliche und technische *Papers* auf ca. 1 000 internationalen Kongressen präsentiert. **Conference Papers Index** ermöglicht es, diese Schriften durch die Angabe folgender Informationen wiederaufzufinden: Name und Adresse des Autors sowie den Titel des *Papers*. Ferner finden sich Hinweise auf erhältliche *Pre- and Reprints, abstract booklets, proceedings volumes*. Das voraussichtliche Erscheinungsdatum, Preis und Bestellformalitäten sind ebenfalls angegeben. Die abgedeckten wissenschaftlichen Gebiete sind: *Life sciences,* Chemie, Physik, Geowissenschaften und *Engineering.*

Art der Datenbank: Faktendatenbank
Berichtszeitraum: 1973 bis heute
Bestand: 1,5 Millionen Records
Updating: alle zwei Monate
Information provider: Cambridge Scientific Abstracts[27]
Publisher: DIALOG[4]

10.2. Current Contents

Current Contents ist eine interdisziplinäre Datenbank. Es werden **6 900 wissenschaftliche Zeitschriften** ausgewertet. DIMDI bietet Current Contents und SciSearch (siehe 5.4.), die beide vom *Institute for Scientific Information* herausgegeben werden, in einer Datenbank zusammengefaßt an.

1. *Clinical Medicine*
2. *Life Sciences*
3. *Engineering*
4. *Technology and Applied Sciences*
5. *Agriculture*
6. *Biology*
7. *Environmental Sciences*
8. *Physical, Chemical and Earth Sciences*
9. *Social and Behavioral Sciences*
10. *Arts and Humanities*

Art der Datenbank: Bibliographie
Berichtszeitraum: die laufenden 2 Jahre
Bestand: 1,5 Millionen Records
Zuwachs: 18 000 Records pro Woche
Updating: wöchentlich
Information provider: ISI[6]
Publisher: DIMDI[2], DIALOG[4], BRS[14]

10.3. Index to Scientific and Technical Proceedings and Books (ISTP&B)

ISTP&B wertet Konferenzberichte, die in Büchern, Zeitschriften, Serien und Berichtsreihen erschienen sind, aus.

Art der Datenbank:	Bibliographie
Berichtszeitraum:	1987 bis heute
Bestand:	2,4 Millionen Records
Zuwachs:	200 000 pro Jahr
Updating:	monatlich
Information provider:	ISI[6]
Publisher:	DIMDI[2]

10.4. Science Citation Index (SciSearch)

Der **SCIENCE CITATION INDEX** ist die einzige Datenbank, in der auch nach den Zitationen einer Arbeit gesucht werden kann; ebenso ist es möglich festzustellen, wie häufig eine bestimmte Arbeit oder ein Autor zitiert worden ist. Der **Science Citation Index** wird **im Kapitel 2.2.1.2. ausführlich beschrieben.**

11. DATENBANKEN DER PSYCHOLOGIE, PSYCHIATRIE UND SOZIOLOGIE

11.1. Applied Social Sciences Index & Abstracts (ASSIA)

Angewandte Sozialwissenschaften sind das Spezialthema dieser Datenbank. Um dieses Feld abzudecken, werden die Kerngebiete von Soziologie, Psychologie, Anthropologie, Politik sowie Wirtschaftswissenschaften und Gesetzgebung berücksichtigt.

Berichtszeitraum: 1987 bis heute
Information provider: Bowker-Saur Ltd.[108]
Publisher: DataStar[3]

11.2. Bioethicsline

Bioethicsline berücksichtigt die zum Thema Biomedizinische Ethik erschienene Literatur, wobei die Literatur aus englischsprachigen Ländern, insbesondere der USA, Eingang in diese Datenbank gefunden hat. Es wurden rund 2 000 Zeitschriften, Bücher, Zeitungsartikel, Gesetzestexte sowie Graue Literatur ausgewertet.

Art der Datenbank: Bibliographie, Abstracts, Thesaurus
Berichtszeitraum: 1973 bis heute
Bestand: 40 000 Records
Zuwachs: 2 400 pro Jahr
Updating: alle zwei Monate
Information provider: Kennedy Institute of Ethics[109]
Publisher: DIMDI[2], DataStar[3]

11.3. Cross-Cultural CD

Cross-Cultural CD ist eine Volltextdatenbank, bestehend aus einer Serie von fünf CD's. Auf jeder CD finden sich 6 000 bis 12 000 Seiten Text, in denen auch bibliographische Angaben auf die verarbeitete Quellenliteratur enthalten sind. 60 verschiedene menschliche Gesellschaften wurden beschrieben. Die einzelnen Themenbereiche sind:

1. *Human Sexuality:* Sexualität, Beziehungen, Praktiken, vor- und außereheliche Beziehungen, Tabus, Homosexualität
2. *Marriage:* Gründe, warum geheiratet wird, Hochzeitsriten, ökonomische Transaktionen im Zusammenhang mit der Heirat, Scheidung, Wiederverheiratung
3. *Family:* Beziehungen innerhalb der Familie, Autorität, Adoption, Kernfamilie, Großfamilie, Polygamie
4. *Crime and Social Problems:* Arten der Kriminalität innerhalb einer bestimmten Gesellschaft, Verbrechen gegenüber dem Staat, Alkohol- und Drogenmißbrauch, Umgang mit Invalidität, Sanktionen

5. Old Age: Definition des Alters, Langlebigkeit, Aktivitäten alter Menschen, Behandlung der Symptome des Alterns
6. Death and Dying: Todesursachen, Selbstmord, Begräbnisriten, Totenkult
7. Childhood and Adolescence: Namensgebung, Taufzeremonien, Umgang mit Säuglingen, Aufwachsen der Kinder, Pubertät, Initiationsriten
8. Socialisation and Education: Erziehungsmaßnahmen, Sauberkeitserziehung,Umgang mit Sexualität und mit Aggression, Unabhängig-Werden, Überlieferung von Fertigkeiten, Normen und Glaubensinhalten, Erziehungs- und Unterrichtssystem
9. Religious Beliefs: Arten von Religion, ihre Rolle in der Gesellschaft, Kosmologie, Mythologie, Animismus, Geist, Seele, Glück und Chancen, heilige Objekte und Plätze, theologische Systeme
10. Religiöse Praktiken: Rituale, Reinigungsriten, Buße, Vermeidungsgebote und Tabus, Orgien und Askese

Art der Datenbank: Volltextdatenbank
Updating: halbjährlich
Information provider: Human Relations Area Files[110]
Publisher: SilverPlatter[5]

11.4. Family Resources

Family Resources ist eine Datenbank, die psychosoziale Literatur zum Thema Familie beinhaltet. Dabei werden folgende Aspekte berücksichtigt: Medizin, Psychologie, Soziologie und Erziehung. Diese Themen spielen eine wesentliche Rolle: Trends und Änderungen der Familie, innerfamiliäre Beziehungen, Heirat und Scheidung, Organisationen und Serviceeinrichtungen für die Familie, sexuelles Verhalten, Therapie von Störungen im familiären Gefüge.

Zur Erstellung von **Family Resources** werden 1 800 wissenschaftliche Zeitschriften und Bücher, Dissertationen und Regierungspublikationen ausgewertet.

Art der Datenbank: Bibliographie
Berichtszeitraum: 1970 bis heute
Bestand: 134 600 Records
Updating: halbjährlich
Information provider: National Council on Family Relations[111]
Publisher: DIALOG[4]

11.5. Forschungsinformationssystem Sozialwissenschaften (FORIS)

FORIS ist eine Projektdatenbank auf sozialwissenschaftlichem Gebiet. Der geographisch abgedeckte Bereich ist Deutschland, Österreich und die Schweiz. Es wird über geplante, laufende und bereits abgeschlossene Forschungen berichtet. In Foris findet man zu folgenden Wissenschaftsgebieten Einträge: Soziologie und Sozialpolitik, Politikwissenschaft, Sozialgeschichte, Bevölkerungsforschung, Arbeits- und Berufsforschung, Pädagogik, Bildungsforschung, Kommunikationswissenschaft, Psychologie und Sozialpsychologie, Wirtschaftswissenschaft, Methoden der Sozialforschung und ihre Anwendungsbereiche.

Die Daten beruhen auf einer jährlichen Erhebung bei ca. 4 200 Institutionen, die sozialwissenschaftliche Forschung betreiben.

Art der Datenbank: Bibliographie, Abstracts
Berichtszeitraum: 1980 bis heute
Bestand: 37 000 Records
Zuwachs: 5 000 pro Jahr
Updating: dreimal pro Jahr
Information provider: Informationszentrum Sozialwissenschaften[112]
Publisher: DIMDI[2]

11.6. Public Affairs Information Service (PAIS)

In sehr breiter Weise werden alle Facetten der folgenden Gebiete abgedeckt: soziale, ökonomische und politische Themen, Arbeit, *Health,* Versicherungswesen, Banksektor, internationale Beziehungen und Handel, Kriminalität.

Die Wissensbasis dieser Datenbank entsteht durch die Auswertung von ca. 1 200 Journals, 8 000 Bücher, Regierungspublikationen sowie von Veröffentlichungen von Agenturen. 60% der Records sind in englischer Sprache, die restlichen in Deutsch, Französisch, Italienisch, Portugiesisch und Spanisch abgefaßt.

Art der Datenbank: Bibliographie, Abstracts
Berichtszeitraum: 1972 bis heute
Bestand: 385 900 Records
Updating: monatlich
Information provider: Public Affairs Information Service (PAIS)[113]
Publisher: DIALOG[4], DataStar[3], SilverPlatter[5]

11.7. Psychological Abstract (PsycINFO)

PsycINFO informiert über die internationale Literatur aus Psychologie und verwandten Wissenschaftsgebieten wie Psychiatrie, Soziologie, Anthropologie, Pädagogik, Pharmakologie und Linguistik.

Folgende Teilgebiete sind vertreten: Angewandte Psychologie, Entwicklungspsychologie, Psychologie in der Erziehung, experimentelle Human- und Tierpsychologie, psychische Erkrankungen sowie ihre Behandlung und Prävention, Psychometrie, Sportpsychologie.

Das enthaltene Datenmaterial basiert auf der Analyse von 1 500 wissenschaftlichen Zeitschriften in 20 verschiedenen Sprachen, auch Dissertationen wurden aufgenommen. Der geographische Schwerpunkt ist Nordamerika.

Art der Datenbank: Bibliographie, Abstracts, Thesaurus
Berichtszeitraum: 1967 bis heute
Bestand: 917 000 Records
Updating: monatlich
Information provider: American Psychological Association[114]
Publisher: DIMDI[2], DIALOG[4], DataStar[3], SilverPlatter[5]

11.8. PSYNDEX

Psychologie, Psychoanalyse, Psychiatrie, Soziologie, Pädagogik, Philosophie, Sport, Kriminologie, Linguistik und Betriebswirtschaft sind die Themen dieser Datenbank, die geographisch auf den deutschsprachigen Bereich - Deutschland, Österreich und Schweiz - orientiert ist.

Art der Datenbank: Bibliographie, Abstracts
Bestand: 92 115 Records
Zuwachs: 7000 pro Jahr
Updating: monatlich
Information provider: Zentralstelle für Psychologische Information und Dokumentation[115]
Publisher: DIMDI[2], SilverPlatter[5]

11.9. PSYTKOM

Psytkom ist eine Volltextdatenbank in deutscher Sprache, die auf psychologische und pädagogische Testverfahren spezialisiert ist. Über diese Tests kann Literatur gefunden werden: Entwicklungs- und Intelligenztests, spezielle Eignungs- und Fähigkeitstests, Konzentrationstests, Kreativitätstests, Schulleistungstests, Tests sensomotorischer Fähigkeiten, Interessenstests, neuropsychologische und psychiatrische Tests, Einstellungstests für Schulen, psychometrische Persönlichkeitstests, Verfahren der verhaltenstheoretischen Diagnostik, Sporttests.

Die Beschreibungen der Testverfahren umfassen drei bis zehn A4-Seiten; sie sind alle nach einem einheitlichen Prinzip angelegt.

Art der Datenbank: Volltextdatenbank, Thesaurus
Berichtszeitraum: 1985 bis heute
Bestand: ca. 2 545 Records
Zuwachs: ca. 300 pro Jahr
Information provider: Projekt Testkompendium[116]
Publisher: DIMDI[2]

11.10. Social SciSearch

Social SciSearch ist eine Datenbank auf dem Gebiet der Sozial- und Gesellschaftswissenschaften. Die bedeutendsten 1 500 wissenschaftlichen Zeitschriften auf sozialwissenschaftlichem Gebiet werden *cover-to-cover* ausgewertet, weitere 3 000 Journals aus Naturwissenschaft und Biomedizin selektiv. Social SciSearch korrespondiert zu dem gedruckten Werk *Social Science Citation Index*.

Art der Datenbank:	Bibliographie
Berichtszeitraum:	1972 bis heute
Bestand:	2,49 Millionen Records
Zuwachs:	120 000 pro Jahr
Updating:	wöchentlich
Information provider:	ISI[6]
Publisher:	DIMDI[2], DIALOG[4], DataStar[5]

11.11. Social Work Abstracts Plus

Diese CD-ROM umfaßt zwei Datenbanken:

1. Social Work Abstracts
2. The Register of Clinical Social Workers

Social Work Abstracts Plus informiert über Sozialarbeit. Durch die Auswertung von 450 Fachzeitschriften wird das Gebiet der Sozialarbeit in Theorie und Praxis eingehend erfaßt.

Berichtszeitraum:	1977 bis heute.
Publisher:	SilverPlatter[5]

11.12. Sociofile

Sociofile ist eine CD-ROM, die die Datenbestände von folgenden zwei Datenbanken beinhaltet:

1. Sociological Abstracts
2. Social Planning / Policy & Development Abstracts

Literatur auf dem Gebiet der Soziologie ist der Inhalt dieser Datenbank. Alle Teilgebiete der Soziologie werden berücksichtigt: Soziologie in Recht, Medizin, Wirtschaft, Religion. Ferner wird über Sozialpolitik, Kriminalität, und über Umweltstudien informiert. 1 800 Journals werden zur Auswertung herangezogen.

Art der Datenbank:	Bibliographie, Abstracts
Berichtszeitraum:	1974 bis heute
Bestand:	144 000 Records
Zuwachs:	10 000 pro Jahr
Information provider:	Sociological Abstracts Inc.[117]
Publisher:	SilverPlatter[5]

11.13. Sociological Abstracts

Die soziologische Literatur wird durch die Auswertung von 1 800 Zeitschriften aus dem Gebiet Soziologie und verwandter Disziplinen wie Sozialpsychologie, Philosophie, Anthropologie, Pädagogik, Politikwissenschaften, Statistik, Wirtschaftswissenschaften und Medizin, umfassend dargestellt.

Art der Datenbank: Bibliographie, Abstracts, Thesaurus
Berichtszeitraum: 1963 bis heute
Bestand: 364 000 Records
Zuwachs: 10 000 pro Jahr
Updating: alle zwei Monate
Information provider: Sociological Abstracts Inc.[117]
Publisher: DIMDI[2], DataStar[3], DIALOG[4]

11.14. Sozialwissenschaftliches Literaturinformationssystem (SOLIS)

SOLIS ist eine Literaturdatenbank auf dem Gebiet der Sozialwissenschaften und enthält hauptsächlich Informationen aus den deutschsprachigen Ländern. Dokumente in deutscher Sprache machen einen Anteil von ca. 90% aus. SOLIS eignet sich gut als Ergänzung für die Literatursuche in den zumeist englisch verfaßten anderen Literaturdatenbanken.

Art der Datenbank: Literaturdatenbank
Bestand: 164 300 Records
Updating: monatlich
Information provider: Informationszentrum Sozialwissenschaften[112]
Publisher: DIMDI[2]

11.15. ZUMADOC

ZUMADOC ist eine Volltextdatenbank psychologischer und soziologischer Umfrageinstrumente. Sie enthält zumeist Testbeschreibungen aus den erwähnten Gebieten, zusammen mit Literaturhinweisen und einer kritischen Zusammenfassung. ZUMADOC bezieht sich hauptsächlich auf den deutschsprachigen Raum und versteht sich als Ergänzung zu Literaturdatenbanken wie z.B. SOLIS oder PSYNDEX

Art der Datenbank: Volltextdatenbank
Bestand: 150 Records
Updating: zweimal jährlich
Information provider: ZUMA[18]
Publisher: DIMDI[2]

12. DATENBANKEN VON ALLGEMEINEM INTERESSE

12.1. Verzeichnis lieferbarer Bücher (VLB)

Im **Verzeichnis lieferbarer Bücher** findet man alle im deutschsprachigen Buchhandel derzeit lieferbaren Bücher. Diese Datenbank wird **ausführlich im Kapitel 2.2.1.4. besprochen.**

12.2. Books in Print

Books in Print ist das Verzeichnis der in den USA publizierten Bücher. Das Verzeichnis enthält sowohl die lieferbaren als auch der vergriffenen Titel. Die Datenbank basiert auf den gedruckten Versionen folgender Nachschlagwerke:

1. Books in Print
2. Subject Guide to Books in Print
3. Books in Print Supplement
4. Paperbound Books in Print
5. Forthcoming Books
6. Subject Guide to Forthcoming Books
7. Scientific and Technical Books & Serials in Print

Art der Datenbank: Bibliographie
Bestand: 1,5 Millionen Records
Updating: monatlich
Information provider: Bowker Electronic Publishing[82]
Publisher: DIALOG[4]

12.3. British Books in Print

British Books in Print ist das analoge Nachschlagwerk zu dem oben genannten, in den USA erscheinenden *Books in Print*.

Art der Datenbank: Bibliographie
Bestand: 1,6 Millionen Records
Updating: monatlich
Information provider: J. Whitaker & Sons[118]
Publisher: DIALOG[4]

12.4. Gale Directory of Databases

Gale Directory of Databases ist eine "Datenbank der Datenbanken"; in ihr findet man alle derzeit zugänglichen Datenbanken zu praktisch allen Wissensbereichen. Gale Directory of Databases wird **im Kapitel 4 ausführlich dargestellt.**

12.5. Research Centers and Services Directory

Diese Datenbank enthält detaillierte Informationen über ca. 26 000 forschungstreibende Institutionen. Die Informationen basieren auf den folgenden gedruckten Werken:

1. Research Centers Directory: berichtet über 12 300 universitäre Forschungseinrichtungen und andere *non-profit-organizations* in den USA und Canada.
2. International Research Centers Directory: enthält 6 600 nicht - amerikanische Forschungsinstitute in 145 Ländern.
3. Government Research Directory: informiert über 3 700 Forschungsabteilungen der amerikanischen Regierung.
4. Research Services Directory: gibt über 3 400 private Unternehmen Auskunft, die kommerziell Forschung betreiben.

Art der Datenbank: Faktendatenbank
Bestand: 39 549 Records
Updating: halbjährlich
Information provider: Gale Research Inc.[9]
Publisher: DIALOG[4]

12.6. Spektrum der Wissenschaft

Die Datenbank der deutschsprachigen Ausgabe von "Scientific American" wird **im Kapitel 2.2.1.3. ausführlich besprochen.**

12.7. Mediconf

Mediconf ist eine Datenbank, die über 4 000 medizinische und pharmazeutische Kongresse informiert.

Art der Datenbank: Faktendatenbank
Berichtszeitraum: 1991 - 2000
Updating: monatlich
Information provider: Fairbase Database, Ltd.[57]
Publisher: DataStar[3], BRS[14]

12.8. Zugfahrpläne Europas

Die Deutsche Bundesbahn hat eine sehr leicht zu bedienende und in ihrer Übersichtlichkeit ganz hervorragende Datenbank geschaffen, die nicht nur alle Fahrpläne Deutschlands, sondern auch alle Zugverbindungen der Nachbarländer sowie die Verbindungen in die meisten Städte Europas beinhaltet. Zugänglich ist dieses Service über das deutsche BTX-System (Eingabe: *DB#).

12.9. Flugpläne

Die *Radio Austria AG* bietet einen direkten Zugang zum **Official Airline Guide.** Diese Datenbank enthält die Flüge der ganzen Welt und aller Fluglinien. Eine Abfrage kostet rund 25,00 Schilling. Durch die Eingabe von *Radio Austria# im österreichischen BTX-System erreicht man unter anderen Angeboten auch den Official Airline Guide. Flüge können ungefähr acht Monate im Voraus nachgesehen werden. Auch detaillierte Preisauskünfte sind erhältlich.

13. ONLINE - LITERATURVERMITTLUNGSSTELLEN IN DEUTSCHLAND, ÖSTERREICH UND DER SCHWEIZ

13.1. ONLINE - Literaturvermittlungsstellen in Deutschland

AACHEN

RWTH / Rheinisch-Westfälische Technische Hochschule Aachen
Klinikum der RWTH - Aachen
Zweigbibliothek Medizin
Pauwelstraße
D - 52074 Aachen
Tel.: (0241) 801
FAX: (0241) 8888 - 457

AUGSBURG

Universität Augsburg
Universitätsbibliothek
Universitätsstraße 22
D - 86135 Augsburg
Tel.: (0821) 598 - 280
FAX: (0821) 598 - 5354

BERLIN

FU / Freie Universität Berlin

Universitätsbibliothek der Freien Universität Berlin
Informationsvermittlungsstelle
Garystraße 39
D - 14195 Berlin
Tel.: (030) 8381 - 2265
FAX: (030) 8383738

Universitätsklinikum Steglitz
Medizinische Bibliothek
Hindenburgdamm 30
D - 12200 Berlin
Tel.: (030) 7981 - 2090
FAX: (030) 7981 - 4141

Fachbereich Veterinärmedizin
Dokumentationsstelle für Veterinärmedizin
Oertzenweg 19 B
D - 14163 Berlin
Tel.: (030) 8108 - 2424
FAX: (030) 8108 - 2431

Beratungsstelle für Vergiftungserscheinungen
Pulsstraße 3 - 7
D - 14059 Berlin
Tel.: (030) 3023022
FAX: (030) 34307021

Technische Universität Berlin
Universitätsbibliothek
Institut für Krankenhausbau
Dokumentation Krankenhauswesen und Gebäudelehre
Straße des 17. Juni 152
D - 10623 Berlin
Tel.: (030) 314 - 22160
FAX: (030) 314 - 21112

Humboldt - Universität Berlin

Zentrale Universitätsbibliothek
Clara Zetkin - Straße 27
D - 10117 Berlin
Tel.: (030) 2037 - 8705
FAX: (030) 2037 - 8707

Medizinische Fakultät (Charité)
Zentralbibliothek
Schumannstraße 20 - 21
D - 10117 Berlin
Tel.: (030) 2863 - 162
FAX: (030) 2863 - 614

Fachinformationszentrum Chemie GmbH
Fachabteilung Dienstleistungen
Steinplatz 2
Postfach 126050
D - 10623 Berlin
Tel.: (030) 3190030
FAX: (030) 3132037

Deutsches Patentamt - Dienststelle Berlin
Information
Gitschinerstraße 97 - 103
D - 10958 Berlin
Tel.: (030) 2594 - 677
FAX: (030) 2594 - 693

Max Planck - Institut für Bildungsforschung
Dokumentation
Lentzeallee 94
D - 14195 Berlin
Tel.: (030) 829951
FAX: (030) 824 - 9939

Staatsbibliothek Preußischer Kulturbesitz
Bibliographische Auskunft
Potsdamer Straße 33
D - 10772 Berlin
Tel.: (030) 266 - 2235
FAX: (030) 266 - 2768

BIELEFELD

Institut für Dokumentation und Information über Sozialmedizin und Öffentliches Gesundheitswesen
Informationsabteilung
Westerfeldstraße 35 - 37
D - 33611 Bielefeld
Tel.: (0521) 800 - 70
FAX: (0521) 800 - 7200

BONN

Universität Bonn
Institut für Medizinische Statistik, Dokumentation und Datenverarbeitung
Sigmund Freud-Straße 25
D - 53105 Bonn
Tel.: (0228) 28 - 02400
FAX: (0228) 28 - 75032

Zentralstelle für Agrardokumentation und -information
Villichgasse 17
Postfach 53144
D - 53177 Bonn

Tel.: (0228) 954 - 80
FAX: (0228) 954 - 8149

BREMEN

Staats- und Universitätsbibliothek Bremen
Informationsvermittlungsstelle
Bibliotheksstraße
D - 28359 Bremen
Tel.: (0421) 218 - 3617
FAX: (0421) 218 - 3631

DARMSTADT

Hessische Landes- und Hochschulbibliothek
Schloß
D - 64283 Darmstadt
Tel.: (06151) 16 - 5800
FAX: (06151) 16 - 5897

DRESDEN

Technische Universität Dresden
Universitätsbibliothek
Mommsenstraße 13
D - 01069 Dresden
Tel.: (0351) 463 - 4308
FAX: (0351) 463 - 7173

DORTMUND

Universität Dortmund
Universitätsbibliothek
Vogelpothsweg 76
D - 44227 Dortmund
Tel.: (0231) 7554030
FAX: (0231) 756902

Bundesanstalt für Arbeitsschutz
Bibliothek - Dokumentation
Vogelpothsweg 50 - 52

D - 4427 Dortmund
Tel.: (0231) 1763 - 341
FAX: (0231) 1763 - 454

DÜSSELDORF

Deutsches Krankenhausinstitut
Dokumentation Krankenhauswesen
Tersteegenstraße 9
D - 40474 Düsseldorf
Tel.: (0211) 454880
FAX: (0211) 4548850

DUISBURG

Universität Duisburg
FB6, Instrumentelle Analytik
Lotharstraße 1
D - 47057 Duisburg
Tel.: (0203) 379 - 3308
FAX: (0203) 379 - 2108

ERLANGEN

Universität Erlangen
Universitätsbibliothek
Technisch-Naturwissenschaftliche Zweigbibliothek
Erwin-Rommel-Straße 60
D - 91058 Erlangen
Tel.: (09131) 85 - 7600
FAX: (09131) 85 - 7843

ESSEN

Universität Essen
Universitätsbibliothek
Fachbibliothek Medizin
D - 45122 Essen
Tel.: (0201) 723 - 3330
FAX: (0201) 723 - 3341

FRANKFURT

Johann Wolfgang Goethe - Universität
Klinikum
Informationsvermittlungsstelle
Theodor-Stern-Kai 7
D - 60590 Frankfurt
Tel.: (069) 630 -
FAX: (069) 630 - 21239 - 404

Deutsche Bibliothek
Benutzerinformation und Bibliographische Auskunft
Zeppelinallee 4-8
D - 60325 Frankfurt
Tel.: (069) 7566 - 287
FAX: (069) 7566 - 476

Bundesverband der Pharmazeutischen Industrie e.V.
Abteilung Dokumentation
Karlstraße 21
D - 60329 Frankfurt
Tel.: (069) 2556- 266
FAX: (069) 2556 - 247

Forschungsinstitut Senckenberg
Informationszentrum für Biologie
Senckenberganlage 25
D - 60325 Frankfurt
Tel.: (069) 7542 - 350
FAX: (069) 7462 - 38

Deutsche Gesellschaft für Chemisches Apparatewesen, Chemische Technik und Biotechnologie, e.V.
Informationssysteme und Datenbanken
Theodor Heuss-Allee 25
D - 60486 Frankfurt
Tel.: (069) 7564 - 248
FAX: (069) 7564 - 201

FREIBURG

Universität Freiburg
Universitätsbibliothek
Werthmannplatz 2
D - 79016 Freiburg
Tel.: (0761) 203 - 3969
FAX: (0761) 203 - 3987

GIESSEN

Universität Gießen
Bibliothek für Medizinische Informatik
Heinrich Buff - Ring 44
D - 35392 Gießen
Tel.: (0641) 702 - 4500
FAX: (0641) 78825

Institut für Ernährungswissenschaft
Informations- und Dokumentationsstelle für Ernährung
Goethestraße 55
D - 35390 Gießen
Tel.: (0641) 702 - 6022
FAX: (0641) 75517

GÖTTINGEN

Niedersächsische Staats- und Universitätsbibliothek
Bereichsbibliothek Medizin
Robert Koch - Straße 40
D - 37073 Göttingen
Tel.: (0551) 398396
FAX: (0551) 395222

GREIFSWALD

Universität Greifswald
Universitätsbibliothek
Rubenowstraße 4
D - 17489 Greifswald
Tel.: (03834) 63255
FAX: (03834) 63340

HALLE

Universität Halle
Universitäts- und Landesbibliothek Sachsen - Anhalt
August Bebel - Straße 13
D - 06110 Halle
Tel.: (0345) 895 - 0
FAX: (0345) 895 - 257

HAMBURG

Universität Hamburg

Staats- und Universitätsbibliothek Hamburg
Von Melle - Park 3
D - 20146 Hamburg
Tel.: (040) 41233352

Institut für Rechtsmedizin
Bibliothek
Butenfeld 34
D - 22529 Hamburg
Tel.: (040) 47171

HANNOVER

Universitätsbibliothek Hannover und Technische Informationsbibliothek
OnlineTec
Welfengarten 1B
Postfach 6080
D - 30060 Hannover
Tel.: (0511) 762 - 2268
FAX: (0511) 715936

Medizinische Hochschule Hannover
Hochschulbibliothek
D - 30623 Hannover
Tel.: (0511) 532 - 3582
FAX: (0511) 532 - 3346

Tierärztliche Hochschule Hannover
Bibliothek
Bünteweg 2
D - 30559 Hannover
Tel.: (0511) 953 - 7100
FAX: (0511) 953 - 7119

Zentralinstitut für Versuchstierzucht
Information und Dokumentation
Hermann Ehlers - Allee 57
D - 30455 Hannover
Tel.: (0511) 496 - 040
FAX: (0511) 496 - 0414

HEIDELBERG

Universität Heidelberg
Universitätsbibliothek
Zweigstelle Neuenheimer Feld
Im Neuenheimer Feld 368
D - 69047 Heidelberg
Tel.: (06221) 56 - 4273
FAX: (06221) 542623

Deutsches Krebsforschungszentrum/DKFZ
Zentralbibliothek/Informationsvermittlung
Im Neuenheimer Feld 280
D - 69120 Heidelberg
Tel.: (06221) 422381
FAX: (06221) 401271

EMBL
Europäisches Laboratorium für Molekulare Biologie
Bibliothek
Meyerhofstraße 1
D - 69117 Heidelberg
Tel.: (06221) 387205
FAX: (06221) 387306

Institut für Nationale und Internationale Fleisch- und Ernährungswirtschaft
Informationsvermittlungsstelle Vieh- und Fleischwirtschaft, Ernährung, Energie, Umwelt, Medizin
Schloßwolfsbrunnenweg 21
D - 89117 Heidelberg
Tel.: (06221) 23644 - 5
FAX: (06221) 181438

JENA

Universität Jena
Thüringer Universitäts- und Landesbibliothek
Fürstengraben 6
D - 07743 Jena
Tel.: (03641) 8222 - 239
FAX: (03641) 8222 - 345

JÜLICH

Forschungszentrum Jülich
Zentralbibliothek
D - 52425 Jülich
Tel.: (02461) 61 - 5368
FAX: (02461) 61 - 6103

KAISERSLAUTERN

Universitätsbibliothek Kaiserslautern
IuD-Stelle
Paul Ehrlich - Straße
D - 67663 Kaiserslautern
Tel.: (0631) 205 - 2241
FAX: (0631) 205 - 2925

KARLSRUHE

Universitätsbibliothek Karlsruhe
Informationsvermittlungsstelle
Postfach 6920
D - 76049 Karlsruhe
Tel.: (0721) 608 - 3101
FAX: (0721) 608 - 4886

Badische Landesbibliothek
Erbprinzenstraße 15
Postfach 1429
D - 76003 Karlsruhe
Tel.: (0721) 175 - 290
FAX: (0721) 175 - 333

Bundesforschungsanstalt für Ernährung
Informationszentrum
Engesser Straße 20
D - 76131 Karlsruhe
Tel.: (0721) 6625 - 0
FAX: (0721) 6625 - 111

KIEL

Bundesanstalt für Milchforschung
Daten- und Informationszentrum
Hermann Weigmann - Straße 1
D - 24103 Kiel
Tel.: (0431) 609 - 323
FAX: (0431) 609 - 222

KÖLN

Deutsches Institut für Medizinische Dokumentation und Information DIMDI
Weißhausstraße 27
D - 50939 Köln
Tel.: (0221) 4724 - 1
FAX: (0221) 411429

Zentralbibliothek der Medizin
Informationsabteilung
Joseph Stelzmann - Straße 9
D - 50931 Köln
Tel.: (0221) 478 - 5687
FAX: (0221) 478 - 5697

Bundesinstitut für Sportwissenschaft
Fachbereich Dokumentation und Information
Carl Diem - Weg 4
D - 50933 Köln
Tel.: (0221) 4979 - 0
FAX: (0221) 495164

KATALYSE - Institut für angewandte Umweltforschung
Weinsbergstraße 190
D - 50825 Köln
Tel.: (0221) 5461055
FAX: (0221) 545338

KONSTANZ

Universität Konstanz
Universitätsbibliothek
Informationsvermittlungsstelle
Universitätsstraße 10

D - 78461 Konstanz
Tel.: (07531) 88-2802
FAX: (07531) 88-3082

LEIPZIG

Universität Leipzig
Universitätsbibliothek
Beethovenstraße 6
D - 04107 Leipzig
Tel. und FAX: (0341) 3913310

MAGDEBURG

Institut für Neurobiologie
Wissenschaftliche Bibliothek
Brenneckestraße 6
D - 39118 Magdeburg
Tel.: (0391) 674109
FAX: (0391) 616160

MÜLHEIM

Max-Planck-Institut für Strahlenchemie
Informationsvermittlung
Stiftstraße 34 - 36
D - 45470 Mülheim an der Ruhr
Tel.: (0208) 3044
FAX: (0208) 3044 - 3951

MÜNCHEN

Universität München
Universitätsbibliothek
Informationsvermittlungsstelle
Geschwister Scholl - Platz 1
D - 80539 München
Tel.: (089) 2180 - 2429
FAX: (089) 2180 - 3836

Technische Universität München
Universitätsbibliothek
Arcistraße 21
D - 80290 München
Tel.: (089) 2105 - 8636
FAX: (089) 2105 - 8622

II. Medizinische Klinik rechts der Isar
Toxikologische Abteilung, Informationszentrale - Giftnotruf
Ismaninger Straße 22
D - 81675 München
Tel.: (089) 4140 - 2211
FAX: (089) 4140 - 2467

Bayrische Staatsbibliothek
Informationsvermittlungsstelle
Ludwigstraße 16
D - 80539 München
Tel.: (089) 28638 - 0
FAX: (089) 28638 - 293

Deutsches Patentamt
Bibliothek
Zweibrückenstraße 12
D - 80297 München
Tel.: (089) 2195 - 2606
FAX: (089) 2111

Patentstelle für die Deutsche Forschung
Terminal
Leonrodstraße 68
D - 80636 München
Tel.: (089) 1205 - 404
FAX: (089) 1205 - 498

Deutsches Jugendinstitut
Arbeitsbereich Information / Dokumentation
Freibadstraße 30
D - 81543 München
Tel.: (089) 62306-0
FAX: (089) 62306-162

Frauenhofer - Institut für Lebensmitteltechnologie und Verpackung
Schragenhofstraße 35
D - 80992 München
Tel.: (089) 149009-0
FAX: (089) 149009-80

OLDENBURG

Universität Oldenburg
Bibliotheks- und Informationssystem
Postfach
D - 26111 Oldenburg
Tel.: (0441) 798 - 0
FAX: (0441) 798 - 4040

PADERBORN

Universität Paderborn
Universitätsbibliothek
Bibliotheksdezernat III: Benutzung und Information
Warburger Straße 100
Postfach 1621
D - 33046 Paderborn
Tel.: (05251) 602022
FAX: (05251) 603829

REGENSBURG

Universität Regensburg
Universitäsbibliothek
Informationsvermittlungsstelle
Universitätsstraße 31
D - 93042 Regensburg
Tel.: (0941) 943 - 3903
FAX: (0941) 943 - 3285

ROSTOCK

Universität Rostock
Universitätsbibliothek
Universitätsplatz 5
D - 18055 Rostock
Tel.: (0381) 369431
FAX: (0381) 34287

SIEGEN

Universität Siegen
Universitätsbibliothek
Informationsvermittlungsstelle / Online - Dienste
Hochschulgebäude
D - 57068 Siegen
Tel.: (0271) 740 - 4260
FAX: (0271) 740 - 4279

STUTTGART

Universität Stuttgart
Informationsvermittlungsstelle
Holzgartenstraße 16
Postfach 104941
D - 70043 Stuttgart
Tel.: (0711) 121 - 2273
FAX: (0711) 121 - 3536

Universität Hohenheim
Dokumentationsstelle
Paracelsusstraße 2
D - 70593 Stuttgart
Tel.: (0711) 459 - 2110
FAX: (0711) 452440

Württembergische Landesbibliothek
Informationsvermittlungsstelle
Konrad Adenauer - Straße 8
D - 70173 Stuttgart
Tel.: (0711) 212 - 4454
FAX: (0711) 212 - 4422

Bundesforschungsanstalt für Ernährung
Institut für Ernährungsökonomie und - soziologie
Dokumentationsstelle
Garbenstraße 13
Postfach 70577
D - 70599 Stuttgart
Tel.: (0711) 455063
FAX: (0711) 4569355

Fachhochschule für Bibliothekswesen
Hörsaalbereich

Feuerbacher Heide 38 - 42
D - 70192 Stuttgart
Tel.: (0711) 2274 - 20
FAX: (0711) 2274 - 233

TRIER

Universität Trier
Zentralstelle für Psychologische Information und Dokumentation
D - 54286 Trier
Tel.: (0651) 201 - 2877
FAX: (0651) 201 - 2071

TÜBINGEN

Eberhard Karls Universität Tübingen

Universitätsbibliothek
Informationsvermittlungsstelle Datenbanken
Wilhelmstraße 32
Postfach 2620
D - 72016 Tübingen
Tel.: (07071) 29 - 4227
FAX: (07071) 29 - 3123

Institut für Physikalische und Theoretische Chemie
Auf der Morgenstelle 8
D - 72076 Tübingen
Tel.: (07071) 29 - 6927
FAX: (07071) 29 - 6910

ULM

Universität Ulm
Universitätsbibliothek
Online Informationsstelle
Oberer Eselsberg
D - 89069 Ulm
Tel.: (0731) 502 - 2448
FAX: (0731) 502 - 2038

WÜRZBURG

Universität Würzburg
Universitätsbibliothek
Informationsvermittlungsstelle für Medizin und Biowissenschaften
Am Hubland
D - 97074 Würzburg
Tel.: (0931) 888 - 5906
FAX: (0931) 888 - 5970

13.2. ONLINE - Literaturvermittlungsstellen in Österreich

GRAZ

Universitätsbibliothek Graz
Universitätsplatz 3
A - 8010 Graz
Tel.: (0316) 380 - 3116
FAX: (0316) 384987

INNSBRUCK

Universitätsbibliothek Innsbruck
Innrain 50
A - 6010 Innsbruck
Tel.: (0512) 507 - 2079
FAX: (0512) 507 - 2307

LINZ

Universitätsbibliothek Linz
A - 4040 Linz - Auhof
Tel.: (0732) 2468 - 9376
FAX: (0732) 2468 - 10

SALZBURG

Universitätsbibliothek Salzburg
Hofstallgasse 2 - 4
A - 5010 Salzburg
Tel.: (0662) 84 25 76 - 22
FAX: (0662) 84 25 76 - 680

SEIBERSDORF

Forschungszentrum Seibersdorf
A - 2444 Seibersdorf
Tel.: (02254) 7800
FAX: (02254) 74060

WIEN

Fakultätsbibliothek für Medizin an der Universität Wien
Neues AKH, Ebene 5
Währinger Gürtel 18 - 20
A - 1090 Wien
Tel.: (0222) 40400 - 1071
FAX: (0222) 40400 - 1086

Literaturdienst Medizin LID
Österreichisches Bundesinstitut für Gesundheitswesen
Stubenring 6
A - 1010 Wien
Tel.: (0222) 51561 - 54
FAX: (0222) 5138472

Universitätsbibliothek Wien
Dr. Karl Lueger Ring 1
A - 1010 Wien
Tel.: (0222) 40103 - 2376
FAX: (0222) 4088485

Universitätsbibliothek der Technischen Universität Wien
Resselgasse 4
A - 1040 Wien
Tel.: (0222) 58801 - 5961
FAX: (0222) 568387

Bibliothek der Universität für Bodenkultur Wien
Peter Jordan Straße 82
A - 1190 Wien
Tel.: (0222) 47654 - 2060
FAX: (0222) 47654 - 2092

Österreichische Nationalbibliothek
Josefsplatz 1
A - 1015 Wien
Tel.: (0222) 53410 - 446
FAX: (0222) 53410 - 280

13.3. ONLINE - Literaturvermittlungsstellen in der Schweiz

AARAU

Schweizerisches Institut für Gesundheits- und Krankenhauswesen
Bibliothek
Pfrundweg 14
CH - 5001 Aarau
Tel.: (064) 247161
FAX: (064) 247161

BASEL

Universität Basel
Universitätsbibliothek
Medizinbibliothek im Kantonsspital Basel
Hebelstraße 20
CH - 4031 Basel
Tel.: (061) 2673 - 200
FAX: (061) 2673 - 103

Schweizerisches Tropeninstitut
Bibliothek
Socinstraße 57
CH - 4002 Basel
Tel.: (061) 2848222
FAX: (061) 2718654

Ciba-Geigy AG
Hauptbibliothek
R-1080.P
CH - 4002 Basel
Tel.: (061) 6971111

BERN

Universität Bern
Stadt- und Universitätsbibliothek
Münstergasse 61
CH - 3000 Bern 7
Tel.: (031) 225519
FAX: (031) 212883

GENF

Université de Genève
Faculté de médecine
Bibliothéque
9 Av. de Champel,
1 Rue Michel-Servet
CH - 1211 Genève 4
Tel.: (022) 7025100
FAX: (022) 3473334

United Nations (UN)
Library
Palais des Nations
8-14 Av. de la Paix
CH - 1211 Genève 10
Tel.: (022) 7346011
FAX: (022) 7330800

World Health Organizations (WHO)
Library
20 Av. Appia
CH - 1211 Genéve 27
Tel.: (022) 7912111
FAX: (022) 7881836

LAUSANNE

Université de Lausanne
Bibliotheque et Centre de Documentation
de la Faculté de médecine et du CHUV
Rue de Bougnon 46
CH - 1011 Lausanne
Tel.: (021) 3144 - 328
FAX: (021) 3144 - 386

St. GALLEN

Kantonsspital St. Gallen
Bibliothek
Rorschacher Straße 95
CH - 9007 St. Gallen
Tel.: (071) 262470

ZÜRICH

Universität Zürich

Universitätsspital - Bibliothek
Rämistraße 100
CH - 8091 Zürich
Tel.: (01) 2552861
FAX: (01) 2559610

Orthopädische Universitätsklinik Balgrist
Bibliothek
Forchstraße 340
CH - 8008 Zürich
Tel.: (01) 3861 - 602
FAX: (01) 3861 - 609

Eidgenössische Technische Hochschule Zürich

ETH - Bibliothek
Rämistraße 101
CH - 8092 Zürich
Tel.: (01) 2562135
FAX: (01) 2625396

14. GLOSSAR

ASCII
Abkürzung für *American Standard Code for Information Interchange*. ASCII ist ein binärer Übertragungscode, der von den meisten Computern, Bildschirmen und Druckern mit dem Ziel einer möglichst einheitlichen Datenübertragung verwendet wird.

Bit
Kunstwort aus *binary digit*. Der Computer verwendet ein binäres Zahlensystem, das aus den Ziffern 0 und 1 besteht.

Boole'sche Operatoren
Mit Hilfe *Boole'scher Operatoren* können Datenmengen logisch verknüpft werden, beispielsweise mit AND, OR, NOT, NEAR. Eine genaue Darstellung der Suche mittels Boole'scher Operatoren wird im Kapitel über MEDLINE (2.2.1.1.) gegeben.

bps
In *bits per second* wird die Übertragungsgeschwindigkeit angegeben, mit der Daten transferiert werden.

BTX / Datex-J
BTX ist die Abkürzung für **B**ildschirm**t**e**x**t. Mehrere Länder Europas, darunter Österreich, Deutschland, die Schweiz und Luxemburg bieten diesen Service, bei dem über Telephonleitung eine Verbindung zu einem Zentralrechner der Post/Telecom erfolgt. Die Teilnehmer können einander e-mails zukommen lassen. Über BTX / Datex-J ist z.B. der Official Air Line Guide, der Flugplan *aller* Flüge zugänglich. Billiger ist allerdings die Benützung der elektronischen Flugpläne einzelner Fluggesellschaften; hierbei fallen außer der Telephongebühr keine weiteren Gebühren an. Die Deutsche Bundesbahn hat im BTX / Datex-J einen sehr leistungsfähigen Zugfahrplan (*db#), der alle Zugverbindungen innerhalb Deutschlands sowie der Nachbarländer beinhaltet. Darüberhinaus findet man die meisten Verbindungen zu anderen europäischen Ländern.

Auch DIMDI bietet einen Zugang über BTX / Datex-J an. Professionelle Suchen in Datenbanken wären somit zwar theoretisch möglich, praktisch haben sie sich aber über diesen Zugang nicht bewährt.

Byte
Ein *Byte* besteht aus einer Gruppe von Bits, die gemeinsam verarbeitet werden. Das am häufigsten verwendete Byte besteht aus acht Bits (z.B. 10001101); mit dieser Kombination können somit 256 verschiedene Zeichen ausgedrückt werden.

Caddy/Carrier/Cartridge
Dies sind flache Kunststoffgehäuse, in die die CD-ROMs eingelegt werden, bevor sie in das Laufwerk eingeschoben werden. Auf diese Weise wird eine direkte Berührung der Datenträger vermieden.

CAS-Nummer

Vom *Chemical Abstract Service* vergebene Nummer, die eine chemische Substanz **eindeutig** bezeichnet. Die Suche mit Hilfe der CAS-Nummer ist die adäquateste Weise nach einer chemischen Substanz zu suchen! Auf diese Weise erhält man das qualitativ hochwertigste Suchergebnis! Auch in Medline ist eine numerische Suche möglich (59-30-3 in RN).

> Zu den wichtigsten und **erfolgreichsten Suchstrategien** gehört die Verwendung der **CAS-Nummer bzw. der RN-Nummer!**

CD

Compact Disc - von SONY gemeinsam mit PHILIPS entwickeltes und normiertes digitales Speichermedium für die Aufzeichnung von Musik, Sprache, Bildern, Bildsequenzen und von Text auf einer optischen Speicherplatte mit dem Durchmesser von 12 cm. Die Daten werden berührungslos mit einem Laserstrahl abgetastet.
Die Speicherkapazität einer CD-ROM entspricht ca. 250 000 A4-Seiten oder dem Speicherinhalt von 1 500 Disketten mit 5,25 Zoll zu je 360 Kilobyte.

CD-ROM

Compact Disc Read Only Memory - Speichermedium, das auf dem Standard der Audio-CD aufbaut und zur Speicherung von Daten verwendet wird; diese können *nur gelesen* werden. Eine Neuabspeicherung von Daten durch den Benutzer ist *nicht* möglich.

CD-ROM drive

Abspielgerät für CD-ROMs, erhältlich sowohl als Einbau-Laufwerk, das wie ein Diskettenlaufwerk in das Computer-Gehäuse integriert ist als auch als externes Laufwerk, das, mit einem Kabel verbunden, als Peripheriegerät betrieben wird.

CD-ROM-I

Compact Disc Interactive ist ein Speichermedium, das auf einer CD Audio- und Videosignale und zusätzlich noch Texte speichert. Eine spezielle Hardware ist zum Abspielen erforderlich.

CD-TV

Als Konkurrenzprodukt zu CD-ROM-I, das vorwiegend von SONY und PHILIPS angeboten wird, wurde von COMMODORE *CD-TV*, *Commodore Dynamic Total Vision* eingeführt; dieses System konzentriert sich vorwiegend auf den Unterhaltungs- und Heimbereich.

CD-WORM
Compact Disc Write Once Read Many. Hierbei handelt es sich um eine einmal beschreibbare CD zur Abspeicherung großer Datenmengen. Ein nochmaliges Überschreiben ist nicht möglich.

CompuServe
CompuServe ist ein kommerziell betriebenes amerikanisches Computernetz, das weltweit Verbreitung gefunden hat. Die Windows - Oberfläche ist sehr ansprechend gestaltet und leicht zu bedienen. Über CompuServe kann man e-mails austauschen, auch zwischen verschiedenen Netzwerken. So ist es z.B. auch möglich elektronische Post an Teilnehmer des Internet oder des entsprechenden AT&T - Dienstes zu versenden. Ferner gestattet CompuServe einen Online - Zugriff auf Datenbanken des größten Datenbankanbieters der Welt, DIALOG.

Cover-to-cover-Auswertung
Bei dieser Vorgangsweise werden Zeitschriften von der ersten bis zur letzten Seite ausgewertet; das Gegenteil ist eine selektive Auswertung, wobei nur die wichtigsten Artikel berücksichtigt und in die Datenbank aufgenommen werden.

Controlled Terms
Controlled Terms sind jene Schlagworte, die vom Hersteller einer Datenbank einem Zeitschriftenartikel zugeordnet werden. Im Falle von MEDLINE vergibt die National Library of Medicine die Medical Subject Headings (=MESH); diese Begriffe stehen immer am Ende jedes Artikels. Controlled Terms werden **unabhängig** von den vom Autor verwendeten Begriffen vergeben! Erst auf diese Weise wird es möglich, alle Artikel zu einem bestimmten Thema wieder aufzufinden. So können z.B. mit dem Controlled Term in MEDLINE (MESH) **"kidney neoplasms"** alle Artikel gefunden werden, in denen das Hauptthema "kidney neoplasms", "kidney cancer", "renal neoplasms", "renal cancer", "klarzelliges Nierenkarzinom", "Hypernephrom",... ist.

Daher ist es der **erste Schritt,** wenn man eine Suche beginnt, festzustellen, wie die Controlled Terms lauten! Würde man sich in der Freitext-Suche mit nur einem der oben aufgezählten Begriffe zufrieden geben, so verzichtete man unter Umständen auf hunderte oder Tausende andere, ebenso relevante Treffer! Außerdem ist auf diese Weise gewährleistet, daß man nur solche Artikel findet, in denen der gesuchte

---

1. Grundregel zur erfolgreichen und effizienten Suche in Datenbanken:

Suche nach Möglichkeit immer mit CONTROLLED TERMS

Begriff wesentlicher Bestandteil des Inhaltes ist, denn schließlich könnte er ja auch nur beiläufig erwähnt sein.

CPU
Central processing unit. Dies ist die zentrale Steuereinheit des Computers.

Daisychain
Mehrere CD-ROM-Laufwerke werden zusammengeschaltet; auf diese Weise ist es möglich, gleichzeitig auf mehrere Jahrgänge einer Datenbank zuzugreifen, was den Suchvorgang erheblich beschleunigt.

Datenbank
Eine Datenbank ist ein System, das sehr große Datenmengen mit Hilfe eines Verwaltungsprogrammes abspeichert und diese Daten so ordnet, daß diese durch eine (datenbankspezifische) Suchsprache wieder gefunden werden können. Durch die Verwendung logischer Verknüpfungen (=Boole'sche Operators) kann diese Suche sehr effizient gestaltet werden.

Dokument
Ein Dokument, engl. *"record"*, ist ein vollständiger Datensatz, der als Suchergebnis aufscheint; bei medizinischen Datenbanken ist dies zumeist entweder die genaue Zitation eines wissenschaftlichen Zeitschriftenartikels oder ein Eintrag aus einer Faktendatenbank (das kann z.B. ein konkreter Therapiehinweis sein, wie er vom National Cancer Institute in der Datenbank PDQ zu finden ist oder eine Information über einen chemischen Stoff oder eine Arzneimittelnebenwirkung).

Download
Mit dem Befehl *Download* kann man die gefundenen Dokumente von der CD-ROM auf Diskette überspielen und sie später auf dem eigenen PC durchsehen oder auf einem Drucker ausdrucken. Sucht man online, so muß darauf geachtet werden, daß *nicht* alle Datenbanken diese Funktion *gestatten.*

Einbau-Laufwerk
CD-ROM-Abspielgerät, das in das Computergehäuse integriert wird. Der Vorteil zu einem externen Laufwerk liegt im geringeren Platzbedarf sowie darin, daß die Stromversorgung vom Netzteil des Computers erfolgt.

e-mail
Abkürzung für electronic mail. Teilnehmer von Computernetzwerken können einander elektronische Post zukommen lassen. Voraussetzung ist der Zugang zu einem Netzwerk sowie die Kenntnis der elektronischen Adresse des anderen Teilnehmers. Mehr als 10 000 Universitäten der Welt sind z.B. über ein Netzwerk zusammengeschlossen. Für Universitätsangehörige ist die Benützung dieses Dienstes kostenlos. Man kann einander sowohl Briefe als auch Datenmaterial und Programme zuschikken. Der amerikanische Netzwerkanbieter CompuServe bietet ebenfalls die Möglichkeit, e-mails zu empfangen und zu versenden und zwar nicht nur innerhalb des eigenen Netzwerkes, sondern auch zu und von Teilnehmern des Internets.

Externes Laufwerk
Dieses ist in einem eignem Gehäuse untergebracht und mit einem eigenen Netzteil versehen.

Festplatte
Magnetisches Speichermedium mit im Vergleich zu einer Diskette hohen Speicherkapazität. Festplatten sind meist fix im Computer eingebaut.

Sollen viele Benutzer von ihrem PC oder Terminal aus auf eine CD-ROM-Datenbank zugreifen können, so werden die CD-ROMs auf eine Festplatte mit sehr hoher Speicherkapazität überspielt; auf diese Weise werden viel kürzere Zugriffszeiten erreicht.

Field
Dokumente, bzw. *records,* sind in einzelne Felder, *fields,* unterteilt. Beispiele für solche Felder sind: der Titel, der Autor, die Adresse, die Zeitschrift, das Abstract, ... eines Artikels. Beim Suchen in einer Datenbank kann gezielt in einzelnen Feldern gesucht werden. Findet man bei einer Suche zu viele Einträge, so kann man in einem zweiten Suchlauf z.B. nur nach jenen Artikeln suchen, in denen der Suchbegriff nur im Titel vorkommt.

Gerätetreiber
Software, die dem Computer das Ansprechen des CD-ROM-Laufwerkes ermöglicht.

Graue Literatur
Unter *grauer Literatur* versteht man jene Schriften, die in keiner Bibliographie verzeichnet sind. Dazu gehören Regierungsberichte, Firmenbroschüren, usw. Da auch in *grauer Literatur* hochqualifizierte Information enthalten sein kann, wird sie von manchen Datenbanken berücksichtigt und in ihren Bestand aufgenommen.

Hostanbieter
Derzeit gibt es rund 90 medizinische Datenbanken, die von verschiedenen Institutionen hergestellt werden. So wird z.B. MEDLINE von der National Library of Medicin, USA, erstellt. Damit der Endbenützer nicht mit allen 90 Herstellern einen Vertrag eingehen muß, haben sich "Daten-Zwischenhändler", sogenannte *Hostanbieter,* herausgebildet, die mit allen infrage kommenden Datenbankherstellern Verträge haben und auch solche mit ihren Kunden schließen. Auf diese Weise wird auch ein gleichzeitiges Suchen in mehreren Datenbanken möglich. Zu den bedeutendsten Hostanbietern gehören DIALOG in den USA, DIMDI in Deutschland und DataStar in der Schweiz.

Hypertext
Hypertext ist eine Textdarstellung, in der es zu einer optischen **HERVORHEBUNG** von Begriffen kommt. Diese kann man mit der Maus anklicken. Daraufhin wird der markierte Text näher erklärt, wobei sich die Erklärung auch auf einem anderen Rechner des Internet, also z.B. auch auf einem anderen Kontinent befinden kann! In Hypertext sind Texte also nicht mehr linear, sondern sind vielfältig verknüpft, haben mehrere Ebenen und beziehen auch Graphiken und Bilder mit ein. Das **WWW (=World Wide Web)** ist eine Hypertext - Anwendung.

Index
Im *Index* sind alle Suchbegriffe, nach denen in einer Datenbank in einer Freitextsuche gesucht werden kann, enthalten. Die Suche über den Index ermöglicht es, sich über die genaue Schreibweise, z.B. eines Autorennamens oder einer chemischen Substanz, zu informieren. Ferner sieht man im Index, wie oft ein bestimmter Begriff in der Datenbank enthalten ist; auf diese Weise hat man eine sehr gute Kontrolle, ob man überhaupt nach dem gebräuchlichsten Begriff sucht.

Information Provider
Hersteller der Datenbank.

INTERNET
INTERNET ist ein Computernetz, das vor 25 Jahren als Kommunikationsmedium des amerikanischen Militärs geschaffen wurde. Es sollte selbst in einem Atomkrieg noch stabil funktionieren. Schon vor Jahren hat sich das Internet auch für die nichtmilitärische Welt geöffnet. Es verbindet heute die meisten Universitäten und Forschungseinrichtungen der Welt. Die Bedeutung dieses Netzes für die Zukunft ist überhaupt noch nicht abzuschätzen. Schon jetzt sind im Internet 42 000 kleinere Computernetzwerke zusammengeschaltet und die Zahl der Internet-Benützer beträgt (Stand Ende 1994) 32 Millionen, mit einem Zuwachs von einer Million Menschen pro Monat! Über das Internet kann einerseits via e-mails kommuniziert werden, andererseits sind vielfältigste Informationen abrufbar. Manche Datenbanken, z.B. PDQ, sind auf diese Weise kostenlos zugänglich. Vgl. auch die diesbezüglichen Angaben im Literaturverzeichnis. Eine Weiterentwicklung im Internet ist das WWW, das **W**orld **W**ide **W**eb.

Jukebox
Dieser Begriff wurde aus der Musikwelt entnommen. *Jukebox* bezeichnet ein CD-ROM-Abspielgerät, in dem bis zu 100 CD-ROMs enthalten sind. Nachdem über ein Auswahlmenü eine Platte angewählt wurde, wird diese vom Gerät selbst in die Abspieleinheit eingelegt und steht dann für eine Datenabfrage bereit.

Kapazität
Eine CD verfügt über 600 Megabyte Speicherplatz. Diese Kapazität reicht aus, um ca. 72 Minuten Musik auf einer Audio-CD oder rund 5 000 Farbbilder oder ca. 250 000 A4-Seiten auf einer CD-ROM zu speichern.

MESH
Medical **S**ubject **H**eadings. Von der National Library of Medicine vergebene Schlagworte. Vgl. auch *Controlled Terms*. Ein Nachteil von kontrolliertem Vokabular ist es, daß Controlled Terms von jedem Datenbankhersteller eigens definiert wird. MESH-Begriffe können daher nicht einfach für die Suche in anderen Datenbanken verwendet werden!

Multimedia
Die abgespeicherten Daten stellen eine Kombination aus Text, SW- oder Farbfotos, Filmsequenzen, Sprache und Musik dar.

Multi player
Im Gegensatz zur *Jukebox,* die zwar bis zu 100 CD-ROMs zum Abspielen bereit hält, aber immer nur auf *eine* CD-ROM zur gleichen Zeit zugreifen kann, ermöglicht es ein *Multi player* gleichzeitig auf *mehrere* (bis zu acht) CD-ROMs zuzugreifen, was die Abfragezeiten erheblich verkürzt. Ein solches System bewährt sich besonders dann, wenn auf Datenbanken zugegriffen werden soll, die viele Jahrgänge umfassen.

Netzwerk
Ein Netzwerk ist der Verbund vieler Computer untereinander. Einem solchen Netzwerk kann von einem Zentralrechner aus der Zugriff auf Datenbanken ermöglicht werden. Die kürzesten Zugriffszeiten werden erreicht, wenn die Daten von CD-ROMs auf eine Festplatte überspielt werden.

NLM
Abkürzung für die *National Library of Medicin* in den USA. Die NLM ist der Hersteller wichtiger medizinischer Datenbanken, wie z.B. MEDLINE oder CANCERLIT.

Publisher
Anbieter einer Datenbank. Dies kann ein *Hostanbieter* sein, z.B. *DIMDI* oder der Hersteller von CD-ROMs, z.B. *SilverPlatter.*

Record
Englische Bezeichnung für *Dokument* (siehe dort).

Retrieval Software
Software, die das Wiederauffinden der in der Datenbank abgespeicherten Information ermöglicht.

ROM
Read Only Memory. Speichermedium, von dem Daten nur abgelesen werden können, ein Überschreiben oder Löschen oder Neubeschreiben ist nicht möglich.

SilverPlatter
Anbieter von mehr als 80 verschiedenen Datenbanken auf CD-ROM.

SPIRS
Einheitliche Retrieval Software von SilverPlatter. Diese Abfragesprache wird ausführlich im Kapitel über MEDLINE dargestellt. Mit dieser Suchsprache können alle von SilverPlatter angebotenen Datenbanken abgefragt werden.

Stop word
Stop words sind Wörter, die so häufig in der Datenbank vorkommen, daß **nicht** nach ihnen gesucht werden kann, wie z.B. die Wörter und, oder, der, es,...

Thesaurus
Der *Thesaurus (griech.: Schatz)* ist eine hierarchisch gegliederte Struktur, in der alle relevanten Begriffe einer Datenbank dargestellt werden. In einer baumartigen Struktur findet man zu einem bestimmten Suchbegriff weitere und engere Begriffe sowie die Definition eines bestimmten Begriffs. Durch Blättern im *Thesaurus* gelangt man

zu den *treffendsten* Suchbegriffen; sie entsprechen den *Controlled Terms* - im Unterschied dazu zeigt der *Index alle* Begriffe, nach denen im Freitext gesucht werden kann.

Trunkierung
Durch das Trunkieren wird nur nach dem Wortstamm gesucht. Dies geschieht durch die Eingabe eines Trunkierungszeichen am Ende des Wortstammes. Trunkierungszeichen sind je nach Datenbank verschieden, meist sind sie ein *, ein ? oder ein $. Trunkiert man z. B. das Wort **staphyloco***, so findet man als Treffer alle Begriffe, die mit diesem Wortstamm beginnen, also **staphylococcus** oder **staphylococci**. Ausgefeiltere Suchmöglichkeiten gestatten es auch, den Anfang des Wortes oder einen Teil im Wort zu trunkieren, letztere Möglichkeit wird oft dazu verwendet, Begriffe zu finden, die im britischen Englisch anders geschrieben werden als im amerikanischen Englisch, z.B. tumor / tumour.

Update
Aktualisierung der Datenbank. Sie geschieht, je nach Datenbank, täglich, wöchentlich, zweiwöchentlich, monatlich, halbjährlich oder jährlich.

World Wide Web (WWW)
Das WWW ist ein *Hypertext - System*. In einer dem Windows ähnlichen Oberfläche werden Texte, Bilder, Graphiken, Tonsequenzen und Videoszenen weltweit über das Internet verbreitet. Aufgrund seiner sehr ansprechenden Oberfläche - die entsprechende Software heißt *Mosaic* - sowie wegen des großen Suchkomfortes wird das WWW in der nächsten Zeit sicher sehr an Bedeutung zunehmen.

WORM
Write Once Read Many. Optischer Speicher, der vom Anwender selbst **einmal** beschrieben werden kann. Da ein Überschreiben nicht möglich ist, eignet sich ein solches Speichermedium vorwiegend zu Archivierungszwecken.

Zugriffszeit
Erforderliche Zeitdauer, die der Rechner benötigt, um eine Information von einem Speichermedium abzulesen. CD-ROMs benötigen eine längere Zugriffszeit als Festplatten. Die Abfragezeiten werden besonders lang, wenn das Gerät selbst die CD-ROMs wechseln muß.

15. LITERATURVERZEICHNIS

Böllmann E. / L. Mayerl, UBIS - Literaturinformationen für Medizin und Pharmazie, Graz[2], 1992 (Universitätsbibliothek Graz - Bibliographische Informationen 42)

The CD-ROM Directory 1991, Edited by J. Mitchell, 5th Edition, Soquel, CA 95073, USA

CD-ROM Librarian. The Largest Circulation Optical Media Review for Information Professionals, Published monthly by Meckler Corporation, Westport, CT 06880, USA

DIALOG - Database Catalog 1992, Published by Dialog Information Services, Inc., Palo Alto, CA 94304, USA

Gilster P., Der Internet - Navigator, 1994

Goldmann M. / C. Herwig, G. Hooffacker, Internet, 1994

Hajer H. / R. Kolbeck, Internet. Der schnelle Start ins weltgrößte Rechnernetz, 1994

Klaes G., Quick Start CD-ROM, Düsseldorf 1991

Klau P., CompuServe unter Windows. 1000 Praxistips für die DOS - und Windowsversion, 1994

Klau P., Das Internet - Weltweit vernetzt. Eine praxisnahe Einführung in das größte Computernetz der Welt, 1994

Klau P., Internet - Adreßbuch, 1994

Krol E., The Whole Internet. User's Guide & Catalog, Sebastopol (CA 95472, USA) 1992

Lauer Th., CompuServe professionell. Weltweit Informationen, Knowhow und Daten austauschen, 1994

Maier G. / A. Wildberger, In 8 Sekunden um die Welt. Eine Einführung in die wissenschaftliche Kommunikation über das Internet, Bonn 1993

Radio Suisse Services. Catalogue 1992, DataStar - Focus - Tradstat - Data-Mail - Bulletin Boards. Published by Radio Suisse. Telecommunications and Databases, Bern 1992

Scheibe C., CompuServe Tools, 1994

Scheller M. / K.P. Boden / A. Beenen / J. Kampermann, Internet: Werkzeuge und Dienste. Von „Archie" bis „World Wide Web". Hrsg. Akademische Software Kooperation, 1994

Thimm S., CompuServe, 1994

Weide K. / J. Pascal, CompuServe für Windows. Das Fenster zur größten Mailbox der Welt, 1993

16. ANMERKUNGEN

1   **National Library of Medicine (NLM)**
    Rockville Pike
    Bethesda, MD 20894, USA

2   **Deutsches Institut für Medizinische Dokumentation und Information (DIMDI)**
    Weißhausstraße 27
    Postfach 420580
    D - 50939 Köln

3   **DataStar - Radio Suisse Telecommunications and Databases**
    Laupenstraße 18a
    CH - 3008 Bern

4   **DIALOG**
    Information Services Inc.
    3460 Hillview Avenue
    Palo Alto, CA 94304, USA

5   **SilverPlatter**
    EUROPA:
    10 Barley Mow Passage
    Chiswick, London W4 4PH
    England
    DEUTSCHLAND:
    Uhlandstraße 15
    D - 10623 Berlin
    ÖSTERREICH:
    Fa. ASOG
    Schüttelstraße 19a
    1020 Wien

6   **Institute for Scientific Information (ISI)**
    3501 Market Street
    Philadelphia, PA 19104, USA

7   **American Society of Hospital Pharmacists**
    4630 Montgomery Avenue
    Bethesda, MD 20814, USA

8   **Elsevier Science Publishers**
    Biomedical Division, P.O. Box 1527
    NL - 1000 BM Amsterdam, Nederlands

9   **Gale Research Inc.**
    835 Penobscot Bldg.
    Detroit, MI 48226, USA

10 **National Rehabilitation Information Center (NARIC)**
    8455 Colesville Rd., Suite 935
    Silver Spring, MD 20910, USA

11 **Bibliotheque Interuniversitaire du Montpellier**
    Section Medecine
    Nimes Ave. Kennedy
    F - 30300 Nimes, France

12 **IKONA Srl**
    Via Montebello 37
    00785 Rome, Italy

13 **American Association of Retired Persons**
    Research Information Center
    601 E Streat., N.W., Waschington, DC 20049, USA

14 **Bibliographic Retrieval Service (BRS)**
    1200 Route 7, Latham, New York, N.Y. 12110, USA

15 **CompuServe Information Service**
    5000 Arlington Centre Blvd.
    P.O. Box 20212
    Columbus, OH 43220, USA

16 **Bureau of Hygiene and Tropical Diseases**
    Keppel Street
    London WC1E 7HT, England

17 **CD - ROM Resource Group Inc.**
    1045 Lincoln Street
    Suite 300
    Denver, CO 80203, USA

18 **Adresse nicht erhebbar**

19 **National Institute on Alcohol Abuse and Alcoholism**
    Alcohol, Drug Abuse and Mental Health Administration
    Public Health Service
    US Department of Health and Human Services
    5600 Fishers Lane
    Rockville, MD 20857, USA

20 **Project CORK Institute**
    Dartmouth Hitchcock Medical Center
    Hanover, NH 03756, USA

21 **British Library**
    Medical Information Service
    West Yorkshire, England

22 **American Medical Association**
    Chicago, IL and Massachusetts Medical Society
    Waltham, MA, USA

23 **CMC ReSearch Inc.**
    7150 SW Hampton 120
    Portland, OR 97223, USA

24 **American Medical Informatics Association (AMIA)**
    4915 St. Elmo Ave., Suite 302
    Bethesda, MD 20814, USA

25 **Folkstone Design Inc.**
    Box 44
    Granthams's Landing
    British Columbia V0N 1X0, Canada

26 **Ärzte Zeitung Verlagsgesellschaft**
    Am Forsthaus Gravenbruch 5
    D - 63263 Neu - Isenburg, Deutschland

27 **Cambridge Scientific Abstracts**
    5161 River Road
    Bethesda, MD 20816, USA

28 **Nerac Inc.**
    One Technology Dr.
    Tolland, CT 06084, USA

29 **Bundesgesundheitsamt (BGA)**
    Referat Presse- und öffentlichkeitsarbeit
    Thielallee 88
    D - 14195 Berlin, Deutschland

30 **British Medical Association**
    BMA House
    Tavistock Square
    London WC11H 9Jp, England

31 **National Cancer Institute (NCI)**
    9030 Old Georgetown Road
    Building 82, Room 103
    Bethesda, MD 20205, USA

32 **National Institutes of Health (NIH)**
    Westwood Building, Room 148
    Bethesda, MD 20892, USA

33 **AIDS Weekly / Cancer Weekly**
    206 Rogers St., N.E., Suite 126
    P.O. Box 5528
    Atlanta, GA 30317, USA

34 **CAB International**
    Wallingford
    Oxfordshire OX10 8DE, England

35 **CD - Plus Inc.**
    951 Amsterdam Avenue
    Suite 2C,
    New York, N.Y. 10025, USA

36 **US Environmental Protection Agency**
    Office of Health and Environment Review Division,
    Office of Pollution, Prevention, and Toxics
    401 M St., S.W. TS 793
    Washington, DC 20460, USA
    Research Triangle Park, NC

37 **Great Britain Departments of Health and Social Security Library**
    Skipton House
    80 London Rd.
    London SE1 6TE, England

38 **Medisoft**
    Gesellschaft für medizinische Datenbanken
    Georg Speyer - Straße 42
    D - 60487 Frankfurt/Main, Deutschland

39 **Micromedex Inc.**
    600 Grant Street
    Denver, CO 80203, USA

40 **F-D-C Reports Inc.**
    5550 Friendship Blvd.
    Chevy Chase, MD 20815, USA

41 **International Food Information Service (IFIS)**
    Lane End House
    RG29BB Shinfield, Reading, England

42 **Great Britain Home Office Forensic Science Service**
    Central Research Establishment and Support (CRSE)
    Information Services
    Aldermaston, Reading,
    Berks. RG7 4PN, England

43 **Gesellschaft für Biotechnologische Forschung**
    Biotechnologie Informations Knoten für Europa (BIKE)
    Mascheroder Weg 1
    D - 38124 Braunschweig, Deutschland

44 **ECRI**
    5200 Butler Pike
    Plymouth Meeting, PA 19462, USA

45 **Information Access Company**
    362 Lakeside Drive
    Foster City, CA 94404, USA

46 **Office of Legal Communication**
    American Hospital Association
    840 North Lake Shore Drive
    Suite 810 E
    Chicago, IL 60611, USA

47 **Health Instrument File**
    354 Victoria Building
    University of Pittsburgh
    Pittsburgh, PA 15261, USA

48 **Technische Universität Berlin**
    Institut für Krankenhausbau
    Kelchstraße 3
    D - 12169 Berlin, Deutschland

49 **Blaise Link**
    British Library Automated Information Service
    2 Sheraton Street, London W1V 4BH
    England

50 **Health and Safety Executie**
    Red Hill
    Sheffield S3 7HQ, England

51 **International Atomic Energy Agency (IAEA)**
    Division of Scientific and Technical Information
    Vienna International Center
    Wagramerstraße 5
    Postfach 100
    A - 1400 Wien

52 **France Institut de l'Information Scientifique et Technique (INIST)**
    2, allee du Parc de Brabois
    F-54514 Vandoeuvre-les-Nancy Cedex, France

53 **International Federation of the Societies of Cosmetic Chemists (IFSCC)**
    Delaport House
    57 Guilford Street
    Luton, Beds. LU1 2NL, England

54 **Hopkins Technology**
    421 Hazel Lane
    Suite 240
    Hopkins, MN 55343, USA

55 **Latin American and Caribbean Center on Health Sciences Information (BIREME)**
    R. Botucatu
    862/04023 Sao Paulo, Brasilien

56   **Little, Brown and Company**
     34 Beacon Street
     Boston, MA 02108, USA

57   **FAIRBASE Database Ltd.**
     Ihmepassage 4
     Postfach 910446
     D - 30449 Hannover, Deutschland

58   **Zentralbibliothek der Medizin**
     Joseph Stelzmann - Straße 9
     D - 50924 Köln

59   **Dokumentation Medizinische Technik im Fachinformationszentrum Technik e.V. (MEDITEC)**
     Altgriesheim 46
     D - 65933 Frankfurt/Main, Deutschland

60   **National Clearinghouse for Mental Health Information**
     National Institute of Mental Health
     Rockville, MD

61   **Merck & Co**
     P.O. Box 2000
     Rahway, NJ 07065, USA

62   **CINAHL Information Systems**
     1509 Wilson Terrace
     P.O. Box 871
     Glendale, CA 91209, USA

63   **US National Institute for Occupational Safety and Health**
     4676 Columbia Pkwy.
     Cincinnati, OH 48226, USA

64   **American Academy of Pediatrics**
     141 N.W. Point Blvd.
     P.O. Box 927
     Elk Grove Village, IL 60009, USA

65   **Biologische Bundesanstalt für Land- und Forstwirtschaft**
     Dokumentationsstelle für Phytomedizin
     Königin Luise - Straße 19
     D - 14195 Berlin, Deutschland

66   **NPO Soyuzmedinform**
     USSR Central Scientific Medical Library
     ATIO - Automatisation Technology of Information Services
     Krasikova Street 30
     117418 Moscow, USSR

67 **US Department of Health and Human Services**
   Centers for Disesase Control
   National Center for Chronic Disease Prevention and Health Promotion
   Office on Smoking and Health
   Rhodes Bldg., Mailstop K50
   1600 Clifton Road, N.E.
   Atlanta, GA 30333, USA

68 **Institut für Dokumentation und Information über Sozialmedizin und öffentliches Gesundheitswesen**
   Westerfeldstraße 37
   Postfach 201012
   D - 33611 Bielefeld, Deutschland

69 **Bundesinstitut für Sportwissenschaft**
   Carl Diem - Weg 4
   D - 50933 Köln, Deutschland

70 **Sport Information Resource Centre**
   1600 James Naismith Dr.
   Gloucester, Ontario, Canada K11B 5N4

71 **NewsNet Inc.**
   945 Haverford Rd.
   Bryn Mawr, PA 19010, USA

72 **Bundesvereinigung Deutscher Apothekerverbände (ABDA)**
   Beethovenplatz 1 - 4
   D - 60325 Frankfurt/Main, Deutschland

73 **University of Vermont**
   Balley/Howe Library
   Burlington, Vermont 05405, USA

74 **Knowledge Access International**
   2685 Marine Way, Suite 1305
   Mountin View, CA 94043, USA

75 **Adis Press International Ltd.**
   Chester, England

76 **Business Publishers Inc.**
   951 Pershing Dr.
   Silver Spring, MD 20910, USA

77 **Bundesministerium für Jugend, Familie und Gesundheit**
   Rochusstraße 8 - 10
   Postfach 200490
   D - 53123 Bonn, Deutschland

78 **FOI Services, Inc.**
   12315 Wilkins Ave.
   Rockville, MD 20852, USA

79 **University Microfilms international**
    300 N. Zeeb Rd.
    Ann Arbor, MI 48106, USA

80 **Great Britain Department of Health**
    Hannibal House, Room 719
    London SE1 6TE, England

81 **Office for Official Publications of the European Community**
    2 rue Mercier
    L - 2985 Luxembourg

82 **Bowker Electronic Publishing**
    245 W. 17 Street
    New York, N.Y. 10011, USA

83 **Environmental Studies Institute**
    Santa Barbara, CA, USA

84 **SPRINGER Verlag GmbH**
    Tiergartenstraße 17
    Postfach 105280
    D - 69121 Heidelberg, Deutschland

85 **IOWA Drug Information Service**
    Iowa City, USA

86 **IMSWorld Publications Ltd.**
    364 Euston Rd.
    London NW1 3BL, England

87 **Abt Books Inc.**
    146 Mount Auburn Street
    Cambridge, MA 02138, USA

88 **Adis International Ltd.**
    Auckland, New Zealand

89 **The Pharmaceutical Society of Great Britain**
    1 Lambeth High Street
    London SE1 7JN, England

90 **PJB Publication**
    18 - 20 Hill Rise
    Richmond, Surrey TW10 6UA, England

91 **UMI/Data Courier**
    620 South Fifth Street
    Luisville, KY 40202, USA

92 **Regional Drug Information Service**
National Health Services
The London Hospital
London E1 1BB, England

93 **Microinfo Ltd.**
P.O. Box 3, Omega Park
Alton, Hants., GU34 2PG, England

94 **SIEMENS AG**
Zentralabteilung Produktion und Logistik
Umweltschutz und Technische Sicherheit
Referat: Chemische Sicherheit
Otto Hahn - Ring 6
Postfach 830953
D - 81739 München, Deutschland

95 **Technical Database Services, Inc.**
135 W. 50th St., New York, N.Y. 10020, USA

96 **BIOSIS**
Biosciences Information of Biological Abstracts
2100 Arch Street
Philadelphia, PA 19103, USA

97 **Chemical Abstracts Service (CAS)**
2540 Olentangy River Rd.
P.O. Box 3012
Columbus, OH 43210, USA

98 **Deutsches Umweltbundesamt**
Bismarckplatz 1
D - 14193 Berlin, Deutschland

99 **Business Communications Company**
25 Van Zant St.
Norwalk, CT 06855, USA

100 **BioCommerce Data Ltd.**
95 High Street
Slough SL1 1DH, England

101 **Informationszentrum für Biologie am Forschungsinstitut Senckenberg**
Senckenberganlage 25
D - 60325 Frankfurt/Main, Deutschland

102 **Royal Society of Chemistry**
Information Services
Thomas Graham House
Science Park, Milton Road
Cambridge CB4 4WF, England

103 **Centre Europeen de Recherches Documentaires sur les Immunoclones**
c/o CICA - 2229, rte des Cretes
Sophia - Antipolis
F - 06560 Valbonne, France

104 **National Biomedical Research Foundation**
Georgetown University
Medical Center
3900 Reservoir Road NW
Washington, DC 20007, USA

105 **DNASTAR Inc.**
1228 South Park Street
Madison, WI 53715, USA

106 **Beilstein Institut**
Varrentrappstraße 40 -42
D - 60486 Frankfurt/Main, Deutschland

107 **Commission of the European Communities**
Joint Research Centre
Environment Institute
I - 21020 Ispra, Varese, Italy

108 **Bowker-Saur Ltd.**
East Sussex RH19 1XA, England

109 **Kennedy Institute of Ethics**
Georgetown University
Washington, DC 20057, USA

110 **Human Relations Area Files**
P.O. Box 2054, Yale Stadion
New Haven, CT 06520, USA

111 **National Council on Family Relations**
St. Paul, MN, USA

112 **Informationszentrum Sozialwissenschaften**
Lennestraße 30
D - 53113 Bonn, Deutschland

113 **Public Affairs Information Service (PAIS)**
521 W. 43rd Street
New York, N.Y. 100036, USA

114 **American Psychological Association (APA)**
750 First Street, N.E.
Washington, DC 20002, USA

115 Zentralstelle für Psychologische Information und Dokumentation
Universität Trier
Kohlenstraße
Postfach 3825
D - 54296 Trier, Deutschland

116 Projekt Testkompendium
Lehrstuhl Psychologie VI
Prof. Dr. H. Lukesch
Universitätsstraße 31
D - 93053 Regensburg, Deutschland

117 Sociological Abstracts Inc.
P.O. Box 22206
San Diego, CA 92122, USA

118 J. Whitaker & Sons, Ltd.
London, England

119 United Communications Group
11300 Rockville Pike, Suite 1100
Rockville, MD 20852, USA

TELEFAXBESTELLSCHEIN

Telefax

Besteller/Stempel:

Absender:

Zentralbibliothek der Medizin
50924 Köln

Datum:

Telefon: 0221-4785608 (Direktversand)
Telefax: 0221-4785697

Zahl der Folgeseiten:

GEWÜNSCHTE BEARBEITUNG (UNBEDINGT ANKREUZEN - KEIN KREUZ = NORMALBEARBEITUNG!):

- ☐ Eilbearbeitung und Telefaxlieferung → ☐ zusätzlich Kopie per Post gewünscht
- ☐ Eilbearbeitung und Lieferung per Post ☐ Eilzustellung gewünscht
- ☐ Normalbearbeitung ☐ Luftpostversand gewünscht

BESTELLSCHEIN
für eine Aufsatzkopie
gegen Berechnung

Die Bezugsbedingungen werden anerkannt; für die Einhaltung der Bestimmungen des Urheberrechtsgesetzes ist der Besteller verantwortlich.

Bitte mit Schreibmaschine ausfüllen!

Titel der Zeitschrift:

Jg./Bd.:   Jahr: Heft: Seiten:

Verfasser des Aufsatzes:

Titel des Aufsatzes (gekürzt):

Postanschrift des Bestellers (bei Behörden, Firmen: mit der Angabe der Dienststelle, Abteilung) mit Telefaxnummer

Vermerk des Bestellers

Unterschrift

Telefaxnummer:
Telefondurchwahl
des Bestellers:

STANDORT-NR.:

Kontrolle:

○ **NICHT VORHANDEN**
Zeitschrift / Band / Heft / Suppl.
Kongreßheft oder -band

○ **NOCH NICHT VERFÜGBAR**
Bitte diese Bestellung in _____
Wochen wieder einsenden

○ **BUCHBINDER**
Bitte diese Bestellung in _____
Wochen wieder einsenden

○ **BESTELLUNG UNKLAR:** so nicht zu finden. Bitte Angaben überprüfen und Fundstelle angeben; möglichst als Kopie beifügen.

○ **VERFASSER (AUFSATZ) NICHT ENTHALTEN**

○ **NUR ANFERTIGUNG VON KOPIEN MÖGLICH.** Bitte Verfasser, Aufsatz und Seiten angeben.

○ **BESCHAFFUNG NUR ÜBER IHRE UNIVERSITÄTS- ODER STADTBIBLIOTHEK**

LEISTUNGS-ZIFFER:

STÜCKZAHL:

RECHNUNGS-NR.:

ERLEDIGT AM:

Eingangsdatum und lfd. Nr.:

SpringerNews

Friedrich Blaha (Hrsg.)

Der Mensch am Bildschirm-Arbeitsplatz

Ein Handbuch über Recht, Gesundheit und Ergonomie

1995. 89 Abbildungen. XV, 276 Seiten.
Gebunden DM 69,–, öS 485,–
ISBN 3-211-82673-4

Für die Planung, Gestaltung und Nutzung von Bildschirmarbeitsplätzen brechen neue Zeiten an.
Auch wenn Bildschirmarbeit an sich nicht gesundheitsschädlich ist, können die Rahmenbedingungen der Nutzung von Bildschirmgeräten zu gesundheitlichen Beeinträchtigungen führen. Die Kommission der Europäischen Gemeinschaften hat hierzu eine Richtlinie für Bildschirmarbeit erlassen, die auch in Österreich mit dem neuen ArbeitnehmerInnenschutzgesetz (AschG) am 1.1.1995 umgesetzt wird. Das Buch informiert in aktueller, übersichtlicher und praxisgerechter Form über den derzeitigen Kenntnisstand zum Zusammenhang zwischen Bildschirmarbeit und Gesundheit, über neue rechtliche und normative Anforderungen für die Gestaltung von Bildschirmarbeitsplätzen in der EU und Österreich und über praktische Ansatzpunkte zur Schaffung von gesunden und ergonomischen Bildschirmarbeitsplätzen im Sinne der gesetzlichen Anforderungen.
17 namhafte Experten aus Österreich und Deutschland fassen alles das zusammen, was man zu diesem Thema unbedingt wissen sollte.

SpringerMedizin

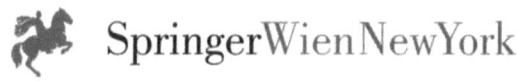
SpringerWienNewYork

P.O.Box 89, A-1201 Wien • New York, NY 10010, 175 Fifth Avenue
Heidelberger Platz 3, D-14197 Berlin • Tokyo 113, 3-13, Hongo 3-chome, Bunkyo-ku

Springer-Verlag und Umwelt

ALS INTERNATIONALER WISSENSCHAFTLICHER VERLAG sind wir uns unserer besonderen Verpflichtung der Umwelt gegenüber bewußt und beziehen umweltorientierte Grundsätze in Unternehmensentscheidungen mit ein.

VON UNSEREN GESCHÄFTSPARTNERN (DRUCKEREIEN, Papierfabriken, Verpackungsherstellern usw.) verlangen wir, daß sie sowohl beim Herstellungsprozeß selbst als auch beim Einsatz der zur Verwendung kommenden Materialien ökologische Gesichtspunkte berücksichtigen.

DAS FÜR DIESES BUCH VERWENDETE PAPIER IST AUS chlorfrei hergestelltem Zellstoff gefertigt und im pH-Wert neutral.

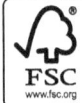

If you have any concerns about our products,
you can contact us on
ProductSafety@springernature.com

In case Publisher is established outside the EU,
the EU authorized representative is:
Springer Nature Customer Service Center GmbH
Europaplatz 3, 69115 Heidelberg, Germany

Printed by Libri Plureos GmbH
in Hamburg, Germany